全国高等中医药院校"十三五"创新教材

中医心理学概论

（供心理学、中医学、中西医临床医学等专业用）

主　编　关晓光　安春平

中国中医药出版社

·北　京·

图书在版编目（CIP）数据

中医心理学概论 / 关晓光，安春平主编 .— 北京：中国中医药出版社，2020.6（2020.11重印）
全国高等中医药院校"十三五"创新教材
ISBN 978 – 7 – 5132 – 5981 – 1

Ⅰ.①中… Ⅱ.①关… ②安… Ⅲ.①中医学—医学心理学—中医学院—
教材 Ⅳ.① R229

中国版本图书馆 CIP 数据核字（2019）第 285760 号

中国中医药出版社出版

北京经济技术开发区科创十三街 31 号院二区 8 号楼
邮政编码　100176
传真　010 – 64405750
保定市西城胶印有限公司印刷
各地新华书店经销

开本 787×1092　1/16　印张 14.5　字数 325 千字
2020 年 6 月第 1 版　2020 年 11 月第 2 次印刷
书号　ISBN 978 – 7 – 5132 – 5981 – 1

定价　56.00 元
网址　www.cptcm.com

社 长 热 线　010 - 64405720
购 书 热 线　010 - 89535836
维 权 打 假　010 - 64405753

微信服务号　**zgzyycbs**
微商城网址　**https://kdt.im/LIdUGr**
官 方 微 博　**http://e.weibo.com/cptcm**
淘宝天猫网址　**http://zgzyycbs.tmall.com**

如有印装质量问题请与本社出版部联系（010 - 64405510）

全国高等中医药院校"十三五"创新教材

《中医心理学概论》编委会

主　编　关晓光（黑龙江中医药大学）
　　　　安春平（黑龙江中医药大学）
副主编　（按姓氏笔画排名）
　　　　王　新（长春中医药大学）
　　　　刘艳红（河北中医学院）
　　　　佀雪平（黑龙江中医药大学）
　　　　胡　真（湖北中医药大学）
　　　　秦　竹（云南中医药大学）
编　委　（按姓氏笔画排名）
　　　　于婷婷（黑龙江中医药大学）
　　　　王　凯（黑龙江中医药大学）
　　　　史云静（河北中医学院）
　　　　宁式颖（黑龙江中医药大学）
　　　　兴美丹（辽宁中医药大学）
　　　　李　响（黑龙江中医药大学）
　　　　杨玉赫（黑龙江中医药大学）
　　　　宋　锐（黑龙江中医药大学）
　　　　范志光（长春中医药大学）
　　　　郝丙辉（黑龙江中医药大学）
　　　　韩　璐（黑龙江中医药大学）
　　　　覃雅丽（云南中医药大学）

编写说明

传统中医学秉持"心身一体"的原则，其中蕴含着丰富的心理学内容。中医心理学作为一个独立学科是以现代心理学的知识框架为参照，通过对中医学中的相关知识进行梳理整合而来的，因此它存在的历史还不是很长，但却有着勃勃的生机。

目前，中医心理学已经成为中医药院校应用心理学专业的一门专业课，为加强中医心理学的教材建设，使学生掌握中医心理学的基本理论、基本知识、基本方法和基本技能，满足中医药院校应用心理学专业教学对中医心理学教材的需求，为本专业和本学科建设奠定基础，特编写本教材。

教材的编写严格按照应用心理学专业的教学目标组织内容，参考以往中医心理学教材编写的经验，在借鉴现代心理学理论和心理治疗方法的同时，系统整理了中医心理学的基础理论和治疗方法，遵循理论阐述与实际操作并重的原则，力争理论贴近现实、贴近临床和服务实践，努力做到使学生在掌握中医心理学基本理论的基础上，有效提高中医心理治疗的临床实践能力。

本教材内容包括七章：导论、中医心理学简史、中医心理学理论、中医临床心理学、常见心理疾病的中医诊治、中医心理养生与保健、中医心理学现代研究。其中中医心理学理论和中医心理学临床技术为本教材的重点内容。

本教材由主编提出编写大纲，副主编协助审稿，张策、王丹参与校稿，最后主编定稿。

本教材编写分工：第一章第一、三节由韩璐编写，第二节由关晓光编写；第二章第一节由王新编写，第二节由范志光编写；第三章第一至第三节由胡真编写，第四至第六节由史云静编写，第七节由杨玉赫编写；第四章第一节由刘艳红编写，第二至第十节由秦竹、覃雅丽编写；第五章第一至第四节由宁式颖编写，第五、第六节由于婷婷编写，第七至第九节由郝丙辉编写，第十至第十二节由佀雪平编写；第六章第一节由王凯编写，第二、三节由兴美丹编写；第七章第一、二节由安春平编写，第三节由宋锐编写，第四节由李响编写。

本教材编写得到了黑龙江中医药大学校领导、教务处、人文与管理学院等部门领导的大力支持，得到了各编写单位领导的支持，在此编委会一并致以诚挚谢意！

本教材可供高等中医药院校中医学、中西医临床医学等专业使用，也可供其他专业教师、学生和有兴趣的读者阅读。

由于学识水平所限，不足之处请读者和专家指正，以便再版时修订提高。

《中医心理学概论》编委会

2019 年 12 月

目 录

第一章　导论 ▷▷▷▷

【学习目标】

1. 掌握中医心理学的含义和特点。
2. 熟悉中医心理学的基本内容。
3. 了解学习中医心理学的意义和方法。

【案例导引】

太极思想与中医心理学

《易经·系辞上》云："是故易有太极，是生两仪，两仪生四象，四象生八卦，八卦定吉凶，吉凶生大业。"这里阐释了中国古代经典的"太极"思想。《易经》作为一本具有占卜性质的哲学书籍，太极学说是其中的一个核心思想。太极思想不仅自身具有独特的理论体系，也浸透于各种宗教文化与医学理论之中。

中医心理学是运用中医基础理论，与现代心理学相互渗透和交叉，研究心理现象发生、发展规律及心理因素在人体疾病过程中的作用及其规律的一门学科。中医心理学和中医药学理论体系一样，源于中国古代传统文化，在本质上属于自然哲学性质。中医心理学与太极思想有着深厚的渊源，太极的中和、"天人合一"、整体、留余等思想对中医心理学的形成和发展所产生的深远影响，逐步形成了中医心理学的形神一体、以情胜情、留有余地的理论体系和诊疗思想。

［资料来源：卢舒奕，王丹，关晓光.太极思想对中医心理学影响初探.中医药管理杂志，2015（12）：39.］

思考：太极思想对中医心理学的形成和发展有什么影响？

中医学根植于中华传统文化沃土之中，具有深厚的人文底蕴。哲学和文化因素是中医理论的特色，也是中医学认识自然、认识人体及其疾病独特视角的重要体现。中医学在几千年的产生、形成和发展过程中，不断地吸收中国古代哲学和传统文化的精华，并以此形式很好地解读和承载了自身行之有效的经验内容，确立了"天人相应""天人合一"的整体观和"形神合一"的生命观，强调"调身"和"调心"并重的养生保健和疾病治疗原则。中医学的理论和实践有着十分丰富的心理学内容，中医心理学有其独特的研究对象、学科性质和基本内容，学习中医心理学具有重要的意义。

第一节　心理学概述

一、心理学的发展

心理学一词已有数千年的历史，它来自于希腊语词根 psychehe 和 logos，前者的意思是"心灵"，后者的意思是"知识"或"研究"。心理学可以追溯到古代的哲学思想，哲学和宗教很早就讨论身与心的关系，以及人的认识是怎样产生的问题。如古希腊哲学家柏拉图、亚里士多德等，中国古代思想家荀子、王充等都有不少关于心灵的论述。

在西方，从文艺复兴到 19 世纪中叶，人的心理特性一直是哲学家研究的对象，心理学是哲学的一部分。这段时期，英国的培根、霍布斯、洛克等人，以及 18 世纪末法国的百科全书派思想家都试图纠正中古时代被神学歪曲了的心理学思想，并给予符合科学的解释。培根的归纳科学方法论对整个近代自然科学的发展起了很大作用，霍布斯提出人的认识来源于外在世界，洛克最早提出联想的概念，这些都推动了心理学的发展。法国百科全书派的拉梅特里在《人是机器》一书中干脆把人说成是一架机器，虽然不免有机械唯物论的观点，但有其进步意义。19 世纪中叶，随着生产力的进一步发展，自然科学取得了长足的进步，科学的威信在人们的头脑中逐步生根。这时，作为心理学孪生科学的生理学日臻成熟，心理学开始摆脱哲学的一般讨论而转向具体问题的研究。这种时代背景为心理学成为一门独立的科学奠定了基础。

"心理学有着漫长的过去，但只有短暂的历史"。作为一门科学，与其他学科相比，心理学是一门非常年轻的学科，只有 130 多年的历史。1879 年，在德国，心理学家冯特在莱比锡大学建立了世界上第一个心理学实验室，用以研究人类的意识体验。这一里程碑式的大事件，标志着科学心理学的诞生。心理学从此宣告脱离哲学而成为独立学科，冯特也因此被尊称为"心理学之父"。

冯特是一位哲学家兼生理学家，他的心理学实验室主要研究感知觉心理过程，所用的主要是生理学的实验技术，所以他称自己的这种研究为"生理心理学"，也称为"实验心理学"。至今现代心理学已经历了一百多年的历史。

在这期间，关于心理学的研究对象，不同学派有着不同观点。最初，冯特认为，心理学是研究人的直接经验或意识的科学，复杂的心理活动是由简单的单元构成的，心理学的任务就是把心理活动分解为一些心理元素。例如，对一本书的知觉是由长方的形状、一定的大小、绿色的书皮等感觉成分相加而成的。这种看法无疑受到当时化学发展的影响。化学采取了分析的方法，化学元素才不断被发现。正因为如此，后人才把冯特的心理学体系称作元素心理学或构造心理学。冯特晚年还开展了民族心理学的研究，这是现代社会心理学的先导。冯特在莱比锡招收了大批欧美各国的进修生，他们学成归国后，分别建立了心理学系和心理学实验室，使这门新兴的学科得到迅速推广。冯特所创立的心理学只兴盛了三四十年就遇到困难。问题出现在"心理学是研究意识的科学"这个定义上。因为要承认这个定义，首先就要求承认意识的存在，但这不是心理学界所有的人都能同意的。1913年，美国心理学家华生首先向冯特的心理学提出挑战。

华生指出，心理学如果要成为一门科学，能与自然科学的其他学科处于平等地位，就必须来一场彻底的革命，就要放弃意识作为心理学的研究对象。华生说意识是主观的东西，谁也看不见、摸不到，更不能放到试管里去化验，这样虚渺的东西绝不能成为科学的研究对象。

华生认为，科学的心理学要建立在可以客观观察的事物上面。人和动物的行为是可以客观观察的，因而行为才是心理学研究的对象。心理学是研究行为的科学，它要探讨一个使有机体发生了什么，在什么环境下产生了什么行为。至于头脑内部发生的过程，由于只能推测，不能肯定，所以不必给予理会。华生在心理学界掀起了一场影响深远的行为主义运动。

20世纪40年代前后出现了新行为主义，强调在实验操作的基础上研究人和动物的行为。新行为主义者斯金纳最大胆的尝试是把行为主义原理用于改造社会。他写过一本小说《沃尔登第二》，是以日记的形式描写一个乌托邦式的理想社会。斯金纳把这种社会设计称作"行为工程"，并把这样一个社会的实现寄托于中国。20世纪60年代，美国卷入越南战争，社会危机四起，人们开始怀疑美国的社会制度，向往一个理想社会，于是这本书便不胫而走。

行为主义在美国影响很大，从20年代到50年代，行为主义一直统治着美国心理学。现在看来，行为主义的理论太简单化和绝对化了，不能因为头脑的活动看不见就否认人的思维和意识的存在。同样，在物理学中，原子、分子、电子也不能被肉眼见到，但仍可以用仪器或其他工具进行研究。人的思维等心理活动同样可以通过技术手段进行客观的研究。心理学毕竟要研究人的心理的内部过程。再者，人的社会活动极为复杂，不是简单的行为工程所能阐明的。

在行为主义兴起的同时，欧洲又出现了两大心理学派别，一个是格式塔学派，另一个是精神分析学派。

格式塔心理学诞生于德国，它反对冯特的构造心理学的元素主义，其代表人物是韦特海默、科夫卡和克勒。格式塔是德语Gestalt的音译，意思是整体、完形。这个学派主张心理学研究人脑的内部过程，认为人在观察外界事物的时候，所看到的东西并不完全取决于外界，而是在人的头脑中有某种"场"的力量把刺激组织成一定的完形，从而决定人看到的外界东西是什么样的。当时，物理学中正流行着"场"的理论，格式塔学派则认为人的大脑是物质世界的一部分，所以物理规律可以同样适用于人脑的活动。

格式塔心理学对猿猴的智力进行了研究。克勒观察了猿猴如何把几只木箱叠起来，爬到木箱顶上拿到悬挂在屋顶上的香蕉。猿猴还能把棍棒连起来取得被栏杆挡住的食物。格式塔心理学家认为，人和动物解决问题是靠突然发生的"顿悟"。格式塔学派反对冯特学派只强调分析的做法，而认为心理现象是一个整体，整体决定其内在的部分。

这种强调整体和综合的观点对以后心理学的发展是有益的。科学研究不应只从分析的观点看问题，整体中的相互关系是更重要的一面。

精神分析学派来源于精神病学。它给予心理学以巨大的冲击，以至在讨论心理学对象的时候不能不提到它。奥地利医生弗洛伊德利用催眠术和自由联想法让精神病患者回忆往事，以找出致病的原因。他发现，患者的幼年经验，特别是儿童与父母的情感关系非常重要。他还发现，做梦往往能反映出一个人的内在心理矛盾，所以分析患者的梦也是一种治疗方法。

弗洛伊德认为，一方面人的内在生物性的情欲是最基本的冲动；另一方面人的社会习俗、礼教和道德又约束着这种原始冲动的发泄，将其压抑到无意识中去。意识的内容是理智的、自觉的；无意识的内容多是与理智、道德相违背的。当理智与无意识的矛盾激化，就导致神经症。为了治病就需要对患者的无意识进行心理分析，这就是精神分析。

精神分析学派认为，心理学是研究"无意识"的作用，认为人的根本心理动机都是无意识的冲动。正是这种强有力的"无意识"的心理活动在人的生活中起着决定性的根本作用。至于有意识的心理过程则只是显露在表面的一些孤立的片断。近年的新精神分析已不再那么强调生物冲动的作用，而更为重视人际间的社会关系。在西方社会，精神病发病率很高，所以精神分析理论很容易被接受。

巴甫洛夫专门研究了条件反射，他的条件反射学说促进了美国行为主义的兴起。巴甫洛夫学说对苏联心理学产生了巨大的影响，成为其理论基础之一，也直接影响了新中国成立以后我国以及一些东欧国家的心理学。

二、心理现象与心理过程

（一）心理现象

1. 概述

心理学是研究人和动物心理现象的发生、发展和变化规律的科学，主要以研究人的心理现象为主。只要有人生活、存在的地方，就有心理学问题，就需要心理学。畅销教材《心理学与生活》的作者、美国斯坦福大学心理学教授津巴多把心理学定义为"关于个体的行为及精神过程的科学的研究"。心理学家探索个体做什么及如何在一套特定的行为模式和更广泛的社会环境或文化环境中做这些事情。心理学分析的对象通常是个体，例如一个坐在教室准备参加期末考试却频繁上厕所、心跳加速、局促不安的大学生。实践证明，只有通过理解人的精神过程才能理解人的行为。

2. 心理学的类型

心理学研究人的心理现象（mental phenomena），包括感觉、知觉、表象、记忆、思维、想象、情感和意志等。心理现象是心理活动的表现形式，分为心理过程、心理状态和心理特征三类。

（1）心理过程　是心理现象的动态表现形式，包括知、情、意三个方面，具体指的是人的感觉、知觉、记忆、思维、想象、言语等认知活动，以及情绪活动与意志活动。

（2）心理状态　是指在一段时间内相对稳定的心理活动。如认知过程的聚精会神与注意力涣散状态、情绪过程的心境状态和激情状态、意志过程的信心状态和犹豫状态等。

（3）心理特征　是指心理活动进行时经常表现出来的稳定特点。如有的人观察敏锐、精确，有的人观察粗枝大叶；有的人思维灵活；有的人思考问题深入；有的人情绪稳定内向；有的人情绪易波动、外向；有的人办事果断、有的人优柔寡断；等等。这些差异体现在能力、气质和性格上的不同。

在人的心理活动中，心理过程、心理状态和心理特征三者紧密联系。

（二）心理过程

1.概述

心理过程包括认知过程、情感过程和意志过程。

（1）认知过程　认知过程是指当客观事物来临时，我们的大脑利用感觉、知觉、记忆、思维和想象对这些外在信息进行加工，进而转换成内在的心理活动的过程。也就是说，我们的大脑是如何认识客观事物的，这就是我们的认知过程。

（2）情感过程　在认识客观事物的过程中，我们自然会对客观事物产生一定的态度，如喜欢或厌恶或热爱或憎恨等主观体验，这就是情感过程。

（3）意志过程　人们认识客观世界后，还会有计划、有目的地改造世界。为了达到自己的目的，人们采取行动，克服困难，最终达到目标的过程就是意志过程。

三个过程既互相区别又互相联系。认知是产生情、意的基础；行是在认知的基础上和情的推动下产生的，它能提高认识，增强情感，磨炼意志，控制行为，调节情感，提高认知。

2.心理过程的作用

心理过程着重探讨人的心理的共同性，主要包括认知、情绪和意志三个方面，即常说的知、情、意。知是人脑接受外界输入的信息，经过头脑的加工处理转换成内在的心理活动，进而支配人的行为的过程。情是人在认知输入信息的基础上所产生的满意、不满意、喜爱、厌恶、憎恨等主观体验。意是指推动人的奋斗目标并且维持这些行为的内部动力。知、情、意不是孤立的，而是相关联的一个统一整体，它们相互联系，相互制约，相互渗透。

交往活动是人与人之间的接触、信息交流和相互理解，即人与人之间的相互作用的过程。学校的教学活动就是一种交往活动。例如，我们大家来到学校读书，许多同学组成了班级，在老师的指导下学习，形成了同学关系、师生关系。大家由陌生到相互熟悉，必然要经过一系列的认识过程，产生一系列的情感体验。在教学活动中，老师讲课、师生以及同学之间的讨论都是信息交流。其中要克服学习中的一系列困难，发挥意志过程的作用，最后达到相互理解，这就是师生、同学之间的相互作用。在这一交往活动中，我们可以充分看到自己的整个心理过程的统一活动。

（三）人格

1. 概述

心理过程是人们所共有的、体现了心理活动的共性，但反映在每一个具体的人身上会表现出不同的特点，具有比较稳定的心理特征，这种心理特征被称为个性心理，简称个性，也称作人格。

人格一词的英文 personality 是从拉丁文 persona 演变来的。拉丁文的原意是面具。面具是用来在戏剧中表明人物身份和性格的，这也是人格最初的含义。

个性心理由个性心理倾向性和个性心理特征两方面组成，它体现着人与人之间的差异。个性心理倾向性主要包括需要、动机、兴趣、信念、价值观等，是驱使个体进行心理活动的潜在动力。个性心理特征包括气质、性格、能力等，是个性心理的特征结构。

早在古希腊时期，人们就已使用"人格"的概念，并引申出较复杂的含义，包括一个人的外在行为表现方式，他在生活中扮演的角色，与其工作相适应的个人品质的总和、声望和尊严。如中国京剧中的脸谱，演员用它来帮助表现剧中人物的身份和性格，心理学将其转义为人格。

人格的概念包含两层含义：其一是人遵从社会文化习俗做出反应，即人在自己的社会舞台上所表现出的种种言行，就像舞台上的演员根据角色要求所戴的面具，表现的是人格的外在品质。其二是面具后的真实自我，即一个人受环境的制约不愿展现的人格成分，表现的是人格的内在特征。人格是心理特征的整合统一体，是一个相对稳定的结构组织，在不同时空背景下影响人的外显和内隐为模式的心理特性。

2. 人格的特征

概括而言，人格具有整体性、独特性、稳定性和社会性等四个基本特征。

（1）整体性 人格标志一个人表现在行为模式中的心理特性的整合体。它是一种心理组织，构建成一个人内在的心理特征结构，它不能被直接观察，但却经常体现在人的行为之中，使个体表现出带有个人整体倾向的精神风貌。人格的整体性是指人格虽然有多种成分和特质，如能力、气质、性格、需要、动机、态度、价值观等，但在一个现实的个体身上，它们并不是孤立存在的，而是错综复杂的；它们相互联系，交互作用，组成一个有机的整体。人格的整体性表现在人格的内在统一性上。人格的统一性是人格健康的标志，一个失去了人格内在统一性的人，其行为就会经常由几种相互抵触的动机支配，呈现出人格分裂状态，出现"多重人格"或"双重人格"。

（2）独特性 由于人格结构组合的多样性，构成了不同人之间的个体差异性。尽管不同人可以有某些相同的个别特征，但其整体人格不会是完全相同的。奥尔波特指出，人的鲜明的特征是他个人的东西。从来不曾有一个人和他一样，也永远不会再有这样一个人。人格结构组成的多样性，使每个人的人格都有自己的特点。人格是千差万别、千姿百态的，正所谓"人心不同，各如其面"。

但是这里的独特性也不是绝对的，并不排除人们之间在心理和行为上的共同性。生活在同一文化背景下的人，同一民族、同一阶级、同一群体的人们具有相似的人格特征。例如，研究表明，不论是内地的华人还是我国台湾，以及新加坡等地的华人都有很多相同的人格特征。

（3）稳定性　人格的稳定性是指个体的人格特征具有跨时间的持续性和跨情境的一致性。由许多个性特征组成的人格结构是相对稳定的，在行为中恒常地、一贯地予以表现。这种稳定性具有跨时空的性质，即通过个体人格，各种情境刺激在作用上获得等值，产生个体行为上广泛的一致性。但是这种稳定性是可变的、发展的而不是刻板的。这是因为各种人格特征在某个人身上整合的程度（如稳定性）不同；一个人可能具有相反性质的特征，在不同情境中可反映它们不同的方面；暂时性地受情境的制约，表现出来的并非个人的稳定特性。

人格的稳定性源于孕育期，经历出生、婴儿期、童年期、青少年期、成人期以至老年期。随着年龄的增长，儿童时代的人格特征往往变得日益巩固。由于人格的稳定性，我们可以通过人格特征的描述来推论一个人一生的人格状况。

人格具有可塑性，随着现实环境的变化而变化。正在形成中的儿童的人格还不稳定，容易受到环境影响而发生变化。成年人的人格比较稳定，但对个人具有决定性影响的环境因素和集体因素也有可能改变个人的人格，如移民异地、严重疾病等有可能影响某些人格特征的变化，如自我观念、价值观、信仰等的改变。

（4）社会性　人格的社会性是指把人这样的动物社会化，变成社会的成员。人格是社会人所持有的。社会化是个人在与他人的交往中掌握社会经验和行为规范，获得自我的过程。通过社会化，个人获得了从外部装饰到价值观和自我观念等人格特征。人格既是社会化的对象，也是社会化的结果。

人格的社会性并不排除人格的生物性，人格也受到个体生物性的制约。人格是在个体遗传和生物性的基础上形成的。人的自然的生物性不能预定人格的发展方向，然而它却构成人格形成的基础，影响人格发展的方向和方式，影响着某些人格特征形成的难易。

第二节　中医心理学概述

中医学中并无心理学一词。随着社会的进步和各个学科的发展，学科间的相互交叉成为必然。从心理学的分立到医学心理学的兴起，再到20世纪80年代中医心理学概念的提出，无不体现了学科间交叉这一特点。中医心理学作为一门学科的出现，不过短短几十年的时间，但相关心理学思想却一直普遍存在于中医学之中，中医涉及心理学的内容极其丰富，需要进行系统的整理、挖掘和提升。

一、中医心理学的含义

中医心理学，一方面其诞生和发展始终根植于中国传统文化，另一方面也必然受到西医学和心理学的影响。中医心理学是以中华传统文化和中国传统哲学为背景和基础，有选择地汲取现代科学，尤其是现代心理学和精神病学的营养和研究方法，运用中医药学的理论与实践，研究心理现象产生、发展规律及心理因素在亚健康、疾病过程中的作用及其规律的一门科学。

中医心理学在漫长的发展过程中，通过医学实践积累演化而产生。它强调"天人合一""形神合一""形神一体"的整体观和恒动观。中医学极其重视心理活动在健康与疾病中的作用，中医学将精、气、神看作人身"三宝"，将五脏称作"五神脏"，把"七情"变化看作致病因素，将心身看作一个整体，在治疗过程中强调心身并治，强调调节人与社会、自然的关系，正确地理解生理与心理之间的辩证统一。中医心理学提出：在认识人的属性时，应将人放在社会背景下整体考虑；在阐述病理现象时，应将地域、气象、饮食、风俗文化等因素囊括在内；在治疗过程中，将社会文化背景和生活经历考虑在内，结合生活年代、受教育程度等综合情况进行治疗。

与中医学一样，中医心理学的学术核心也是阴阳学说、五行学说和元气论等思想，带有相当的人文色彩。其内容是千百年行之有效的临床经验，其人文形式确定了它特有的医学模式和思维方式，其经验内容决定了它的科学性取向，其人文形式决定了它的理论特色。中医心理学的理论形式与其经验内容有分离也有统一。就分离而言，中医心理学是用古代哲学来解释人的心理现象和心理疾病的自然规律，其学科性质属于自然哲学。就统一而言，中医心理学的经验和理论二者是浑然一体的，中医经典中既包括中医心理学经验的记录又是中医心理学的理论说明，是经验和理论的统一体。

在医学模式由生物医学模式向生物 – 心理 – 社会医学模式转变的大背景下，中医心理学不仅显示出与时俱进的创新科学意识，更突出体现了中医的整体观念和辩证论治的基本特点和优势。近几十年来，国内外中医、西医、心理学界的同仁一起做了大量的整理、研究、探索工作，使中医心理学能在中华大地迅速发展，并影响到我国香港、台湾地区，以及东南亚、日本和欧美等地。尽管中医心理学在"路漫漫其修远兮"中曲折前进，但它从无到有、从小到大地不断发展，并走向科学前沿。

【链接】

"天人合一"思想对中医心理学的影响

老子认为，宇宙原始的状态就是一个混沌的、气的统合体。《道德经》说："道生一，一生二，二生三，三生万物。万物负阴而抱阳，充气以为和。"周敦颐在《太极图说》中说："无极而太极。太极动而生阳，动极而静；静而生阴，阴极复动。一动一静，互为其根。分阴分阳，两仪立焉。阳变阴合，而生水火木金土。五气顺布，四时行焉。五行，一阴阳也；阴阳，一太极也；太极，本无极也。"这里的"太极"阐释了人要顺应自然变化规律，追求"天地与我并生而万物与我为一"的"天人合一"思想。例如，修炼太极拳就是使天、地、人三合一的过程，不仅要修炼拳术之小道，还要修炼太极之大道，用大道思想来修炼人体自身，不断完善自我，超脱自我。修炼时"内外相合""性命双修"，要将自身小太极融入天地的大太极之中，站立如顶天立地，上天，下地，人居其间，任何力量也不能动摇。

《黄帝内经》中称"阴阳不测谓之神"，阐释了"形本于神而生，神依附于形而存"的观点。中医心理学中的"形神合一论"便是以人体生命整体观作为基础，以内向性运用意识为特征，通过研究人体生命运动的规律，强化意识对于生命过程动态变化的感应，自觉地使生命处于一种和谐有序的状态，以达到身心健全、内外协调的目的，进而达到刚柔结合、温良恭谦的行为处事态度。中医之"神"不仅包括生命活动的外在表现，还包括人的精神、心理结构和心理活动，因此中医系统心理疗法实际上是把精神病学和临床心理学作为一个体系来考虑，在治疗精神心理疾病时把药物与非药物结合起来，形成"形神一体化"的诊疗模式。

［**资料来源：** 卢舒奕，王丹，关晓光 . 太极思想对中医心理学影响初探 . 中医药管理杂志，2015（12）：39-40.］

二、中医心理学的特点

中医心理学的学科性质具有自然科学和哲学、社会科学双重属性。自然科学是研究自然界各种物质运动、变化和发展规律的科学，一般意义上，数、理、化、天、地、生、工、农、医均属于自然科学。中医心理学对象是人，是对人生理的认识，更是研究心理现象产生、发展规律及心理因素在疾病过程中的作用及其规律。其研究认知过程、情绪过程、意志过程、七情病因、心理病机、四诊辨证、因人制宜等方面属于自然科学的范畴。

（一）整体观

整体观是中医心理学最显著的特点之一，其是在中医学整体观的基础上认识人的心理现象的一种理论和方法。它认为心理活动是生命现象的一部分，因此它总是以整体的视角看待人的精神与身体、心理与生理、心理与病理、心理与养生康复等，并以此为基础研究各种复杂的心理现象及其规律。中医心理学主张"心神合一""心身一体""心神不分"，这是与现代心理学形成明显差异，且具有其最显著的特点，即独具特色的整体观和恒动观。它将人的心理活动看成是心、身之间的统一整体，把人及其心理活动看成自然界和社会的一部分，融合成中医药学的整体观思想体系。《素问·天元纪大论》曰："阴阳不测谓之神。"人生活在自然、社会环境中，心理活动也必然受自然、社会的影响，中医看待这个问题是在天地之间更广泛的联系中去考量。中医心理学往往用阴阳学说、五行学说和气的思想作为理论工具，尤其是以阴阳学说作为一种多角度、多层次的思维模式，因此"阴阳整体论"是中医心理学理论中的一种最基本的法则。《素问·天元纪大论》又曰："天有五行御五位，以生寒暑燥湿风。人有五脏化五气，以生喜怒思忧恐。"将人的心理活动与自然环境普遍联系起来，外合天时，内合身心，成为"天人合一""阴阳合一""心神合一"的整体之人。

（二）交叉性

随着科学的发展，各学科呈现出高度的分化和高度的综合状态，学科之间相互渗透、相互融合产生出新的边缘交叉学科，中医心理学即是在古代哲学思想的影响下，中医学与现代心理学相互渗透、相互交叉的产物。中医学根源于中国古代哲学，其理论本身具有自然哲学性质，决定了中医学本身就是一个以医学理论为主体，天文、地理、社会、管理理论无所不包、更接近古代哲学的理论体系和解释系统。中医心理学是中医学理论体系的组成部分，中医心理学思想融合于其他学科之中，混沌而未分化出来，普遍以交叉状态而存在着。《黄帝内经》指出"览观杂学，及于比类，通合道理"(《素问·示从容论》)，提出中医学（包括中医心理学）是多学科研究的产物和典范。中医心理学思想源于古代哲学，而且其发展始终受到古代哲学思维方式的影响，其中孔子、老子、庄子等诸子百家思想对其产生、形成和发展都留下了明显的印迹。可以认为中医心理学思想是在古代哲学思想框架上的延伸和发展。同时，中医心理学是现代心理学的概念和框架，形成了区别于一般中医学理论体系的心理学理论，成为解释和认识心理规律及心理现象的独特的理论体系。中医心理学在许多方面与现代心理学的认识相吻合，如对心理过程、认知过程、情绪过程、意志过程的认识均与现代心理学不谋而合。中医心理学在长期的实践中形成了独特的经验体系和理论体系，既不同于现代心理学，又区别于传统中医学，具有交叉学科的特点。

因此，中医心理学的发展应处于多种学科的结合点上。"他山之石，可以攻玉"，这是多学科研究的优势，如利用数理方法来量化心理"软"指标、用动物模型来论证试验提出的假说、借生理学成果来考察心理的生理机制、借物理化学反应来测试心理指标等。所以我们应该充分地利用跨学科知识来发展中医心理学。中国古代哲学思想虽然为中医心理学产生之源，但是要发展，还必须首先摆脱哲学母体，这样才有利于它的独立发展。

（三）实践性

与中医学一样，中医心理学有着千百年在实践中形成的行之有效的医疗经验，这是其科学内容，也是其生命力之所在。中医心理学医疗经验的积累有赖于个性化的辨证论治思路和方法。因此，中医心理学能区别个体心理、生理的差异及疾病的不同反应状态，针对不同情况制定相应的治疗原则，选用适当的与个体特征相对应的治疗措施，以达到最佳的治疗效果。辨证论治讲求因人、因地、因时制宜，在这个过程中，以人为中心，天时、地理因素都必须通过人才能发挥作用。人的个体差异是绝对的，故重视个体差异，因人制宜便成为基本的辨证原则。《灵枢》"通天"和"阴阳二十五人"根据阴阳五行属性划分人格体质，对个性差异的论述是其独具特色的理论之一。在中医心理学研究中，人们进一步概括为"阴阳人格体质学说"，就是将这种特点进一步系统化、理论化。例如，阴型人和阳型人在七情易感性、发病倾向、病机特点、治疗方法及卫生调摄等方面都存在着差异。

中医心理学以防治疾病为根本目的。然而疾病变化是复杂的，疾病因素常常是多方面的，因此所产生的疾病的病因病机也不是单一性的。以整体观为认识方法的中医心理学，对疾病主张综合调治，不是着眼于某一病的某一种疗法，而是主张多种方法综合应用。其中，特别强调对心理因素的整体调节作用。在使用心理疗法的同时，通常与其他疗法配合使用，达到综合治疗的作用。治病过程中，中医心理学特别强调身心并治的综合调治观，即在整个诊疗过程中，不仅考虑患者生理、病理和药理方面的效应，而且不忽视心理因素对疾病发生、发展、转归及预后的影响，并注重医患之间的关系，以积极的精神状态影响患者，培养其战胜疾病的信心，以达到最佳的治疗效果并巩固疗效。对于未病、小病、大病、亚健康等状态，中医心理学主张"治未病""关口前移，重心下移"；在养生防病中突出养心调神的作用，强调保持良好的心理状态对机体身心健康的重要作用。中医学根源于中国古代哲学，其理论本身具有自然哲学的性质，是一个医学、天文学、地理学、社会学、管理学为综合体的古代哲学的理论体系，与中医学一样具有哲学性质。另外，人生活在社会之中，不可避免地要受到社会环境的影响，中医心理学又要探讨人的心理和社会环境的关系，如研究东方文化背景、阴阳五行的思维模式、辩证领悟等，属于哲学和社会科学范畴。

三、中医心理学的基本内容

（一）中医心理学简史

中医心理学作为一门古老的学问，几乎与中华文明的历史相当。其产生经历了中医心理学思想发展的萌芽时期（远古至春秋时期）、中医心理学思想形成时期（战国至三国时期）、中医心理学思想发展时期（晋朝至元朝）、中医心理学持续发展时期（明清时期）。中医心理学思想形成时期又包括先秦诸子百家对中医心理学思想的论述、《五十二病方》对中医心理学思想的论述、《黄帝内经》对中医心理学思想的论述、《伤寒杂病论》对中医心理学思想的论述等。中医心理学的产生背景：其一是符合生物–心理–社会医学模式的要求；其二中医学以及心理学学科的发展，为中医心理学的产生奠定了理论基础。其三当前社会对身心健康的需求，客观上促进了中医心理学的发展。中医心理学的形成和发展有其历史必然性和现实需要性。

（二）中医心理学理论

中医心理学承古启今，在中医基础理论和实践的基础上结合现代心理学相关概念，研究、阐述心理现象和发展规律。如认知过程，《灵枢·本神》对认知过程有着明确的记载，关于认知过程细分出"德、气、生、精、神、魄、心、意、志、思、虑、智"等概念，分别指代心理过程的生理基础、本能、感觉、知觉、记忆、注意、思维、想象、智力等，对感知觉、记忆、思维与想象均有较为详尽的论述。如情绪（情感）过程，中医学提出"五神"和"五志"，认为情绪对个体而言是正常的表现，情志病乃是情绪的表现形式过度或长期处于某种情绪状态所导致阴阳、气血失调、正不胜邪的结果。再如意志过程，关于志与意，中医学有着更为全面的阐述和说明。《黄帝内经》中"意"与"志"常并论，《灵枢·本神》称："心有所忆谓之意，意之所存谓之志，因志而存变谓之思，因思而远慕谓之虑，因虑而处物谓之智。"意与志乃至思维的基础在心、在忆。与现代心理学相对应，意多指注意、意念，志侧重动机、意志力。

中医心理学理论包括形神合一论、心主神明论、心神感知论、五脏神志论、人格体质论、阴阳睡梦论等。

【案例】

《黄帝内经》关于心理过程的认识

《黄帝内经》以五行理论为框架，提出了五志伤五脏理论，总结归纳了相应的心理过程，即"所以任物者谓之心，心有所忆谓之意，意之所存谓之志，因志而存变谓之思，因思而远慕谓之虑，因虑而处物谓之智"（《灵枢·本神》）。

1."心"与思维的器官

许慎在《说文解字》论"思"字时说："思者，容也。从心囟声。凡思之属皆从思。""囟"为脑盖，代表头脑；古代多以"心"通"囟"，故称"脑"。可见，中国古代的"心"本身就有脑的意思。现代科学研究已经证实，心的生理功能不仅包括心、血、脉在内完整的循环系统，还包括精神、意识和思维活动，直接参与机体神经内分泌的调节。

2."意志"与意志动机

《灵枢·本神》曰："心有所忆谓之意，意之所存谓之志。""意"是心思、心愿，是产生达到某种目的的想法和意愿。张介宾说："忆，思忆也谓一念之生，心有所向而未定者曰意"（《类经·藏象类》）。"志"，《类经·藏象类》曰："意已决而卓有所立者曰志。"这里的"志"可以理解为有着明确目标的意向性心理过程，即现在心理学所说的动机和意志。

3."思虑"与思维创造

《灵枢·本神》曰："因志而存变谓之思；因思而远慕谓之虑。""思""虑"是心理活动过程的中心，主要体现"心"的间接思维功能，思维是人脑对外物概括的、间接的反映。对外界事物信息进行加工、分析、抽象、概括的过程称为"思"。从对所接受的外界事物信息本身，进行周密分析、综合、比较、判断、推理，从而达到创造思维阶段称为"虑"。

4."智"与理性认识

《灵枢·本神》曰："因虑而处物谓之智。""智"的主要含义是指人的主观认识符合客观事物，能依据客观规律行事，并可由此及彼，认识他物。张景岳云："疑虑既生，而处得其善者，曰智。"《道藏精华录·诸真语要》说："事物不知为知智。"《灵枢·本神》曰："因虑而处物谓之智。故智者之养生也，必顺四时而适寒暑，和喜怒而安居处，节阴阳而调刚柔，如是则僻邪不至，长生久视。"这是说按客观规律养生可健康长寿，同时表明"智"就是按客观规律办事，只有这样才能获得好结果。这就相当于现代心理学的理性认识。在识的基础上，把所获得的感觉材料，经过思考、分析，加以去粗取精、去伪存真、由此及彼、由表及里地整理和改造，形成概念、判断、推理。理性认识是感性认识的飞跃，它反映事物的全体、本质和内部联系。因此，理性认识是认识的高级阶段，也是认知过程的最高境界，故《灵枢·本神》把"智"看作是心理过程的最高阶段。

[**资料来源：**关晓光，季铁鑫，隋小平，等.《黄帝内经》关于心理过程的认识.中医药学报，2013（6）：102-103.]

（三）中医临床心理学

中医临床心理学着重于情志刺激或躯体疾病对人形神失调的影响。中医情志疾病的病因，一般从先天因素和后天因素两方面解释：先天因素包括先天禀赋、气质类型、体质特征；后天因素，一是即时性的过度刺激，导致情志变化；二是与个体成长过程中的生理功能变化有关；三是与自然环境和社会环境变化有关。

中医情志疾病的病机：一是阴阳失调；二是脏腑功能紊乱，如过喜则伤心、过怒则伤肝、过忧则伤肺、过思则伤脾、过恐则伤肾；三是精气血脉耗损、聚痰成瘀。中医心理疾病的诊法是在望闻问切的过程中着重搜集心理情志症状资料，进行病证辨识。

中医心理疾病的辨证原则是整体恒动思想。作为一个整体动态的人，无论其精神还是躯体、内在还是外在、整体还是局部都是彼此联结、相互影响变化的，从外知内，见微知著，以常衡变。

中医心理疾病的治疗原则：遵循身心同调，如调整阴阳，调节气血；三因制宜，如因时制宜、因地制宜、因人制宜；标本配合，患者为本，医生为标，实质是说医患关系积极配合。

具体治疗的方法很多，常用的中医心理疗法有情志相胜法、移精变气法、开导解惑法、顺情从欲法、暗示诱导法、方药疗法、针灸疗法、推拿疗法、气功疗法、饮食疗法、音乐疗法、运动疗法、中医外治疗法等。

（四）常见心理疾病的诊治

由于心理疾病病因病机的复杂性及"形神俱病"的证候群特点，临床诊疗需在遵循传统"四诊合参"及治则治法的基础上，吸纳西医学先进的技术和方法，运用多种手段加以鉴别、诊断，为综合治疗心理疾病奠定基础。中医心理学立足于东方思想文化背景，以中医理论为指导，努力汲取现代科学，尤其是现代心理学和精神病学的营养，创造性地研究心理因素在疾病发生、发展及变化过程中所起的作用，并将理论用于病因、病机、四诊、辨证、治疗和养生等各个环节。它与中医各科有着广泛的联系。

心理疾病主要表现为心理异常，也可伴有躯体症状而表现为形神俱病。心理疾病的诊断与普通疾病有所不同，它既要对患者脏腑气血的异常变化做出诊断，又须对心理状态作出判断，需综合考虑"形病"与"神病"之间的先后因果关系。临证中对心理疾病的全面诊断，需了解心理病证判别要点，综合应用中医学、西医学及心理学的诊断方法。

本教材具体介绍郁证、不寐、百合病、梅核气、癫狂、脏躁、心悸、胃脘痛、胁痛、闭经、绝经前后诸证、不孕症等常见心理疾病的诊治。

（五）中医心理养生与保健

中医养生主张"养生先养心、调形首调神"，重视心理养生，即个体的心理健康。中医心理养生理论是在中医整体观、辩证观的基础上发展起来的，基本原则是围绕人与环境的和谐统一、身心的和谐统一、内在心理过程的和谐统一、动静的和谐统一，突出体现了天人、形神、神情的内在关系。

中医心理养生的原则是顺天应人，内外相合；形神共养，太上养神；神情意欲，相辅相应；动静结合，以静为主。中医心理养生的常用方法有：①清神：主要方法有内省法、入静法、健脑法。②节欲：主要方法有知足常乐、节制性欲。③畅情：主要方法有以理畅情法、疏导宣泄法、五官制怒法。

第三节　学习中医心理学的意义与方法

中医心理学是传统中医学与现代心理学相结合的产物，是新形势下两个不同学科相互融合而形成的一门新兴学科。中医心理学"形神合一""心主神明""心神感知""五脏情志""人格体质"等理论观点蓬勃发展，对临床实践和理论研究均有难以替代的指导意义，也为心理学的本土化发展作出了贡献。由于中国的历史和传统文化，以及中华民族在世界上的特殊地位，决定了中医心理学必将在心理学体系中拥有其他学科所不可替代的地位。明确研究和学习中医心理学的意义和方法，才能把握该学科的发展方向和前进目标，开拓和发展中医心理学。

一、学习中医心理学的意义

（一）实现中医现代化的途径之一

中医心理学是以中华文化为背景，以中医理论为指导，汲取现代科学，尤其是现代临床心理学和精神病学的知识，研究人类的心理活动规律，并用以指导临床实践的一门学科。中医心理学是中医学的组成部分，其形成是中医学发展的必然结果。与一般心理学心身相分理论和发展过程所不同的是，中医心理学主张心身不分，心神合一，与中医学在理论体系和实践应用上总体上是一体的，其理论侧重解释心理问题和心理现象。中医心理学与现代心理学相互渗透，形成了不同于其他心理学的独特的理论体系和实践模式，且理论体系日臻成熟，在医疗卫生保健中发挥着重要作用。

中医心理学思想是我国灿烂文化的一部分。其重视心理活动在健康与疾病中的作用。中医学将精、气、神看作人身"三宝"，将五脏称作"五神脏"，把"七情"变化看作致病的三因之一，诊疗中强调心身并治、察神、调神等。开展中医心理学研究、建立中医心理学体系，对于保持和发扬中医学特色很有必要。21世纪是心身医学的时代，中医心理学研究在几个应用领域，如亚健康状态、生存质量评估、心理治疗与心身并治、人格气质研究等方面正逐渐成为热点，有力地推动中医学术的发展。

关注人与自然、社会的关系，关注人的心身健康是医学的主要目的。中医学的整体观念弘扬的正是这样的理念。心因性疾病单纯靠生物学方法进行治疗往往效果不理想。开展中医心理学研究、建立中医心理学理论体系，将使医学在整体观念的指导下，运用"形神相即"等理论，更好地理解人与社会、自然的关系，正确地理解生理与心理之间的辩证统一关系，使医务工作者能全面认识疾病、诊断疾病和治疗疾病，以提高医疗质量，保障人民的身心健康。

中医学是一门有五千年历史的科学，其体系的形成有着深刻的社会文化烙印，涉及宗教哲学、文学史学、天文地理、社会经济及军事战争等领域，尤其与宗教、哲学关系最为密切。而心理学属于哲学范畴，中医学与哲学紧密相关，这样中医学从一开始就有着丰富的心理学思想。但其在形成和发展过程中，必然受到当时的历史文化和社会背景的影响，以及科学技术水平的限制。伴随着全球科技化和现代化的发展需求，中医心理学作为中医学的一个分支，其研究必然符合中医科学化和现代化的要求，有助于中医学不断向科学化和现代化迈进。

（二）有助于人类养生保健和健康发展

中医学关于心理养生反映的是"防治并重，以防为主，形神俱养，以神为主"的整体观。正如《素问·上古天真论》所指出的："恬淡虚无，真气从之……是以志闲而少欲，心安而不惧，形劳而不倦……"强调精神调养的重要性。

1. 淡泊欲求

孙思邈在《备急千金要方》中专设一卷探讨"养性"，论述如何养护心神、调理五脏气血等。他在论述心神养护时，倡导人们避免情绪的偏激，淡化对名利等欲求的追逐，使自己保持一种宁静祥和的心态。孙思邈提出的"于名于利，若存若亡"的主张，就是倡导一种"中节适度"的态度。这种态度对于今人也很有意义。如何正确处理名利欲望与心理养生的关系很值得探讨。完全禁绝名利欲望不仅是不可能的，而且也不利于社会的发展进步。但是从心理养生的角度看，如果听凭名利欲望过度膨胀，显然不是一种健康的心态。关键将要名利的欲望放在适度的位置。

2. 善于调节情绪

人谁都会有喜怒哀乐，适度是正常的心理状态，过度就会损伤身体。中医大家在养生中很重视情志的调节。譬如，愤怒是心中郁积情绪的一种宣泄，但是过于愤怒则会对身体造成很大伤害。孙思邈在《千金翼方·养性禁忌》中指出："众人大言而我小语……众人悖暴而我不怒。"其中，"众人悖暴而我不怒"是在他人情绪激愤的情况下，善于稳定和调节自己的情绪，避免过度愤怒。这是良好心理素质的表现，也是一种很有效的心理养生方法。孙思邈说的"淡然无为，神气自满，此为不死之药"，为人们指出了一条健康长寿的坦途。

3. 注重饮食养生与心理养生的关系

中医历来重视饮食养生。《素问·脏气法时论》云："五谷为养，五果为助，五畜为益，五菜为充，气味合而服之，以补精益气。"主张营养均衡，是对饮食养生的全面论述。《孙真人养生铭》提出的"怒甚偏伤气，思多太损神""安神宜悦乐，惜气保和纯"都是心理养生的至理名言。其中"勿使悲欢极，当令饮食均；再三防夜醉，第一戒晨嗔"等警句中的"勿使悲欢极""第一戒晨嗔"属于心理养生，"当令饮食均""再三防夜醉"属于饮食养生，孙思邈将饮食养生与心理养生紧密地联系在一起。

（三）中医心理学是中医师必备的知识

在西医学和心理学的影响与促进下，中医心理学从中医学中分离出来，成为一门新的分支学科。中医心理学已成为中医师知识结构的一部分。面对心理疾病发病率的攀升，中医学采用心身合一的观点看待人体健康及其与疾病的关系。很多患者的躯体症状往往是心理疾患的伴随表现或转换症状，忽视其心理作用就不能有效地帮助患者。中医师要有意识地培养良好的心理素质，恰当地将心理治疗运用于临床实践，建立和谐的医患关系，与患者进行良好的心理沟通，这样才能保证医疗质量，提高治疗效果。

中医心理学是中医师进行再教育和中医药院校学生的必修课。只掌握中医基本理论和治疗手段而不具备中医心理学知识者，很难成为合格的中医师。

二、学习中医心理学的方法

（一）研究中国传统的心理学思想

中医祝由术古已有之，心理治疗并非西方舶来品，我国从上古时期就有采用心理疗法治疗疾病的先例。现代心理治疗诞生于西方，我国当代心理治疗的基本框架、概念、理论、操作技术和方法几乎都有西方文化的背景，但这并不完全适应中国人的心理特点，迫切需要开展"心理治疗本土化"的相关研究。中医心理治疗遵循《黄帝内经》的指导思想，"善医者，必先医其心，而后医其身"是对心理治疗思想的最佳诠释。

中医传统的心理学思想受中国古代哲学思想的影响。因此，我们不仅要学习古代哲学中有关心理学方面的内容，更要研究整理古籍中的相关内容，使其系统化、理论化，明确古代心理学的形成、发展和学术特点等，为研究学习中医心理学奠定基础。

心理学是研究人的心理现象及其规律的科学，是从人的心理活动事实中概括出来的规律性知识，而各种心理现象又普遍存在于每个人的身上。中医心理学以中医理论为基础，以"人"为基础，治疗时强调患者的自身调节，在寻找病因时能够深查细节。因此，学习中通过亲身体会去理解心理学的概念、规律、原理不仅是可能的，而且是十分必要的。

（二）理论联系实际

人的心理活动不是一成不变的。传统心理学虽然在一定程度上反映了当时的文化特点，具有先进性与实用性，但人类文明在不断进步，人的思维方式、思想观念必然随之发生变化，因此在学习传统理论时应"取其精华，去其糟粕"，做到"古为今用"，将理论与实际相结合，用实践去检验理论。

现代心理学起源于西方，东西方文化差异自古有之，不同区域和社会制度决定了人们对事物的认识角度、所形成的心理活动和处理问题的方法等有所不同。中医心理治疗从理论基础到临床技术都有其独特的思想与方法。因此，在学习时要结合中国国情，治疗方法要符合我国现代人群的心理特点，从而形成具有中国特色的心理学。

（三）合理运用现代科学技术

中医心理疗法丰富多彩，千百年流传下来的许多诊疗奇闻佳话，大有"喜怒哀乐"皆是药之感。中医对一些疑难怪病具有独特的心理疗法，神奇的疗效蕴藏着丰富的科学道理。中医心理学经过不断的实践与发展，中医现代化是其大势所趋。

中医现代化就是运用现代科学技术手段研究中医，使之形成新的理论指导临床。中医心理学与现代心理学相比，其发展、理论体系等仍需不断完善。因此，合理运用现代科学技术手段十分必要，如运用声、光、电等物理手段及控制论、系统论，以及生物信息学等手段与方法，对人的心理、生理进行检测从而确定相应指标，使其量化更有利于临床实际操作，或者更深入地研究一些心理现象的内在机制等。

【思考练习题】

1. 掌握中医心理学的含义与特点。
2. 简述中医心理学的基本内容。
3. 简述学习中医心理学的意义与方法。

第二章 中医心理学简史 ▷▷▷▷

【学习目标】

1. 掌握《黄帝内经》等中医经典著作有关中医心理学思想的论述。
2. 熟悉中医心理学科产生的背景。
3. 了解中医心理学的形成与发展。

【案例导引】

心理学的本土化

心理学从哲学脱胎成为一门独立的学科以来，为了确立科学的地位，人们一直努力使心理学成为一门严格意义的实证科学，并且能够普遍适用。但随着心理学在世界范围内的广泛发展，民族和文化的差异对心理学的普遍适用性提出了质疑。例如，个体主义文化背景下，将个体作为基本的分析单位，强调个体的发展、成长与内心的完善的意义；但在东方集体主义文化体系中，基本的单位并非个体，而是整体，强调关系，注重社会、家庭成员的彼此联系。把建立在西方文化价值体系下的理论、方法与技术与东方集体主义文化对接，出现了水土不服问题。源自于古希腊哲学的西方心理学并不能用于对整个人类心灵的阐述与解释。正是这种局限性，促使越来越多的国家和民族开始将目光聚焦于心理学的本土化。

中国的本土文化中，缺乏孕育科学心理学的土壤，这导致许多学者质疑中医心理学的科学性。质疑的产生很大程度上源于中西方心理学取向的不同。正如钱穆所指出的："西方心理学属于自然科学，而中国心理学则属人文科学。"中医心理学思想见诸中医学，以儒、释、道思想为代表的传统文化，张耀翔在《中国心理学的发展史略》一文中说："中国古时虽无'心理学'名目，但属于这一科的研究则散见于群籍，美不胜收。"因此，心理学的中国化并不是简单的"拿来主义"，只是将研究对象变更为中国人，打破西方心理学的科学观，建立符合中国人心理的规范标准，以新的视角重新确立中国心理学的理论体系。

思考：作为本土化心理学的重要领域，中医心理学是否具有科学性，其发展的历史源流与西方有何差异？

中医心理学与中国传统文化和思维观念紧密相关，具有鲜明的民族特征；在治疗心理疾病方面，具有独特的优势。中医心理学作为中医学的一部分，在历史长河中，不断汲取各领域的宝贵经验而发展，成为世界心理学思想的最早起源地之一。正如美国心理学家莫尔菲曾指出的："世界心理学的第一个故乡是中国。"其中，中医心理学，尤其是《黄帝内经》对心理学的产生和发展作出了重要贡献。

第一节　中医心理学的源流

德国心理学家赫尔曼·艾宾浩斯（Hermann Ebbinghaus）在 1908 年出版的《心理学纲要》一书中指出："心理学有一个悠久的过去，但却只有一个短暂的历史。"虽然心理学诞生的历史短暂，但心理学思想却源远流长，有着长达数千年的孕育过程。

中医心理学作为一门古老的学问，几乎与中华文明的历史相当。它与古代哲学有着密不可分的关系，其围绕身心关系、灵魂功能、心灵机制、认识论等问题的思辨，加深了对心理现象、规律的认识，有效地推动了心理学的发展，丰富了心理学的内容，为心理学的诞生提供了肥沃的土壤。

中医学深受中国古代哲学思想的影响，在其形成和发展的过程中大量吸收和借鉴了中国古代哲学的基本范畴和思想内涵。"天人合一"观是中国古代哲学的核心思想，它确立了中国古代哲学的基本走向。中医学深受"天人合一"观的影响，从自然之天与人的关系角度，研究天人关系以及人的生命活动，提出"人与天地相参"的命题，系统阐述了人与自然同源、同构、同道的关系，由此奠定了中医学的整体观基础。在此基础上，运用气、阴阳、五行、象数理论，对人体生命活动、疾病诊疗、预防保健等进行辨证施治，把长期积累的医疗实践经验总结提升，逐渐形成了独具一格的中医理论体系和诊疗方法。因此，中医学开始就有着丰富的心理学元素。"天人合一"观不仅是中医学发展的思维基石，也深刻地影响着中国人的心理结构、思维方式及科学文化的发展模式。形神一体观在古代哲学中主要探讨的是身心问题，这就是心理学的内容。中医学和中医心理学都源自于中国古代哲学，在源头上二者存在着共性。

伴随中医学的发展，中医心理学不断吸收当时的政治、经济、文化、科技等领域的最新成果，从而形成了独具特色的理论体系和实践模式，中国也成为世界心理学思想的发源地之一。

一、中医心理学的萌芽时期（远古至春秋时期）

世界上任何一个民族的文化思想都源于神本主义，从神本主义到人本主义是人类的巨大进步。中国远古时期兴起的巫祝文化，是神本文化人格化的表现形式。医源于巫，巫是原始文化的重要形态，也是宗教的早期形态。在原始社会，受生产力发展水平的影响，人们对自然现象缺乏科学认识，往往将山洪暴发、电闪雷鸣、天狗食月、旱魃为虐等自然灾害，以及疾病产生的原因归结于神灵降罪或恶魔作祟。这一方面激发了人们对自然和人类自身的探索；另一方面，最初的治病手段也顺理成章地选择了祈求神灵庇护，或者防止邪魅缠身，或二者兼而有之。

　　亲近之人以语言为主要手段，通过相互劝慰和祝福，为患者祈求病魔离去，恢复健康，后辅以一定仪式，成为"祝由"驱鬼活动。随着生产力水平的不断提高，社会生产开始有了初步分工，逐渐从部落和家族中涌现出德高望重、思想活跃的知识阶层专门从事"祝由"祭祀等，由此产生了"巫"。子曰："南人有言曰：'人而无恒，不可以作巫医。'"（《论语·子路》）"司巫掌群巫之政令，若国大旱，则率巫而舞雩""男巫掌望祀，旁招以茅，女巫掌岁时以祓除、衅浴"，并设有"丧巫""甸祝""诅祝"等职（《周礼》）。表明"巫"往往具有较高的社会地位，而且有不同的分工。部分"巫"在祝说病由之时发现，辅以草药、砭刺、温灸等方法，更有利于祛除"病魔"，于是开始留心药物知识。经过长期实践，代代相传，针药知识不断丰富，草药采集、医治疾病成为这部分"巫"的职业活动，"巫医"开始萌芽。从汉字结构上看，"医"为合体会意字，繁体字"醫"，又为"毉"，由四个相互独立而又互相关联的部分组成，各表示不同的意义，反映了"医"与"巫"关系紧密。"医巫混杂"是世界各地医学发展的一个必经时期，中医学在发展过程中也有很长一段时间为医巫并存期。《山海经·海经·海内西经》记载："开明东有巫彭、巫抵、巫阳、巫履、巫凡、巫相，夹窫窳之尸，皆操不死之药以距之。"《山海经·大荒西经·灵山十巫》云："有灵山，巫咸、巫即、巫盼、巫彭、巫姑、巫真、巫礼、巫抵、巫谢、巫罗十巫，从此升降，百药爰在。"

　　在医药知识粗浅的时代，疾病的治疗手段比较有限，对病因的了解不深，用于疾病治疗的药物较少，这为心理治疗的萌芽创造了条件，"祝由"便是其中之一。虽然起初的心理治疗是原始的、朴素的，甚至可以说是蒙昧的，但却蕴含着心理暗示、催眠术等现代心理学思想。在相互信任的基础上，治疗者鼓励患者充分表达其感受，将内心的焦虑、担忧、恐惧等倾诉给可以信赖的治疗者，采用仪式化的祈祷祭祀，暗示鬼神精怪离去，开导患者的内心郁结，解决潜意识的心理冲突，调整其情绪、态度和行为，增强其治愈的信心，达到心平气和的状态，同时辅以药物治疗、物理疗法及气功导引等，进一步增强了"祝由"的作用。因此，"祝由"广泛用于医疗实践，成为当时治病的主要手段，古医籍中也有大量有关巫祝疗病的记载。《说苑》云："吾闻上古之为医者，曰苗父。苗父之为医也，以菅为席，以刍为狗，北面而祝，发十言耳，诸扶而来者，举而来者，皆平复如故。"《素问·移精变气论》云："余闻古之治病者，唯其移精变气，可祝由而已也。"

　　心理是人脑的功能，但心理活动不只是神经系统的功能。人体是由脏、腑、体、窍共同构成的有机整体，与自然环境和社会环境不可分割，治疗者的态度、表情、动作、言语、行为都会直接或间接地影响患者的情绪、治疗信心或者行为反应，减轻或加重患者对疾病的痛苦程度，导致生理发生变化。"祝由"塑造的神秘色彩，强烈的暗示效果，可以引导求治者自觉或不自觉地按照指引行事，不假思索地接受病魔已被祛除，疾病即将治愈的观念。《五十二病方》中有一段关于祝词的描述："以月晦日之丘井有水者，以敝帚扫疣二七。祝曰：'今日月晦，扫疣北。'入帚井中。"患疣者在月晦日前往有水的枯井边，对着井用旧扫帚扫十四次后，祝由道："今日是晦日，向北方扫疣。"随着扫帚被丢入枯井，患者相信疾病已经远离。旧扫帚是病魔形象的替代物，也是心理能量的投射对象，联结了意识与无意识之间的沟通。"扔"的动作可以让无形的病魔以肉眼可见的方式远离自身，得到心灵的提升与转化，从而身心得到舒适与放松。《验方新编》载："清晨日未出时，脱下病人贴肉衣一件，用小坛一个，将衣服入坛内，令病人吹气三口入坛，即以纸封坛口扎住，送去僻静处。"这里病人的贴身衣物象征着疾病，将衣物封存意味着将疾病送走，辅以神秘的巫术，或者根据患者的思想疑虑，借助鬼神之说对生活事件重新归因，解除怀疑，开导内心，减轻压力，从而发挥治疗作用。

"祝由"作为人类早期探索精神世界的智慧形态，多辅助咒语、符箓，以晦涩难懂和夸张的语言，极具表现力的动作，使治疗者相信疾病的祛除。清代以后，"祝由"疗法被逐步摒弃，并视为糟粕而受到批判。但在生产力极为低下的历史条件下，"祝由"疗法在治疗躯体疾病方面则具有积极意义。

"祝由"包含着丰富的心理治疗意义，是中国本土的心理治疗方法，正如清代吴鞠通所解释的："祝，告也。由，病之所以出也……吾谓凡治内伤者，必先祝由，详告以病之所由来，使病人知之，而不敢再犯，又必细体变风变雅，曲察劳人思妇之隐情，婉言以开导之，壮言以震惊之，危言以悚惧之，必使之心悦诚服，而后可以奏效如神。""祝由"通过对病之缘由的分析，以言语诱导，减轻或消除病人的精神负担，唤起其乐观情绪，实为心理疏导疗法。虽然"祝由"与巫联系紧密，但也有鲜明的不同，我们应取其精华，去其糟粕，探索合理成分，排斥鬼神学说。

二、中医心理学的形成时期（战国至三国时期）

（一）先秦诸子百家关于中医心理学的论述

春秋战国时期是中国思想文化发展史上的黄金时代，生产力的快速发展带来了政治、经济、社会、文化的深刻变革。个性独立、思想活跃、主体意识强烈的知识分子，打破奴隶制统治带来的麻木感，客观、理性地审视社会历史和现实人生，取得了令人瞩目的成就，中国传统社会的思想体系初步形成。这一时期，学派林立，百家争鸣，以儒家、道家、墨家、法家、兵家、阴阳家、杂家、农家等为主要代表的诸子百家，面对烽火四起、社会动荡、战乱不断的社会现实，积极宣扬治国理念，或著书立说，聚徒讲学；或游说诸侯，纵横捭阖，《左传》《吕氏春秋》《易经》《尚书》等著作相继问世，或多或少地涉及对心理的探讨，尤其是有关情志、身心关系等方面的论述，对中医心理学的发展起到了促进作用。

道教虽经先秦道家、汉代黄老之学和魏晋玄学三个阶段，但其基本精神是一致的。它由殷商时期的巫祝祭祀鬼神发展到战国秦汉的方士求仙采药，沿袭方仙道、黄老道的某些观念与方法，到东汉中期形成。道教以"符水"和"咒语"为手段，以练功修身兼修医术，是最具中华民族特色的一种宗教，对中医学的影响最深，正所谓"医道相通"。道教主张的道法自然、形神合一、守静、保精、和气等对中医心理学产生了深远影响。从《老子》提出的"长生久视之道"到《庄子》的《养生主》、从《吕氏春秋》到《淮南子》再到嵇康的《养生论》都可见养生之道。

《道德经》第十章在论及修身时云："载营魄抱一，能无离乎？专气致柔，能如婴儿乎？涤除玄鉴，能无疵乎？"虽然无论在形体还是在精神都很难完全一致，但通过意念锻炼，则可达到精、气、神三者的统一，与自然的统一，实现内心的宁静和轻松，舒缓心态。英国学者李约瑟曾指明："中国人的特性很多，许多地方都来自道家的传统。中国如果没有道家，就像树木没有根一样。"

《吕氏春秋》以道家思想为原则，汲取诸子百家之长，兼容并蓄，构建了包括自然、社会、人生等在内的庞大的理论体系，里面充满了心理学思想。"百病皆生于气"，提示疾病与情绪之间存在密切关系。其提倡节欲、适欲的情欲心理。《吕氏春秋·观表》云："事随心，心随欲。欲无度者，其心无度；心无度者，则其所为不可知矣。"又云："生也者，其身固静，或而后知，或使之也。遂而不返，制乎嗜欲，制乎嗜欲无穷，则必失其天矣。"这些观点论证了嗜欲无度对人的行为的负面作用，指出毫无止境地追求外物，必然导致人的行为失去理智控制。《吕氏春秋·至忠》记载了古代名医文挚采用中医情志治病的"怒胜思"原则治愈疾病的案例，是典型的心理疗法范例。"齐王疾痏，使人之宋迎文挚，文挚至，视王之疾，谓太子曰：'王之疾必可已也。虽然，王之疾已，则必杀挚也。'太子曰：'何故？'文挚对曰：'非怒王则疾不可治，怒王则挚必死。'太子顿首强请曰：'苟已王之疾，臣与臣之母以死争之于王。王必幸臣与臣之母，愿先生之勿患也。'文挚曰：'诺。请以死为王。'与太子期，而将往不当者三，齐王固已怒矣。文挚至，不解屦登床，履王衣，问王之疾，王怒而不与言。文挚因出辞以重怒王，王叱而起，疾乃遂已。王大怒不说，将生烹文挚。"

《尚书》《左传》《国语》是我国三部最古老的文献，是中医心理学的起源，所论述的内容包括五行观念、病理心理、情绪情感、心理测验、人性论等，涉及中医心理学的许多领域。

《尚书·皋陶谟》提出"九德"，指贤人应具备九种优良品格，即宽而栗，柔而立，愿而恭，乱而敬，扰而毅，直而温，简而廉，刚而塞，强而义。"宽而栗"，即宽宏大量，严肃敬谨。"柔而立"，即性格温柔，且坚持主见。"愿而恭"，即行为谦逊，庄重自尊。"乱而敬"，即有才干，谨慎认真。"扰而毅"，即柔顺虚心，刚毅果断。"直而温"，即正直不阿，态度温和。"简而廉"，即大处着眼，小处着手。"刚而塞"，即性格刚正，不鲁莽从事。"强而义"，即坚强勇敢，诚实善良。

《左传》是一部编年体史书，详细记录了春秋时期的历史事实，内容涉及情感、病理、病机、心理卫生等诸多医学心理学问题，是探索中国心理学起源不可忽视的重要文献。《左传·昭公二十五年》云："民有好、恶、喜、怒、哀、乐，生于六气。是故审则宜类，以制六志。哀有哭泣，乐有歌舞，喜有施舍，怒有战斗。喜生于好，怒生于恶……生好物也，喜恶物也。好物乐也，恶物哀也。哀乐不失，乃能协于天地之性，是以长久。"此"六情"学说对情绪和情感的基本形式进行了分类，描述了情感的外部表现及受到外物的影响，表明对情志致病的重视。《左传·昭公元年》云："于是乎节宣其气，勿使有所壅闭湫底，以露其体。兹心不爽，而昏乱百度。"指出生理状态能影响个体的心理状态。《左传·昭公二十年》云："清浊、大小、短长、疾徐、哀乐、刚柔、迟速、高下、出入、周疏，以相济也，君子听之，以平其心，心平德和。"论述了和谐、协调、"劳逸更迭"对保持心身健康的益处。

《国语》对心理学的贡献在于将身体缺陷者分为"蓬蒢、戚施、僬侥、侏儒、蒙瞍、嚚瘖、聋聩、童昏"八疾，提出生理缺陷会影响心理活动，为此要因势利导，人尽其才，根据人的心身特点采用适宜的方法。

孔子的儒家思想与道家的无为不同，其以修身、齐家、治国、平天下为最高追求境界，主张和谐中正，崇尚完美人格，重视人与社会的关系，强调仁义道德。

荀子是我国第一个系统研究人的心理活动的思想家。他指出："若夫目好色，耳好声，口好味，心好利，骨体肤理好愉佚，是皆生于人之情性者也。"其对人性的描述与现代心理学的认识十分相似。

佛教自一世纪传入我国后，与本土的儒、道结合，在六祖慧能时期形成了中国化、大众化的佛教，成为中国传统文化的重要组成部分。佛教带来了印度的医学知识，丰富了中医学的内容，其治心养心，即从知识彻悟的角度教会人保持心的宁静，对中医心理养生有着重要的影响。

(二)《五十二病方》有关心理学的论述

《五十二病方》是我国迄今为止发现的最古老的医学方书，一般认为是秦汉之间的抄本，保存了远古时期流传的若干医方，全书收录 283 方，用药 247 种，是一部完整的方书，反映了古代劳动人民所积累的宝贵的医疗经验。

《五十二病方》记有"癫疾"和各种痫（根据发病时所呈现的体位姿态与某种动物相似而命名为人病马不痫、人病□不痫、人病羊不痫、人病蛇不痫）。魃与儿童的精神失常似乎存在一定的关系。虽然不少方后注有"尝试""已验""令"等字样，表明已经过医疗实践检验，大部分医方采用药物、灸法、按摩、药熏或者外科手术等方法治疗，但依然有较浓的巫术文化色彩。全书共有"祝由"方 32 个（因各疗法相互结合，难以明确区分，故"祝由"方的数目存在争议），另有 6 个与之相关，在全部 283 方中占有较高比例。《五十二病方》中"祝由"主要用于急症、难症、方药疗效不佳的病证（外伤大出血、严重烧伤、蛊毒所伤等），迁延不愈的病证（腋臭、阴囊肿大等）、神志性病证（魅证、癫证，以及因蛇蝎所伤及具有神昏、抽搐、惊厥表现的其他病证）。《五十二病方》的成书时间正处在中医学从巫医结合到医学独立的时期，药物治疗已经占据主导地位，科学治疗方法丰富，但尚未完全摆脱巫术文化的影响。

(三)《黄帝内经》中有关中医心理学的论述

《黄帝内经》集先秦医学之大成，承两汉医家之心传，是我国现存最早的经典医著，记载了医学、生物学、心理学、哲学等多个学科的内容，在中国医学史上具有划时代的意义，在整体观、矛盾观、经络学、藏象学、病因病机学、养生和预防医学，以及诊断、治疗原则等方面均具有深远影响，是中医学理论体系初步形成的标志，是我国药学发展的理论基础和源泉，为中医学的长盛不衰奠定了基础。

中医心理学是《黄帝内经》的重要组成部分，《黄帝内经》提出的五脏情志论、人格体质论、阴阳睡眠论等奠定了中医心理学的理论基础，对心理养生、心理治疗等的阐述，通过"司外揣内"、见微知著、知常达变，以及整体察病、四诊合参了解人的个性特征、精神心理活动和躯体异常反应等的诊断方法，标志着中医心理学初步形成。其中，不乏现代心理学思想。

据统计，《黄帝内经》以心理学、医学心理学相关内容命名者达 32 篇，占全书的 19.8%。其中，涉及心理学思想的条文占到 79.6%。《黄帝内经》开篇的第一句话、第一个观点（"生而神灵"）即反映了典型的心理学思想。美国著名心理学家苏姗·诺伦·霍克西玛（Susan Nolen Hoeksema）认为，《黄帝内经》是世界上第一部变态心理学著作。

与《五十二病方》所不同的是，《黄帝内经》明确地否定了鬼神学说，指出"拘于鬼神者，不可与言至德"（《素问·五脏别论》）。虽然承认"古之治病，唯其移精变气，可祝由而已"（《素问·移精变气论》），但并非主张以"祝由"的方法进行治疗。《素问·移精变气论》云："当今之世不然，忧患缘其内，苦形伤其外，又失四时之从，逆寒暑之宜……所以小病必甚，大病必死，故祝由不能已也。"指出随着时代的变迁，以及外部环境、居住条件和精神状态等方面的变化，"祝由"已不能发挥其治疗作用。

全书关于"神"的论述有 150 多处，但并非指宗教鬼神或主宰世界万物的精神实体，而是泛指大自然的普遍规律、自然界的变化及其奥妙神奇的作用，或者为人体生活的总称。《素问·阴阳应象大论》云："阴阳者，天地之道也，万物之纲纪，变化之父母，生杀之本始，神明之府也。"其将阴阳视为宇宙间的一般规律和万物的纲纪，事物变化的起源和生长毁灭的根本，彻底否认了鬼神的作用，明确了生物生理因素、自然环境因素、社会因素是精神疾病的主要原因，而非鬼神。

《黄帝内经》在丰富的事实依据的基础上，结合医学心理学实践，对癫狂、睡眠障碍、健忘等各类精神疾病的临床表现、病因病机、治疗法则进行了深入探索，总结出精辟的心理学理论规律。

1. 西方心理学将人的心理过程和认知过程分为知觉、记忆、思维、想象、意志等，与此相对应，《黄帝内经》认为，"两精相搏谓之神，随神往来者谓之魂，并精而出入者谓之魄，所以任物者谓之心，心有所忆谓之意，意之所存谓之志，因志而存变谓之思，因思而远慕谓之虑，因虑而处物谓之智。"（《灵枢·本神》）将人各种不同的意识和精神状态分为神、魂、魄、意、志、思、虑、智等具体内容。根据人体的体形、禀性、态度以及适应能力等方面特征，将人分为"木形之人""火形之人""土形之人""金形之人""水形之人"，再与五色、五音相配属，形成 25 种类型的人，正如《灵枢·阴阳二十五人》所云："先立五形金木水火土，别其五色，异其五形之人，而二十五人具矣。"《灵枢·通天》根据人的体质特点，将人分为"太阴之人""少阴之人""太阳之人""少阳之人"和"阴阳平和之人"。

《黄帝内经》对脑的解剖、功能及病变认识深刻，论述了心理活动与五脏的关系，将五脏所藏之精气定义为心理活动的物质基础，将生理功能与心理现象联系起来。《素问·宣明五气》云:"心藏神,肺藏魄,肝藏魂,脾藏意,肾藏志,是谓五脏所藏。"对于心与脑的关系,一方面论述了"心者,君主之官也,神明出焉"(《素问·灵兰秘典论》),强调"心"是君主之官,主宰全身,是生命活动的中心;另一方面,指出"头者精明之府",若见头部低垂,则精神将要衰败,强调了脑的作用。指出心和脑共同对个体的心理状态产生影响。

2.《黄帝内经》深入论述了情志因素与疾病的关系,强调正常的心理活动状态和精神状态对保持健康的益处,剧烈或者长期的精神疾病会对躯体造成损伤。《素问·阴阳应象大论》云:"故喜怒伤气,寒暑伤形。暴怒伤阴,厥气上行,满脉去形。"《儒林外史》记载了范进中举一事。范进因多年科举不第,受到丈人以及周围人讥讽。因没有盘缠参加科考,被丈人嘲笑"癞蛤蟆想吃天鹅肉"。当结果出乎意料,范进得知高中举人后便欣喜若狂,"往后一跤跌倒,牙关咬紧,不省人事",醒来后便"欢喜疯了"。这个故事形象地说明了情志对躯体的影响。所以保持良好的精神状态,可以有效防止病邪的侵害。一旦患病,可以采取"情志相胜"的治疗方法。

3.《黄帝内经》对癫狂、睡眠障碍等精神疾病的病因、病机、诊断和治疗等均进行了系统阐述。《素问·宣明五气论》指出,"重阳者狂,重阴者癫",从阴阳失调的角度解释了癫狂的发病原因,并提出采用针刺的方法加以治疗。《灵枢·大惑论》云:"卫气不得入于阴,常留于阳。留于阳则阳气满,阳气满则阳跷盛,不得入于阴则阴气虚,故目不瞑矣。"将睡眠障碍分为不寐与嗜睡。对于精神疾病的治疗,记载了针灸等治疗方法,以及移精变气、宁神静志、暗示、情志相胜等心理治疗方法。

【知识链接】

《儒门事亲》喜胜忧案例

息城司侯,闻父死于贼,乃大悲哭之。罢,便觉心痛,日增不已,月余成块状,若覆杯,大痛不住。药皆无功,议用燔针炷艾,患者恶之,乃求于戴人。戴人至,适巫者在其傍,乃学巫者,杂以狂言,以谑病者。至是大笑不忍,回面向壁。一二日,心下结块皆散。戴人曰:《黄帝内经》言忧则气结,喜则百脉舒和。又云喜胜悲,《黄帝内经》自有此法治之,不知何用针灸哉! 适足增其痛耳。

此病例中,息城司侯因听闻父亲"死于贼"而悲伤大哭,后感觉"心痛",日积月累,胸部形成了一个"若覆杯"的硬块,极为疼痛,很多药物治疗都没有效果,故请来张从正诊治。张从正先是模仿巫医的滑稽动作,同时说一些逗笑的话,引得患者大笑难忍,几天之后,患者胸部的硬块便消散了。

总之,《黄帝内经》蕴涵着丰富的心理学思想,初步确立了心理治疗的基本原则和方法,为中医心理学的发展提供了理论支撑。直至今日,辨证论治、注重医患关系、重视自然环境与遗传等因素的作用,以及诸多心理治疗方法仍在心理治疗方面发挥着重要作用。

（四）《伤寒杂病论》有关中医心理学的论述

东汉以前，中医学的理论体系逐渐完善，病因病机、脏腑经络、方剂配伍、脉法诊断、药物功效等内容完备，且名医辈出，治疗方面也达到较高水平。张仲景在总结前人的医学成就的基础上，结合临床实践，著成我国第一部融理法方药于一体的辨证论治的专书——《伤寒杂病论》。

《伤寒杂病论》后经林亿等人整理校定为现存的《伤寒论》和《金匮要略》。其适用于临床各科，至今仍有效地指导着临床实践。书中除外感病、杂病等，不乏情志病的内容，其中蕴含了丰富的中医心理学思想。

1. 张仲景提倡心身调养的治疗思想，以异常心理现象为依据进行辨证，进而遣方用药

《伤寒论》中有 121 处使用"烦""大烦""心烦""烦躁""烦乱""心中烦""烦惊""烦不解""烦躁欲死"等词语来辨别疾病的轻重缓急及预后转归等情况。如"微数之脉，慎不可灸，因火为邪，则为烦逆，追虚逐实，血散脉中，火气虽微，内攻有力，焦骨伤筋，血难复也"，因病情诊断有误，津液虚有热而用灸法，使内热加重，导致烦躁；"昼日烦躁，不得眠，夜而安静"，以"烦"的发作时间判断疾病的病因病机；"欲自解者，必当先烦，烦乃有汗而解，何以知之？脉浮，故知汗出解"。这里的"烦"表示好转，需等待汗出以驱除邪气。此外，"狂""谵语"以及"喜""嗜""欲"等有关情绪的词语也常常用来描述躯体疾病所致的精神异常，或者判定病势，制定处理方案。

2. 张仲景将精神和情志的异常变化作为诊断和辨证的重要依据

《金匮要略·奔豚气病脉证治》云："病有奔豚，有吐脓，有惊怖，有火邪，此四部病，皆从惊发得之。师曰：奔豚病，从少腹起，上冲咽喉，发作欲死，复还止，皆从惊恐得之。"患者自觉有气从下腹部向上冲到咽喉，并伴随濒死感，痛苦异常，发作后又恢复正常。这与神经官能症的症状相似，并明确指出"惊恐"是本病的重要病因。

该书对某些类似心因性精神障碍、焦虑症、神经衰弱、癔证等也有所描述。如："百合病者，百脉一宗，悉致其病也。意欲食复不能食，常默默，欲卧不能卧，欲行不能行，饮食或有美时，或有不用闻食臭时……如有神灵者，身形如和，其脉微数。"百合病表现为进食困难，精神萎靡不振，寡言少语，入睡困难，精力缺乏，外表无显著病态，往往辨证困难，容易误治，症状变化无常，仿若神灵作祟，而且"诸药不能治，得药则剧吐"。

3. 张仲景针对常见心理精神疾病创立的有效方剂至今仍对临床有指导意义

"少阴病，得之二三日以上，心中烦，不得卧，黄连阿胶汤主之"。因为肾阴不足，心火亢盛而导致的心中烦而不得卧，可采用黄连阿胶汤治疗。"妇人脏躁，喜悲伤欲哭，象如神灵所作，数欠伸，甘麦大枣汤主之"。对于无故悲伤，或哭笑无常，如同神灵所为，又频频打呵欠、伸懒腰的脏躁患者，可采用甘麦大枣汤治疗。

总之，《伤寒杂病论》中有诸多心理现象的描述，将心理因素作为主要病因，重视心因辨证，提出了一系列行之有效的治疗心身疾病的理法方药，对中医心理学的形成和发展具有重要的意义。

三、中医心理学的发展时期（晋朝至元朝）

（一）西晋时期

西晋结束了东汉、三国的战乱，实现了短暂的大一统，但仅立朝 37 年便灭亡。北方重新陷入战乱，经过隋朝，直至唐朝才实现了国家的统一安定，经济、文化、思想大发展。伴随中医学的发展，中医心理学得到进一步发展。

（二）隋朝

隋朝医学家巢元方著有《诸病源候论》，重视"体虚""心气虚"等体质因素和"惊恐忧思"等情志因素对心神疾病的作用，详细描述了躁狂、抑郁、精神分裂症等临床表现。如"凡邪气鬼物所为病也，其状不同。或言语错谬，或啼哭惊走，或癫狂昏乱，或喜怒悲笑，或大怖惧如人来逐，或歌谣咏啸，或不肯语"，与现代精神病学对精神分裂症的描述相一致。其对躁狂症状的描述为："气并于阳则为狂发，或欲走，或自高贤称神圣是也。"巢元方还将精神发育迟滞的病因分为先天和后天，指出"人有禀性阴阳不和，而心神惛塞者"，亦"有因病而精采暗钝"的后天因素。

（三）唐代

唐代药王孙思邈所著的《备急千金要方》和《千金翼方》是我国古代的医学百科全书，影响深远。他在儒、释、道关于"心身"和修身养性等论述的基础上，对发展心理学、病理心理学、治疗心理学、养生心理学等有关中医心理学的思想进行了论述，是我国古代心理学思想体系的重要组成部分。

在发展心理学方面，孙思邈强调胎教的重要性，认为孕妇应"调心神，和情性，节嗜欲，庶事清净"，以便"生子皆良，长寿忠孝，仁义聪慧，无疾"。他提出幼儿教育要符合身心发展规律，循序渐进。"十岁以下，依礼小学，而不得苦精功程，必令儿失心惊惧。及不得苦行杖罚，亦令儿得癫痫，此事大可伤恒；但不得大散大漫，令其志荡；亦不得称赞聪明，尤不得诽毁小儿"。

在病理心理学方面，孙思邈认为，临床诊治时必须考虑患者的精神心理因素，把"七气""七伤""五劳""六绝"列为致病原因，并论述了临床征象。

孙思邈还认为，心理因素致病的病理机制主要包括心理失常引起的机体不适和机体病变引起的心理失常。孙思邈重视社会因素和心理因素在疾病发生中的作用，提出"上医医国，中医医人，下医医病"，符合生物－心理－社会医学模式的要求。对于身心疾病的治疗，除采用心理疏导外，提出可综合运用针灸、药物、导引之法。

孙思邈十分重视养生，提出"善养性者则治未病之病"，强调养生须静心，"善摄生者，常少思、少念、少欲、少事、少语、少笑、少愁、少乐、少喜、少怒、少好、少恶行"。

（四）宋金元时期

南宋陈无择的《三因极一病证方论》提出著名的"三因论"，将各种致病因素归结为内因、外因、不内外因，其中内因即"七情者，喜、怒、忧、思、悲、恐、惊是也"，提出七情的概念和理论。

金元时期，涌现出了以刘完素、李东垣、朱丹溪、张从正等"金元四大家"为代表的一大批中医名家，中医心理学也发展到了较高水平。

"金元四大家"中的刘完素倡导"火热论"，将《黄帝内经》火热病机十九条扩展到五十七条，提出"五志过极皆为热甚"，认为"五脏之志者，怒、喜、悲、思、恐也……若五志过度则劳，劳则伤本脏，凡五志所伤皆热也"。在治疗上，重视清心泻火，创制了防风通圣散、双解散。刘完素十分重视七情六欲与疾病的联系，指出"所谓阳动阴静，故形神劳则躁不宁，静则清平也，是故上善若水，下愚若火"，提出要注重调理情欲。

"养阴派"的代表人物朱丹溪在《黄帝内经》《伤寒杂病论》"水、火、痰"三郁的基础上提出了"气郁、湿郁、痰郁、火郁、血郁、食郁"的"六郁"学说，创制越鞠丸，以解诸郁。朱丹溪认为，"人受天地之气以生，天之阳气为气，地之阴气为血。故气常有余，血常不足"（《格致余论》）。青壮年时期阴精相对充盛，但受诸多外界因素的影响，老年人阴常不足，故应"收心养心""恬淡虚无"，要节制房事，晚婚，注意情绪调节，节制思虑。

被誉为"补土派"鼻祖的李东垣提出了"内伤脾胃，百病由生"的论点，认为疾病的发生多因脾胃损伤，其中情志是主要因素。他在《脾胃论·安养心神调治脾胃论》中云："因喜、怒、忧、恐，损耗元气，资助心火，火与元气不两立，火胜则乘其土，此所以病也。"情志是"饮食失节""寒温不适"等因素损伤脾胃的前提。此外，李东垣还注重养生摄神，将"摄养""远欲""省言箴"三篇作为《脾胃论》的结语，注重精、气、神在人体的主导作用。

"攻下派"的代表人物张从正善用汗、吐、下三法，认为心理因素是使用该"三法"的关键。他提出采用以情胜情的方法治疗情志疾病，即"悲可以治怒，以怆恻苦楚之言感之；喜可以治悲，以谑浪亵狎之言娱之；恐可以治喜，以恐惧死亡之言怖之；怒可以治思，以污辱欺罔之言触之；思可以治恐，以虑彼志此之言夺之"（《儒门事亲》）。他强调社会和经济地位的不同，心理状态对疾病的影响也不同。"贫家之子，不得纵其欲，虽不如意而不敢怒，怒少则肝病少。富家之子，得纵其欲，稍不如意则怒多，怒多则肝病多矣。"张从正在临床实践中，重视并且善于运用心理疗法，《儒门事亲》一书中记载了10例心理治疗的案例，为后世留下了宝贵经验。

总之，晋至隋唐时期以及宋金元时期是中医心理学思想活跃、全面发展的时期，相关论述不可胜数。例如，陈无择提出的著名的"三因论"，将"喜、怒、忧、思、悲、恐、惊"归为致病内因，创立了七气汤、菖蒲益智丸等方剂；《太平圣惠方》（王怀隐）、《太平惠民和剂局方》（陈师文）、《小儿卫生总微论方》等均有关于心身疾病的特点和治疗的方剂。

四、中医心理学的持续发展时期（明清时期）

明清是中国最后两个大一统的朝代，明代经济发达，尤其是明末清初，出现了资本主义萌芽。由于清中后期政治僵化，君主专制达到顶峰，文化节制，闭关锁国，科技创新缓慢，中国开始逐步滞后于世界。但这一时期中医学并未停滞不前，清末战乱不断、瘟疫爆发，在客观上对中医学提出了更高的要求。西医的传入虽对中医学造成冲击，但也起到了积极的推动作用，医学的发展也必然影响中医心理学的进步。

明清时期中医心理学发展的一个特点是出现了较大型的医案类编。江瓘编纂的《名医类案》详细地记录了患者及家属的言语、认知、行为，以及急于求成的焦虑、否认、猜疑和偏见心理，如"至十余贴，稍定，患者嫌迟，更医服三拗汤，犹以为迟，益以五拗汤，危矣"。"未信者，忠言难行；善疑者，深言则忌"。医生要善于从患者的语言、表情、情绪当中觉察其担心、急躁、无助等心理状态，以更好地医治疾病。

张景岳的心理治疗方法娴熟，重视祝由之术，指出"今之人，既不知祝由之法，自有一种当用之处"，在药物作用不明显时"非祝由不可"，但反对单纯借"祝由"之名，行念咒、画符等迷信活动，而是在药石治疗的基础上，辅助以积极的心理暗示。对郁证的治疗，强调恼怒、思虑、悲忧等精神因素的作用，治疗时需发挥心理治疗作用。"然以情病者，非情不解，其在女子必得愿遂而后可释，或以怒胜思亦可暂解；其在男子，使非有能屈能伸，达观上智者，终不易邪也"。除此之外，开导患者，解除疑惑，帮助患者分析心理因素在疾病中的作用，并配合药物治疗，类似于心理学的"解释"技术。

傅青主在《傅青主女科》对妇女的心身特点进行了详细描述，甚至病证条目直接冠以心理病因，如"嫉妒不孕""大怒小产""产后郁结乳汁不通"等。

陈士铎同样重视疾病治疗应解除心理困惑。"因病症之意而用之奈何？如人见弓蛇之类于怀内，必解其疑；见鬼祟于庭边，必破其惑是也"（《石室秘录》），并且提出了诸如"意治法""神治法""逸治法"等心理治疗方法。

清代温病学派兴起，将心理因素作为温病辨证的重要参考依据。"温病四大家"之一的吴鞠通，采用三焦辨证，治疗中采用暗示治疗、行为治疗等方法。例如，郭氏医案载："先是郭氏丧夫于二百里外其祖墓之侧，郭携子奔丧，饥不欲食，寒不欲衣，悲痛太过……回家后席地而卧，哭泣不休，食少衣薄，致成单腹胀。"吴鞠通问明因丈夫之死，且遗留二子是郭氏"痛心疾首"的原因，故开解到："汝何不明之甚也……汝子之父已死，汝子已失其荫，汝再死，汝子岂不更无所赖乎？汝之死，汝之病，不惟无益于夫，而反重害其子。害其子，不惟无益于子，而且大失夫心。汝此刻欲尽妇人之道，必体亡夫之心，尽教子之职，汝必不可死也。不可死，且不可病；不可病，必得开怀畅遂而后可愈。"

叶天士的卫气营血辨证中将"心神不安，夜甚无寐，或斑点隐隐，即撤去气药"作为温邪由气分深入营分的标志。

除此之外，明清时期李时珍、吴仪洛、赵学敏、卢复等人的中药学专著中，对心身疾病的治疗方药也作出了巨大贡献。

总之，心理与医学有着密不可分的关系，在疾病发生、发展、转归和治疗的各个阶段，心理因素均为重要的致病因素和治疗手段。蕴藏于中国古代医学、哲学、文学艺术等领域的心理学思想，促进了中医心理学理论体系的形成，为中医心理学的形成与发展奠定了良好基础。

第二节　中医心理学的形成与发展

心理现象是人类生命活动的重要表现形式，对一个人的健康具有重要作用。中医心理学的有关论述散见于《黄帝内经》《金匮要略》《儒门事亲》等中医古籍或哲学、文学等著作当中，内容丰富繁杂，缺乏系统性，多为某一个案的治疗心得，或是对情志疾病病因、病机的探讨，尚未从中医学中分离而成为独立的学科。

一、中医心理学的形成

（一）中医心理学形成的条件

所谓学科是在人类实践活动的基础上，对经验积累、总结，以及归纳、理解、抽象而形成的具有某些共同特征但又相对独立的知识体系，且始终处于动态发展与演变的过程中。无论是自然界还是人类社会都具有整体性、关联性。某一学科虽具有相对的独立性，但不同学科之间则彼此联系，互为支撑，且在应用过程中会根据实际需要不断产生新的边缘学科、交叉学科。

中医心理学作为一门新兴学科，具有自然科学和社会科学的交叉属性，在四诊辨证、情志疾病诊治、因人制宜、"四气调神"、"意疗"咨询等方面均具有自然科学的特点；在阴阳思维、辨证领悟、诊治心法、"八正神明"、"大医精诚"等方面具有浓厚的社会科学属性。一门新兴学科或交叉学科的形成必然有特殊的社会需求，中医心理学概莫能外。

1. 中医心理学的产生符合生物－心理－社会医学模式的要求

1977 年，美国纽约州罗彻斯特大学精神和内科学教授恩格尔（Engel）在 Science 杂志上发表《需要新的医学模式：对生物医学的挑战》一文，提出生物－心理－社会新的医学模式应取代传统的生物医学模式，单纯的药物治疗或者手术治疗存在着局限性，应改变只关注生物化学因素在疾病发生中的作用，重视心理因素、社会因素的作用。医学模式的转变与科学技术和哲学思想的整体水平相适应，并非一成不变。当既有的医学模式对当前不断产生的新课题、新问题无法提供合理的解释和解决方式时，应考虑新的更富有生命力的新模式。

中医学的整体观念和辨证论治与现代医学模式相吻合，中医学不是把患者当成一个生物体，而是把患者当成一个社会人，完整、活体、动态地看待具有情感思维的人及其疾病的反应状态。正如日本相见三郎所言：中医学的最根本特点是身心一元论，假如在整体观念中，将"形神一体"抽去，则整体观念不复存在；在辨证论治、因人制宜中，如果忽视个体身心特点、患者的情绪状态、环境因素对情绪的影响等则必有重大缺陷。"上知天文，下知地理，中知人事"乃中医追求的崇高境界。《黄帝内经》是世界上完整的身心医学典籍。中医心理学不仅体现了与时俱进的创新科学意识，而且综合考虑生物、心理及社会因素，符合现代医学发展的趋势。

2. 中医学和心理学的发展是中医心理学形成的理论基础

中医心理学是运用中医理论，结合心理学分析研究心理活动规律，并以此指导临床实际的一门新兴学科。中医心理学基于中医学"天人合一"和形神合一的认识论，逐渐形成其理论体系。长期以来，中医在临床实践中或多或少，或自觉或不自觉地运用心理知识诊断和治疗疾病，留有大量有效的心神疾病治疗医案，为中医心理学的建立奠定了基础。

1879 年，心理学作为一门独立学科得以建立，最初的研究多局限于实验室。两次世界大战后，越来越多的心理学工作者将目光聚焦于社会需求，转为应用。20 世纪初，西方心理学传入中国，中国第一批心理学留学生回国，唐钺、张耀翔等人分别在北京大学、南京高等师范学校开设心理学课程，创办《心理》杂志，翻译专业书籍，心理学研究开始中国展开。新中国成立后，心理学步入快速发展时期，受"文革"影响，心理学曾一度被定义为"伪科学"，直至改革开放才获得重生。

3. 社会对身心健康的需求促进了中医心理学的发展

我国正处于社会加速转型时期，经济发展迅速，生活节奏明显加快，心理应激因素日益增加，社会矛盾错综复杂，导致心理危机恶性事件与重大心身疾病呈逐年上升趋势，精神卫生已成为中国重大公共卫生问题。据世界卫生组织 2010 年的统计，当前全球罹患精神疾病的人数在 4.5 亿以上，还有更多的人存在程度不同的精神心理问题。目前，我国的精神疾病患者约 1600 万人，还有约 600 万癫痫患者。据世界卫生组织推算，中国神经精神疾病负担到 2020 年将上升至疾病总负担的 1/4。兴起于 20 世纪初的身心医学强调，心理因素在人类健康和疾病方面的重要影响，心理应激、人格特质、生活事件、行为习惯等能够影响疾病的发生、转化与治疗，这与中医学的观点不谋而合，也凸显了中医心理学的优势所在。中医体质学说、心身并治理论、"天人合一"说、情志学说，以及"治未病"思想在维护人类健康、防治疾病等方面有着得天独厚的优势。社会对健康的迫切需要，促使中医心理学思想系统化、科学化、学科化，最终从中医学中分离出来，成为独立的学科。

总之，中医心理学学科是建立在中医学、心理学两大学科发展的基础上，受到生物 – 心理 – 社会医学模式的影响，在广泛社会需求之下产生。学科的交叉融合、新学科的分化创立是科学进步的重要标志，反过来中医心理学的发展也为中医学和心理学本土化的发展开拓了新的领域，在推动心理学本土化进程方面作出了巨大贡献。

（二）中医心理学形成的过程

中医心理学在长期发展过程中，虽然有着较为丰富的理论和临床经验，但始终是中医学的一部分，直到 1980 年王米渠教授在《成都中医学院学报》上发表《中医心理学说初探》一文，才首次使用"中医心理学"这一概念，从中医对心理学基本问题的认识、中医对病理心理的认识、中医对心理诊断的认识，以及中医对心理治疗和心理卫生的认识四个方面进行了论述，初步形成了中医心理学的研究框架。1982 年，施毅和陈少强在《福建中医药》杂志上发表了《中医心理学的开创与探讨》，围绕中医心理学的基本理论、心理活动的本质、心理现象与客观现实的关系、心理与生理的关系、情志活动及其生理基础、中医心理学在临床实践中的应用，以及中医心理学的概念、任务、学科性质进行了初步界定。随后《中医心理咨询思想初探》《试论中医"心理整体观"的系统结构》等系列论文的发表，进一步丰富了中医心理学的内容。

王米渠在《中医心理学的发展历程与前景》一文中指出，中医心理学的诞生包括 10 项重要成果。① 1985 年第一本《中医心理学》专著问世。②薛崇成教授的"五态性格测量"为我国原创的第一个人格心理学量表。③成功举办全国第一个"中医心理学演讲班"。④王升龙的《中医心理学史概论》、王米渠的《中医心理学纲领》、叶锦先的《中医心理学讲座》等一批学术研究成果相继问世。⑤初步形成中医心理学研究成果，如王效道、黄成惠、杜文东等的《〈内经〉心理思想研究》（1985 年），王米渠的《〈灵枢〉心理学思想集注》，王米渠、曹勤的《中医心理学有关论文索引》。⑥ 1985 年，中医心理学选修课率先在成都中医学院研究生班开课。⑦由王米渠、王克勤、朱文峰等主编的高等中医院校试用教材《中医心理学》面世。⑧ 1985 年福建中医学院（现福建中医药大学）建立了第一个中医心理学研究室，并在《福建中医杂志》开辟了"中医心理学"专栏。⑨《中医心理学论丛》成功创办。⑩ 1985 年 12 月 1～4 日成都中医学院召开"首届全国中医心理学学术研讨会"，来自 19 个省市自治区的 182 名代表出席会议，会议宣布中医心理学学科正式成立。

此后，各地纷纷成立地方性学术团体，如福建中医心理学会（1986 年）、黑龙江中医心理学会（1987 年）、广东中医心理学组（1988 年）、广西中医心理学会（1988 年）。2006 年，世界中医药学会联合会在北京召开了"中医心理学专业委员会成立大会暨国际中医心理学学术会议"，将中医心理学事业推向了一个新的高潮。

二、中医心理学的发展

中医心理学是一门极具发展前途的新兴学科，具有多学科交叉的优势，既不同于传统的中医情志学说，也不同于现代的医学心理学，并有异于我国古代的中医心理学。

中医心理学经过 30 多年的发展，已建立了比较完备的学科体系，在阴阳整体论、水火五行论、心主神明论、藏象五志说等基础上，形成了阴阳人格体质学说、阴阳身心发展学说、阴阳睡眠学说、阴阳思维说、七情学说、心理辨证、四诊心法、中医心理治疗等。与此同时，出版了一批专著。如王米渠主编的《图解中医心理学》《现代中医心理学》《中医心理学纲要》《中医心理学》，董湘玉主编的《中医心理学》《中医心理治疗病例图解》《中医心理学基础》，何裕民主编的《中医心理学临床研究》，张伯华主编的《中医心理学》王福顺、傅文青等主编的《中医情绪心理学》等。这些专著的出版极大地促进了中医心理学的发展。

自 2001 年起，各中医药院校相继开设了心理学本科专业或研究生教育。目前，已有 19 所中医药院校开设了心理学本科专业，13 所招收中医心理学、中西医结合心理学、精神卫生学、医学心理学等硕士研究生，广州、南京和湖南中医药大学还招收博士研究生。南京中医药大学于 2009 年成立了心理学院，招收心理学本科、硕士及神经心理学方向的博士研究生。

中医心理学的影响也扩展到海外。1985 ～ 2006 年，中医心理学共召开 11 次学术会议，其中三届为国际性的，除在中国大陆、香港、台湾外，已影响到美国、日本、新加坡、德国、马来西亚等国。

中医心理学虽然取得了长足进步，但学科体系尚不够完善，从事中医心理学研究的高层次人才相对缺乏，有指导意义的重大课题和研究成果欠缺，中医心理学发展任重而道远。

【本章小结】

中医心理学作为中医学与心理学的交叉学科，具有自然科学与社会科学的双重属性。中医心理学是以中医理论为主导，在医疗与保健活动中研究情志心理因素与疾病或健康之间的关系，并用于指导实践的科学体系。中医心理学与中国传统文化和思维观念联系紧密，内容丰富，远古至春秋时期的祝由术，战国至汉时诸子百家的"九德"和"六情说"等，《黄帝内经》《伤寒杂病论》关于癫狂、睡眠障碍、健忘等精神疾病的临床表现及心身调理，晋至元时期的《诸病源候论》《备急千金要方》等对心神疾病分门别类的记载，明清时《类经》对心主神明、祝由及巫医等的剖析均促使中医心理学成为一门独立学科，并得以迅速发展。

【思考练习题】

1. 简述《黄帝内经》有关中医心理学的论述。
2. 简述中医心理学产生的背景。
3. 简述中医心理学形成和发展的过程。

第三章 中医心理学理论 ▷▷▷

【学习目标】

1. 掌握形神合一论、心主神明论、心神感知论、五脏神志论和人格体质论的概念和主要内容。

2. 熟悉中医对心理过程的认识。

3. 了解阴阳睡梦论的理论基础及中医对梦与疾病关系的认识。

【案例导引】

华佗治郡守案

《三国志·华佗传》记载："一郡守病，佗以为其人盛怒则差，乃多受其货而不加治，无何弃去，留书骂之。郡守果大怒，令人追捉杀佗。郡守子知之，属使勿逐。守嗔恚既甚，吐黑血数升而愈。"

一名郡守患病，华佗认为，令患者愤怒就能治好病。于是多次接受患者的礼物却不予医治，而且没过多久便离开了，并留下书信辱骂患者。郡守大怒，命人追杀华佗。郡守的儿子得知后，嘱使者不要追赶。这下郡守气得更厉害了，随即吐黑血数升，没想到疾病竟痊愈了。

思考：如何看待华佗的治疗？该案例体现了中医心理学的哪个理论？

19 世纪中后期心理学作为一门独立学科从哲学中分离。此前，中医学中并无"心理学"一词。随着社会的进步和各个学科的发展，学科间的相互交叉成为必然。从心理学的分立到医学心理学的兴起，再到 20 世纪 80 年代中医心理学概念的提出，无不体现了学科间的这一特点。

20 世纪 90 年代，我国成立了中医心理学专业委员会。中医心理学作为一门学科的出现，不过短短几十年，但相关心理学思想却一直普遍存在于中医学之中。中医涉及心理学的内容极其丰富，如情志病、祝由术等不胜枚举。一方面受到西医学和心理学的影响，另一方面中医心理学的诞生和发展始终根植于传统医学之中。因此，从中医学基本内容考察中医心理学理论，有助于我们整体把握中医心理学的各项理论，深刻理解中医心理学关于心理过程的认识，对全面、准确地把握中医心理学理论内容和特点有着重要的意义。

第一节　概述

中医学中心理学思想源远流长，自有中医学以来，就有了心理学的相关论述。但由于历史局限性，这些心理学思想单纯反映了一定意义上医患关系和诊治方法。虽然心理学诞生于西方，但中医心理学的出现并不意味着中医学和现代心理学的生硬结合。中医心理学承古启今，在中医基础理论和实践的基础上结合现代心理学相关概念，研究、阐述心理现象和发展规律。通常认为，心理学是研究个体心理过程与行为的一门科学。心理过程涉及认知过程、情绪（情感）过程和意志过程三方面内容；而中医心理学孕育在我国传统医学和文化中，因此，了解传统文化和中医学理论，能够为认识中医心理学理论内涵、促进其外延发展提供一定参考。

一、认知过程

中医心理学思想的源头可追溯到先秦时期，以《黄帝内经》为典型代表。《黄帝内经》开篇即提出"生而神灵"。心理学的英文"psychology"源自希腊语，其中"psyche"指"灵魂"。可见，中外学者对心理学的理解有着异曲同工之处。现代心理学中，认知过程指个体接受、存储、加工信息的过程。接受信息以个体的感觉和知觉为基础，记忆则负责信息的存储。在此基础上，思维和想象对存储的信息进行再加工，形成了个人独特的视角。《灵枢·本神》对认知过程有着明确的记载："两精相搏谓之神；随神往来者，谓之魂；并精而出者，谓之魄；所以任物者谓之心；心有所忆谓之意；意之所存谓之志；因志而存变谓之思；因思而远慕谓之虑；因虑而处物谓之智。"

此外，《灵枢·本神》关于认知过程还细化出了"德、气、生、精、神、魄、心、意、志、思、虑、智"等概念，分别指代心理过程的生理基础、本能、感觉、知觉、记忆、注意、思维、想象、智力等。精为先天，神体现了生命活动，心为感知觉，魂随神而动，魄为基于精气的脏器本能活动。以上内容与西方心理学的研究内容不谋而合。

（一）感知觉

中医心理学重视"心""身"统一，即所谓的"形神合一"的整体观。这一理念恰好体现了心理与生理的并重。《素问·灵兰秘典论》云"心者君主之官，神明出焉"，意指脏腑生理活动和精神活动受到心神的控制。"所以任物者谓之心""十二经脉三百六十五络，其血气上于面而走空窍，其精阳之气上于目而为睛，其别气走于耳而为听，其宗气上出于鼻而为臭，其浊气出于胃走唇舌而为味"，指出人体五种基本的感觉器官——眼、耳、鼻、舌、躯体等分别主管视觉、听觉、嗅觉、味觉和躯体感觉。"心主神明"，指心神是感知觉的中枢。神则体现在"五神"和"五志"上。《素问·宣明五气》提出："五脏所藏：心藏神，肺藏魄，肝藏魂，脾藏意，肾藏志。"神依赖于心，心在生理功能、心理活动中发挥调控作用，外界信息只有被"心"感知方能进入记忆环节。

（二）记忆、思维与想象

中医心理学认为，精、气、神乃生存之根本，三者相互依存、转化，构成了生命的内在活动和外在表现。其中神涵盖了个体的意识和思维活动。脑为记忆和思维的载体。李时珍认为，"脑为元神之府"。王清任所著《医林改错·脑髓说》已提及"灵机记性，不在心在脑"，证实早在古代，我国学者就已提出个体的记忆和思维等活动为脑所主导。"心藏神"，而"心有所忆谓之意"。在心神调控下，感觉器官接收的外界信息进一步转化为记忆，体现"脾藏意"。另《朱子语录》云："魄能记忆在内。"魄亦可将外界信息记录在内。

《灵枢·本神》对精、神、魂、魄、心、意、志、思、虑、智进行了较为细致的阐释，"故生之来谓之精，两精相搏谓之神……因思而远慕谓之虑，因虑而处物谓之智"，论述了由感觉到知觉，进而形成记忆，在记忆的基础上进行思维和想象，进而具备情绪功能，最终体现为智。

二、情绪（情感）过程

中医学提出"五神"和"五志"。五神分为神、魄、魂、意、志，五神又分属五脏。《素问·阴阳应象大论》云"人有五脏化五气，以生喜怒悲忧恐"，提出情志活动与脏腑密切相关。后世在"五志"的基础上加入"悲""惊"两种情感活动，谓之"七情"。《素问·气交变大论》有"有喜有怒，有忧有丧，有泽有燥，此象之常也"之论。可见，人的情绪如同自然界气候的变化，属于正常表现。情志病乃情绪的表现形式过度或长期处于某种情绪状态所导致阴阳、气血失调、正不胜邪的结果。《素问·阴阳应象大论》云："暴怒伤阴，暴喜伤阳。厥气上行，满脉去形。喜怒不节，寒暑过度，生乃不固。"

《黄帝内经》还强调"神行相济"的身心统一观。"悲哀忧愁则心动，心动则五脏六腑皆摇"。情绪是造成心理问题的源头之一，心理问题又可带来不同的躯体症状。《素问·举痛论》云："怒则气逆，甚则呕血……悲则心系急，肺布叶举，而上焦不通，荣卫不散……恐则精却，却则上焦闭，闭则气逆，逆则下焦胀。"反之，躯体症状亦可引发情绪问题或心理异常，如"……心气虚则悲，实则笑不休"，甚至出现"阳明之厥，则癫疾欲走呼，腹满不得卧，面赤而热，妄见而妄言"，高热还会引发躁狂，进而出现幻觉。

三、意志过程

志与意在中医学有着更为全面的阐述和说明。《黄帝内经》中"意"常与"志"并论。《灵枢·本神》云："心有所忆谓之意，意之所存谓之志，因志而存变谓之思，因思而远慕谓之虑，因虑而处物谓之智。"因此，意与志乃至思维的基础在心、在忆。与现代心理学相对应，意多指注意、意念，志侧重动机、意志力。《灵枢·本脏》阐释了意志的功能："志意者，所以御精神，收魂魄，适寒温，和喜怒者也。志意和则精神专直，魂魄不散，悔怒不起，五脏不受邪矣。"在意志的调节下，个体可以自发调整心理状态以适应环境的变化。《素问·汤液醪醴论》云："精神不进，志意不治，故病不可愈。"此强调了意志对心理健康和疾病诊治具有重要影响。心理咨询亦强调来访者对整个治疗过程的主动参与。

从阴阳的角度而言，《证治准绳·神志门》提出："志意并称者，志是静而不移，意是动而不定，静则阴也，动则阳也。"《素问·上古天真论》云："夫上古圣人之教下，皆谓之虚邪贼风，避之有时；恬淡虚无，真气从之，精神内守，病安从来。"只有"恬淡虚无"才能实现"精神内守"，即在意志调节下行为以实现养生调神的目的，意志过程就是"病无由生"。其深刻体现了中医学的整体论以及"治未病"的修身养性之道。

《三因极一病证方论》云："脾主意与思意记忆的往事，思则兼思之所为也……今脾受病，则意舍不清，心神不宁，使人健忘。"表明思发于脾而成于心，如果意志功能失调，可能产生遗忘。《素问·上古天真论》云："……以酒为浆，以妄为常，醉以入房，以欲竭其精，以耗散其真，不知持满，不时御神，务快其心，逆于生乐，起居无节，故半百而衰也"。意志不定会导致不良生活习惯，更会造成早衰等消极结果。《素问·调经论》认为志有两个层次：有余、不足，"志有余则腹胀飧泄，不足则厥"。志的不足或有余不仅会造成精神情志方面的异常，还会带来机体其他生理功能的紊乱。

【知识链接】

心碎综合征

2016 年 9 月 8 日新华网刊登了一则消息：山东 18 岁女孩徐某近万元学费被诈骗电话骗走，难过致死。

伤心真的能致人死亡吗？ 9 月 1 日，记者采访了云南省第一人民医院临床心理科副主任医师钟静玫。钟静玫表示，这是"应急性心肌病"，俗称心碎综合征。

她介绍，心碎综合征是一种突发的非缺血性短暂心肌收缩异常疾病，其中有大约三分之二的患者在经历了重大情绪事件（如爱人身亡、离婚、分手等等）的负面影响后发病，可导致急性心衰、恶性心律失常、心室破裂等。

心碎综合征其实并不是真的心碎了，只是这种痛起来的感觉就像心真的碎了一样。钟静玫表示，人在遇到重大的情感打击时，交感神经就会大量分泌儿茶酚胺类递质，导致心肌强烈收缩，心脏电活动异常，出现心尖球形改变。这时心脏的跳动能力突然减弱，会造成剧烈胸痛或呼吸困难等类似心脏病发作的症状，临床上称为急性心肌病。

钟静玫进一步解释，心碎综合征患者中，女性患者高达90%，可能是因为情绪应激时，雌激素促进了儿茶酚胺和糖皮质激素的释放。由于受各种各样的刺激，人体内调动大量的肾上腺激素急剧分泌，这会诱发心脏和血管的剧烈收缩，造成心脏缺血，呈块状坏死，甚至猝死。患有抑郁症的患者会因为糖皮质激素的大量释放，造成神经细胞的毒性损害，导致糖代谢、脂肪代谢异常，血压升高、肥胖等，加重抑郁症状。

心碎综合征充分证明了情绪对人体生理功能带来的影响非同小可。在药物治疗的基础上，调节不良情绪，通过宣泄等手段疏导不良情绪，最大限度地减少其带来的负面作用，对健康大有裨益。

第二节　形神合一论

形神，指人的形体和精神。在哲学史上，不同的学派对形神关系有着不同的解释。中医学中的形与神是一个对立而又统一的概念，倡导的是形为神之质、神为形之主的形神合一论。

形神合一论是中医学的指导思想整体恒动观在中医心理学中的具体体现。自先秦以来，形神关系就是我国古代哲学中心理学思想的基本问题。《黄帝内经》在古代整体恒动观的朴素唯物主义和自发辩证法思想指导下，在长期医疗实践经验积累的基础上，通过对人体生理病理的分析，阐明了形与神的辩证关系，不但对中医学的发展作出了贡献，奠定了中医心理学的心理生理整体观，而且也为心理学的发展提供了有力的论据。

一、神的概念

"神"的观念产生于原始社会后期。新石器时代的人类尚处在蒙昧阶段，原始人在生产劳动和采集渔猎活动中对周围的环境和一切变幻莫测的自然现象，甚至对一些无法理解的东西产生了复杂的幻想。例如，把平时生产活动和在采集渔猎中得到的收获，看成是自然界的恩赐；当得不到时，则认为是自然界的惩罚。同时，人们的头脑中存在着许许多多的疑问：如白天黑夜、刮风下雨、电闪雷鸣、海波的激荡、火山的爆发等，这一切自然现象不仅使原始人感到疑惑，并对其产生了奇异感、威胁感和恐惧感。因为不能解释这些奇异现象，更没有能力去克服这些威胁，于是只能把种种不如意的事情归结到一个幻想中的无所不能、无处不在、无时不有、威力无比、主宰一切的"神"之上。于是，就形成了信仰和崇拜超自然的神灵，出现了原始的拜物教。《礼记·祭法》云："山林川谷、丘陵，能出云为风雨，见怪物，皆曰神。"《说文解字》："神，天神引出万物者也。"徐灏注曰："天地生万物，物有主之者，曰神。"可见，神之本义是指人们想象中的具有超人力量的万物的主宰，具有明显的唯心色彩。随着认识的提高，人们把掌管天地、人间运行的主宰者从上帝神灵身上转移到客观规律上，神的概念也引申出新内涵。如《系辞》说："神无方而易无体""阴阳不测之谓神。"这里的神主要是指事物的变化神秘莫测，进一步深入研究，又把"神"看成是天地万物运动变化的内在规律。虽然仍不出"主宰"之义，但已脱离天神，证明自身运动是变化的依据，故《中国大百科全书·哲学》朱伯昆释云："神，最初指主宰自然界和人类社会变化的天神，后来经过《易传》和历代易学家、哲学家的解释，到张载和王夫之，演变为用来说明物质世界运动变化性质的范畴，成为内因论者反对外因论的理论武器。"《黄帝内经》把神的概念引入中医学，用以说明人体的生命现象。在充分保留其有关自然变化莫测规律为神明的同时，还引申出神主宰人体生命活动，反映生命活动规律的外在表现以及精神意识思维等内涵，并进行了详细阐发，从而进一步丰富了神的内涵。

1.中医学认为，凡有呼吸、语言、饮食，排泄等生命活动者，神便寓于其中，所有生命活动的外在表现包括脏腑外的生理功能表现，显露于外的外在征象均属于神的内涵。《黄帝内经》关于此方面的记述包括三个方面：①指具有生命力的人，《灵枢·本神》云："故生之来谓之精，两精相搏谓之神。"父精母血，两精相合构成胚胎，形成生命，并由此赋予生命原始活力，这种由先天精气妙合所产生的生命及其生命活力即是神的所在。②指人体脏腑气血功能活动。人体生命活动的正常及生命活力的旺盛有赖于体内脏腑经络气血的正常功能，因此，人体脏腑生理功能的外在表现也属于神的内涵。如《素问·八正神明论》说"血气者，人之神，不可不谨养"；《灵枢·营卫生会》说"血者，神气"，均将血气功能活动称为神。③指内脏精气的外华。人体内脏精气的盛衰，通过经络气血反映到体表，使目之神色，形之神态，面部五色，肢体官窍以及语言、思维等发生相应变化，即有诸内必形诸外，其外在的神采即是反映了神的内涵。如《灵枢·大惑论》云："目者，五脏六腑之精也。营卫魂魄所常营也，神气之所生也。"即是指五脏精气反映于眼目的神而言。同时，这一神的内涵也给临证诊断中重视望神诊病提供了理论基础。

2.精神心理活动，包括意识、思维、情志与灵感等也是神的重要内涵。它由心所主，以气血阴阳为物质基础，主宰人体生命活动与心理活动。《素问·灵兰秘典论》云："心者，君主之官，神明出焉。"此神又包括三个方面：①指思维活动：包括感知、记忆、思考、想象和判断等认知过程，《黄帝内经》以意、志、思、虑、智进行概括，属于精神活动之一。②指感觉意识：《黄帝内经》以神、魂、魄、意、志进行分述，分藏于五脏，总统于心神，后世亦称五脏神。《灵枢·本神》云："肝藏血，血舍魂……脾藏营，营舍意……心藏脉，脉舍神……肺藏气，气舍魄……肾藏精，精舍志……"③情志活动：人的情志，通常有喜、怒、忧、思、悲、恐、惊七情。七情的变化根源于脏腑气血的正常活动，也属于心神的体现，正常的情志活动与五脏相关。

可见，中医学中神的含义已经脱离了鬼神信仰的本义，一是指整个人体生命活动的外在表现，也称广义之神；二是指精神意识思维活动，也称狭义之神，基本范畴相当于现代心理学中的心理过程。

二、形的概念

形的本义是指形象、形体。《说文解字》云："形，象也。"中医学中"形"的概念包括两方面的内容：一是自然界中的一切有形实体，如《素问·阴阳应象大论》曰："阳化气，阴成形。"《素问·天元纪大论》曰："在天为气，在地成形。"《素问·六节藏象论》曰："气和而有形，因变以正名。"其中的"形"即指一切有形物体。二是指人的形体，即指视之可见、触之可及的脏腑经络组织、五官九窍、四肢百骸等有形躯体，以及循行于脏腑之内的精微物质。

三、形神关系

（一）神依附形而存

神以形为物质基础，除表现为精气的化生作用外，还表现在神对形的依附方面。神不能离开形体而独立存在，而且它的功能也必须在形体健康的情况下才能正常行使，故《素问·上古天真论》中有"形体不敝，精神不散"之说。中医将神、魂、魄、意、志称为五脏神，各居舍于相应内脏，因此五脏又称为"神之宅"。中医将怒、喜、思、悲、恐称为五志，加上忧与惊则为七情。五志、七情同样对应相关五脏并与精、气、血、津液密切相关。神的产生源自形精，而居藏于五脏，依存于气血。从神的产生和所在看，除五脏和精、气、血、津液外，与脑髓也有关，故《灵枢·经脉》云："人始生，先成精，精成而后脑髓生。"由此产生出无形则神无以生、无形则神无所依的中医哲学内涵。也正因为此，形衰则神也衰，形亡则神亦亡。神不能离形独存，两者相即相合乃成为人。这是形神理论的重要基础。

（二）神为形之主

形神理论在强调形为神之质及形的存在决定了神的存在的同时，也十分重视神对形的反作用，并将神对形的作用提高到主宰性、决定性的高度。因此，在关系到健康和疾病的认识上，突出强调了神的重要性。刘完素云："神能御其形。"张介宾《类经·针刺类》载"无神则形不可活""神去离形谓之死"等。

人体是由脏腑经络等组织构成、有气血津液循行其间的生命整体。各脏腑之间的活动虽各司其职，错综复杂，但都是在心神的统合下协调有序地进行的，所以《素问·灵兰秘典论》云："心者，君主之官也，神明出焉……主明则下安……主不明则十二官危，使道闭塞而不通，形乃大伤。"因此，神对形的主宰作用对于五脏六腑的功能协调、气血津液运行等至关重要。如果神的这一主宰作用不能正常开展，出现太过或不及，非但影响神明本身，还会影响脏腑气血，造成形体衰敝的情况。如七情致病中的"怒伤肝""喜伤心""悲伤肺""思伤脾""恐伤肾"等皆是直接伤五脏，五脏受伤进一步又可影响及心，使君主之官动摇不安，出现《灵枢·口问》所说的"悲哀愁忧则心动，心动则五脏六腑皆摇"的改变。如继续发展，则可影响整个生命形体，导致"形弊血尽，而功不立"的"神不使"（《素问·汤液醪醴论》）结局，终致治疗无功，形体衰亡。

（三）形与神俱，形神合一

1. 概述

"形与神俱"语出《素问·上古天真论》，是指生命形体、精神心理状态的高度平和状态。它是生命活动的基本特征，也是保身长全的重要前提，这种形与神的高度整体统一，也称作"形神合一"，是中医心理学的重要理论观点，也是医学哲学重要的生命观内涵。

中医心理学认为，形为神所依，神为形所主。若形神相合，则生机勃勃。反之，形神相离，神离形去，生机不存，则形体如同行尸走肉而已。中医心理学还认为，只有"形体不敝，精神不散"，生命机体才能泰然安和，健康长寿，强调正常的生命应当是"形与神俱""形神合一"。故张景岳说："形者神之体，神者形之用。""人身以血气为本，精神为用，合是四者以奉生，而性命周全矣。"所以形与神的统一，是生命特征有机统一整体性的体现，也是中医形神关系的最高境界。

2. 形与神的关系

由于形神在生理上密切相关，所以二者在病理上亦相互影响，主要表现在形病则神病、神病形亦病等方面。

（1）形病则神病　机体正常的脏腑功能活动可以产生正常的神志活动，如果脏腑功能失调则可导致神志活动的异常改变。《素问·宣明五气》云："五精所并，精气并于心则喜，并于肝则悲，并于肺则忧，并于脾则畏，并于肾则恐，是谓五并，虚而相并者也。"《灵枢·本神》亦指出："肝气虚则恐，实则怒……心气虚则悲，实则笑不休。"这些均说明由五脏之形病可导致神志疾患。现代心身医学的许多资料亦表明，许多慢性病患者确有一些常见而又比较固定的心理变化特点，如心脏病患者常有恐惧、焦虑、孤寂等不良的心理状态。

（2）神病形亦病　神志活动为五脏所主，神志失调会影响相应内脏的生理功能，从而导致不同的病理变化。《素问·阴阳应象大论》即指出，心"在志为喜，喜伤心"；肝"在志为怒，怒伤肝"；肺"在志为忧，忧伤肺"；脾"在志为思，思伤脾"；肾"在志为恐，恐伤肾"。说明情志过激会引起五脏功能失常而产生疾病。《灵枢·百病始生》即有"喜怒不节则伤脏"之训。临床上也可见到，暴怒暴喜确可诱发脑出血、心肌梗死、上消化道出血等突然发作，正如《素问·生气通天论》所云："大怒则形气绝，而血菀于上，使人薄厥。"

现代心身医学也认为，人类疾病除了生物和理化致病因素之外，社会和心理、情绪和行为、人格和生活方式等许多因素都可以致病，任何类型的不良情志因素，如离婚、事业失败、亲人死亡，以及对以往错误的终日自责等引起的愤怒、悲哀、紧张、恐惧、内疚等，若超过了常阈，均能使肾上腺皮质激素和催乳素等内分泌异常，免疫系统功能紊乱而诱发各种心身疾病，甚至导致死亡。高血压病、偏头痛、冠状动脉粥样硬化性心脏病、心肌梗死、脑出血、哮喘和癌症等的发生与变化多与精神情志因素有关。可见，现代心身医学的认识与《黄帝内经》的形神合一的病理观相吻合。

第三节　心主神明论

心主神明论是中医学用藏象学说一元化地阐述人体复杂生命活动规律的学说。它认为，人的生命活动的最高主宰是"心神"，心理活动也不例外。人体的心理活动和生理活动就是统一在"心神"之下的。

一、心神的作用

（一）主导脏腑功能活动

　　形神合一构成人的生命，神是生命活动的主宰。《素问·灵兰秘典论》以比拟手法，形象地用"君相臣使"列举了脏腑的职能。心为"君主之官，神明出焉"；肺为"相傅之官，治节出焉"；肝为"将军之官，谋虑出焉"。胆为"中正之官，决断出焉"；膻中为"臣使之官，喜乐出焉"；脾胃为"仓廪之官，五味出焉"：大肠为"传道之官，变化出焉"；小肠为"受盛之官，化物出焉"；肾为"作强之官，伎巧出焉"；三焦为"决渎之官，水道出焉"；膀胱为"州都之官，津液藏焉"，共十二官之职。心因为藏神而位居五脏六腑之首，且有统帅、核心的地位，主宰人的生命活动，故《灵枢·邪客》称"心者，五脏六腑之大主也"，认为只有在心神统领下，才能形成完整协调的藏象体系，维持机体的和谐统一。《素问·灵兰秘典论》还说："凡此十二官者，不得相失也。故主明则下安。""主不明则十二官危"。由此可见，"主"之明否，决定全身脏腑的"安""危"，强调了心对脏腑功能的统帅作用。

　　心神调节十二官功能的途径，《黄帝内经》称之为"使道"。何谓"使道"？王冰注解曰："使道，谓神气行使之道也。"根据《黄帝内经》"血者，神气也""经脉者，所以行血气"（《灵枢·本脏》）"心主身之血脉"（《素问·痿论》）"诸血者，皆属于心"（《素问·五脏生成》），以及"心藏脉，脉舍神"（《灵枢·本神》）等论述，可以认为"使道"指经络。经络不仅具有运载气血的功能，也有联系各脏腑器官组织，使之成为一个有机统一整体的作用。神对形的主宰和调节作用的中枢是心，而联络各器官组织的通路是经络。《灵枢·经脉》虽未完全明示这一联络通路，但《灵枢·经别》却补充了其不足，十二经之别脉内属五脏六腑，而又多与心相通。因此，心或经脉的病变，视其轻重，可出现不同程度的脏腑功能失调，产生生理或心理的异常；其他脏腑器官的病变也可通过经脉影响心神，造成相关部位甚至全身的功能失调，甚至产生生理或心理的异常。因此，心神主导脏腑功能活动还有赖于经络为神气"使道"。

（二）主导人的意识思维活动

　　人类的意识思维活动是最高级的生命活动。从广义上，它可概括为对客观世界的全部认识过程，以及学习、记忆、观察、想象、思考、判断等能力，由此产生有意识的行为，如情感、意志、语言、随意运动等。心主神明论认为，人对客观事物的感知是在心神主导下完成的。《灵枢·五色》曰："积神于心，以知往今。"这里的"知"实际上是对客观事物的认知。也就是说，心神主宰人的意识思维活动。

1. 心神与知觉

　　现代心理学认为，知觉是对当时直接作用感受器的客观事物的体现及其外部相互关系的反映。客观事物包含着多种属性，例如，物体有形状、颜色、大小、声音、气味、温度等属性，机体在病理情况下有形体、面色、体态的改变等。人通过感觉能够反映一个事物的个别属性，并且可以通过感受器官的协同活动，在大脑里将事物的各种属性联系起来，整合成为一个整体，形成一个完整的映象，这种对客观事物和机体自身状态的感觉和解释就是知觉。

中医学认为，心神主宰着"五识"（感觉），而感觉是知觉的基础，是知觉的有机组成部分。但是知觉的产生不只是某一种感觉器官活动的结果，而往往是视觉、听觉、嗅觉、触觉等整体活动的反映。知觉不是各种感觉的简单总和，而是借助于过去的经验，在大脑中综合物体的不同属性、不同部分及其相互关系，形成该物体的完整映象。中医诊病过程中，通过望、闻、问、切，将四诊得来的资料联系起来产生一种综合的整体反映，为辨证分析提供依据。这种反映即是知觉。这种知觉是在心神的作用下产生的。《灵枢·五色》说："五色各有脏部，有外部，有内部也。色从外部走内部者，其病从外走内；其色从内走外者，其病从内走外……五色各见其部，察其浮沉，以知浅深；察其泽夭，以观成败；察其散抟，以知近远；视色上下，以知病处。积神于心，以知往今。"这种对五色的上下、左右、内外、远近的整体的"知今"知觉，是通过医者"积神于心"实现的，即心神产生知觉。

错觉是对客观事物不正确的知觉。《灵枢·大惑论》专门讨论了迷惑、眩晕等错觉和幻觉产生的道理。云："余尝上于清冷之台，中阶而顾，匍匐而前则惑。余私异之，窃内怪之，独瞑独视，安心定气，久而不解。独博独眩，披发长跪，俛而视之，后久之不已也……目者，五脏六腑之精也，营卫魂魄之所常营也，神气之所生也。故劳神则魂魄散，志意乱……目者，心使也，心者神之舍也。故神精乱而不转，卒然见非常处，精神魂魄，散不相得，故曰惑也……心有所喜，神有所恶，卒然相惑，则精气乱，视误，故惑。神移，乃复。是故间为迷，甚则为惑。"这一段经文论述了视觉眩惑产生的原因主要是由于精气亏虚致"神劳"而影响了心神的活动。

错觉不仅指视幻觉，《证治汇补》还观察到"有视、听、言、动俱妄，甚则能言平生未闻事，及五色鬼神。此乃气血虚极，神气不足，或夹痰火，壅闭神明，非真有似祟也"。也认为幻觉产生的原因是由气血虚亏、痰火内壅等扰乱神明所致。

总之，知觉是在心神的作用下产生的，心神功能正常，可以产生对事物整体的正确反映；心神功能失常，则产生对事物的错觉。

2. 心神与思维

现代心理学认为，思维是人们在通过感觉、知觉获得材料的基础上进行复杂的分析与综合、抽象与概括、比较与分类、形成抽象的概念后，应用概念进行判断和推理，从而认识事物本质特性和规律性联系的心理过程。

思维具有间接性和概括性两大特征。所谓间接性就是通过其他事物的媒介来认识客观事物，即借助已有的知识经验理解或把握那些没有直接感知过或一时不能感知到的事物，以及预见和推知事物发展的进程等。譬如，医生通过望面色、闻声音、切脉以判断患者体内病变的表里、寒热、虚实，并进一步推断病情愈后等。所谓概括性就是把同类事物的共同特征和本质特征提炼出来加以阐述。

事物与事物之间的内在联系和规律，一切科学的概念、定义、定理、规律等都是通过思维概括的结果，都是人对客观事物概括的反映。中医学认为，心神主宰人的思维活动。思维活动以感知为前提和基础，这一观念集中体现在《灵枢·本神》篇。"心之任物"，是指客观存在通过感官反映于心神的过程（感知阶段）。"心有所忆"，是指心神将所接收的映象保留下来的记忆（印象阶段）。"意之所存"，是指把多次接收的客观事物的印象所保留下来的记忆材料贮存起来（经验的积累阶段）。"因志存变"，是指对存贮的材料进行思维加工、抽象概括，形成"概念"，即由感性认识上升到理性认识、由量变发展到质变的阶段。"因思远慕"，是指利用已形成的"概念"，对眼前未及的客观事物进行判断、推理的创造性思维阶段。"因虑处物"，是指经反复思虑，周密思考，从而做到"心中有数"地去处理事物，即理论指导实践的阶段。再结合《素问·气交变大论》"善言天者，必应于人；善言古者，必验于今；善言气者，必彰于物"的通过实践再检验理论的观点，这就全面地论述了从感性认识发展到理性认识、从认识的低级阶段发展到高级阶段的全部认识过程。这与现代心理学的认知过程是相一致的。这段经文不仅阐明了心神是人类意识思维活动的中枢，记忆、存记、理性思维等都是心主神志的功能，而且也阐明了意识思维活动的物质性。

（三）心神统领魂魄，兼赅志意

神的活动是非常复杂的。《黄帝内经》在长期实践的基础上，用"五行归类"的方法，将其归纳为"五神"，即神、魂、魄、意、志，心神统领魂魄，兼赅志意。

1. 魂

《灵枢·本神》说："随神往来者，谓之魂。"说明神与魂的关系十分密切，魂在神的指挥下反应快，亦步亦趋。心神为魂之统领，神清则魂守，神昏则魂荡。所以张介宾说："气之神曰魂。""神之与魂皆阳也……魂随乎神，故神昏则魂荡"（《类经·藏象类》）。两者的区别在于："神为阳中之阳，而魂为阳中之阴也。"魂是比神层次低的精神活动，与睡梦有着密切的关系，正如张介宾所说："魂之为言，如梦寐恍惚、变幻游行之境皆是也"（《类经·藏象类》）。唐容川在《中西汇通医经精义·五脏所藏》也说："夜则魂归于肝而为寐，魂不安者梦多。"从与五脏的关系而言，魂与肝关系密切，故谓"肝藏魂"。

2. 魄

《灵枢·本神》云："并精而出入者，谓之魄。"而"人始生，先成精"（《灵枢·经脉》），由此可以认为，魄是指与生俱来的某些本能活动。《黄帝内经》认为，魄与肺关系密切，即所谓"肺藏魄"。《五经正义》指出："初生之时，耳目心识，手足运动、啼呼为声，此则魄之灵也。"张介宾说："魄之为用，能动能作，痛痒由之而觉也"（《类经·藏象类》）。因此，魄概括了人体本能的动作和感觉功能。今人在此基础上，认识又有了进一步发展，认为魄也包括人体本身所固有的各种生理调节代偿功能，从而更好地阐明了"肺主治节"的机制，并为临床上某些调节代偿功能失常的疾病辨证论治补充了新的内容。

3. 意、志

从广义上讲，意、志都是指心"任物"后所进行的思维活动。人们对客观事物的认识过程，就是由感觉到思维来完成的。认识的开始阶段，心所任之物只是由感官所获得的表面的、个别的现象，即所谓感知觉。感知觉是思维的基础，思维以感知觉为内容。通过思维，心所任之物将升华为本质的、全面的、有内在联系的事物。"脾藏意""肾藏志"，实际上是从先天和后天两方面阐明了物质基础对思维活动的作用。《灵枢·本神》云："心有所忆谓之意。"因此，意又可专指记忆能力而言。"意之所存，谓之志"。志也可专指记忆的保持，即长时记忆而言。志又可指心理活动的指向和集中，即唐容川所说的："志者，专意而不移也。"也就是现代心理学所说的"注意"。此外，志亦概括了意志过程，即张介宾所说的"意已决而卓有所立者，曰志"（《类经·藏象类》）。

二、"心神说"

西医学认为，心脏为循环器官，精神、意识、思维活动是大脑的功能。中医学认为，精神、意识、思维活动是心的功能。中西医理论体系不同，形成了中西医名词的"名同实异"。

1. 中西医"心"的概念名同而实异

在中西医两大医学理论体系中，有许多名词是相同的，如心、肝、脾、肺、肾等，但其所代表的内涵却有很大的差异。西医对人体脏腑的认识是建立在解剖基础上的，英文"heart"一词就是指循环器官心脏的实体。中医对人体脏腑的认识除解剖外，主要采用整体观察的方法，以司外揣内、取类比象等思维方式重在研究人体的功能联系，因此中医的心包括主血脉和主神志两大作用，综合了西医学循环和神经两大系统的功能。

中西医概念同名的原因是因为在西医学传入中国的时候，其理论名词必然要翻译为中文。因为翻译的指导原则是"信、达、雅"，因此如果两个事物之间具有某种对应关系，那么翻译时必然采取意译，而不采用音译的方式。早在《黄帝内经》时代，中医就对心的解剖形态、位置有明确论述，指出："心位于胸腔内，隔膜之上，两肺之间，脊柱之前，形似倒垂未开之莲花，外有心包护卫……"正因为中医的心与西医的"heart"从表面上看，在解剖形态上有一一对应的关系，因此将"heart"直译为"心"。而实际上中医之"心"与西医"heart"本来就是两个概念，名同而实异。

2. 心主神志是中医通过"司外揣内"的认知方式得出的结论

司外揣内是对外部的生理病理现象进行观察，汲取、移植先秦哲学思想和逻辑思维规律及方法形成的独特医学科学方法，是中医学认识人体生命规律的手段和思维途径。

古代医家通过解剖观察的方法认识到心主血脉。他们在观察一些失血患者时注意到，随着出血量的增加，神志会逐渐出现淡漠直至昏迷的变化，说明血与神志有着密切的关系。其次人死亡的时候所表现的症状多是心跳停止的同时伴有意识的丧失。再有，一些心源性晕厥患者也表现为心跳停止的同时伴有意识的丧失，当心脏复跳后，意识再次恢复。正是观察到这些心与神志的密切关系，古人便把人的思维功能归属于心，并且这种认识居于主流的地位，渗透到文化之中。例如，人们常说的词汇"心想事成""心领神会""心有灵犀""心怀叵测""心烦意乱"等，就连专门研究人的精神、意识、思维活动的学科"psychology"也被译为"心理学"。

不仅是中国，西方的先人也有同样的认识。如在英语中存在的词汇"by heart"，强记、熟记的意思；"an appeal from the heart"，发自内心的恳求；"win one′s heart"，赢得某人的心，从这些语言表达方式，可以明显地看出"心主神志"所遗留下来的痕迹。可见，在生产力低下的古代社会，"心神说"具有广泛的代表性。

三、"脑神说"

中医学中也有"脑主神志"说。《素问·脉要精微论》云："头者，精明之府，头倾视深，精神将夺矣。"说明脑是精神之处所，精神活动与之密切相关。后世医家亦有论述。孙思邈《备急千金要方·灸例》云："头者，身之元首，人神所注。"陈无择《三因极一病证方论·头痛证治》说："头者，诸阳之会，上丹产于泥丸宫，百神所集。"李时珍《本草纲目·辛夷条》指出："脑为元神之府。"王清任在《医林改错·脑髓说》中说得更为直白："灵机记性不在心在脑。"明确提出了大脑是思维器官。

近代医家张锡纯首倡"心脑共主神明"之说，认为人之神明原在心与脑两处，神明之功用，心与脑相辅而成。神明有"元神"与"识神"之别，二者各具特性，"脑中为元神，心中为识神"。神明又有体用之分，"神明之体藏于脑，神明之用发于心"，神志活动的产生是由脑而达于心，由心而发于外。

"脑主神志"说、"心脑共主神明"说都突破了心主神志的认识，但因为中医认识人体的特点是重整体、轻局部，注重脏腑之间的功能联系，而不受解剖形态的局限；又因为中医"心"的概念本来就与西医"heart"的概念不同，因此"心主神志"说不影响中医对人体生理、病理的认识。为了保持理论的延续性、完整性，现在的中医理论仍保留了"心主神志"的说法。

总之，西医学与中医学是两个完全不同的理论体系，要正确认识和理解"心主神明"，须以中医藏象学理论为基础，铭记某一脏或腑不仅是一个解剖学概念，更重要的是生理病理学的概念，切忌以西医解剖学的脏器观点去套用中医的脏腑。中医的"心"不仅仅是解剖学的心脏，神明也并非神经系统，心神不仅主导脏腑功能活动，也主导人的意识思维活动。人体的生理活动和心理活动都是统一在"心神"之下的，这是中医心理学"心主神明"论的根本内涵。

第四节　心神感知论

现代心理学认为，认知过程是我们对信息进行加工处理的过程，即对客观事物的认识过程，包括感觉、知觉、记忆、思维、注意等心理活动。其中，感觉和知觉是最初级也是最基本的认知过程。感觉是一切高级认知活动的基础，通过感觉，我们从内外环境中获取信息，保证机体与环境的信息平衡；通过知觉，我们根据自己的知识经验把从环境中输入的信息加以整合和识别，使杂乱无章的刺激具有了意义。在动物心理进化过程中和儿童心理发展的初期，感觉都曾经独立地存在过，但在正常的成人心理活动中，纯粹的感觉几乎是不存在的。感觉总是与知觉紧密结合在一起，因而也称感知觉。心理学对感知觉的研究有着最长的历史和最为丰富的内容。

中医心理学把感知活动纳入人身之神的范畴，在"心主神明论"的基础上提出了心神感知论，认为人对客观世界的感知过程是由心神主导的。《灵枢·本神》提出："所以任物者谓之心。""任物"即感知外物，所谓"任物者谓之心"是说感知外物活动是心的功能表现，而神舍于心，所以心神是感知活动的中枢。神产生的基础首先是人的感觉器官，通过感觉器官接受外物刺激而产生感知觉，所以目、耳、鼻、舌、身等五种感觉器官是心"任物"的渠道，产生视觉、听觉、嗅觉、味觉、机体觉五种基本的感觉。《灵枢·五阅五使》提出："五官者，五脏之阅也……鼻者，肺之官也；目者，肝之官也；口唇者，脾之官也；舌者，心之官也；耳者，肾之官也"，就是说目、舌、口、鼻、耳分别为肝、心、脾、肺、肾五脏之官，不仅能反映五脏的病变，而且也是接受外界刺激的感官。因此，其功能的发挥与脏腑的生理活动密切相关。《灵枢·逆顺肥瘦》提出，"将审查于物而心生"，所以感知活动并不是相对应的感官及脏腑的孤立活动，除了五官接受外界刺激外，还需要由心神做出判断，并对外界刺激进行加工处理，才能形成感知觉。

《灵枢·邪气脏腑病形》提出："十二经脉，三百六十五络，其血气皆上于面而走空窍，其精阳气上走于目而为睛，其别气走于耳而为听，其宗气上出于鼻而为嗅，其浊气出于胃，走唇舌而为味。"所以中医学认为，气血是五官感知功能的物质基础，而且内在脏腑通过经络与五官相互沟通，成为一个整体，这就是具有我国传统中医特色的"心神感知论"。

一、心神与视觉的关系

视觉是人们从外界获得信息最主要的来源，外界信息总量中至少有 70% 来自于视觉。《素问·脉要精微论》曰"夫精明者，所以视万物，别白黑，审短长"，是说眼有视觉的功能，能明视万物，辨别颜色，也能感知时间、空间和运动，是引起视觉的外周感觉器官。

（一）眼与肝的关系

眼的生理和心理功能与全身脏腑经络均有关系，如《灵枢·大惑论》记载："五脏六腑之精气皆上注于目而为之精。"眼之所以能"视万物"，有赖于五脏六腑精气的滋养。如果脏腑功能失调，精气不能充足流畅地上注于目，就会影响眼的正常功能。虽然眼与五脏六腑都有关系，但是《灵枢·五阅五使》云"目者肝之官也"，是说眼是肝的官窍，所以与肝脏的关系最为密切。

1. 肝开窍于目

《素问·金匮真言论》曰："东方青色，入通于肝，开窍于目，藏精于肝。"肝所藏的精微物质能源源不断地输送至眼，使眼受到滋养，才能维持其视觉功能。

2. 肝藏血

"肝受血而能视"，肝主藏血，眼受血而能视。

3. 肝气通于目

《灵枢·脉度》曰："肝气通于目，肝和则目能辨五色矣。"肝主疏泄，肝气冲和条达，眼才能辨色视物。

4. 肝主泣

《素问·宣明五气》说："五脏化液……肝为泪。"眼泪是一种湿润剂，能保护眼睛的角膜，使角膜始终保持湿润。

5. 肝脉上连目系

《灵枢·经脉》说："肝足厥阴之脉，起于大指丛毛之际……上入颃颡，连目系。"肝脉能联络眼与肝脏，起到运行气血的作用。

（二）眼与心的关系

心不仅主管五脏六腑，还是感知觉的物质基础。眼的视觉功能，除了与肝脏有密切关系，还会受到心的主导和支配。一方面，心主血脉，诸脉属目。《素问·五脏生成》说："诸血者，皆属于心""心之合脉也""诸脉者，皆属于目"，说明心主导全身的血脉，推动血液在脉管中运行，循环全身，上输于目，目受血养，血气充足，才能视物辨色；另一方面，心主藏神，目为心使。《灵枢·大惑论》说："目者心之使也，心者神之舍也。"神藏于心，外用于目，因此眼的视觉功能，受心的支配和控制。

二、心神与听觉的关系

听觉是人类社会生活的必要交流渠道，而且听觉能使我们感知环境，从而产生安全感和参与感。听觉在动物和人的适应行为中均具有重要作用。《素问·脉度》云："肾气通于耳，肾和则耳能闻五音矣。"《说文解字》云："耳者，主听也。"所以耳主听觉，负责接收外界的声音刺激，是引起听觉的外周感觉器官。

（一）耳与肾的关系

耳的生理和心理功能与全身脏腑经络均有关系。《灵枢·五阅五使》云："耳者，肾之官也。"《灵枢·脉度》云："肾气通于耳，肾和则耳能闻五音矣。"因此，耳虽然与全身脏腑经络具有关系，但是与肾的关系最为密切，肾开窍于耳。肾藏精，精生髓汇于脑。只有肾精充沛，髓海才会盈满，使耳得到滋养，才能维持听觉功能，故《灵枢·海论》云："髓海不足，则脑转耳鸣，胫酸眩晕。"

（二）耳与心的关系

《素问·金匮真言论》云："心开窍于耳，藏精于心。"《备急千金要方》云："心气通于舌，非窍也，其通于窍者，寄见于耳，荣华于耳。"说明耳除了与肾脏关系密切，还会受到心的主导和支配。一方面，心主血脉，耳为宗脉之所聚，心血滋养耳窍。《灵枢·邪气脏腑病形》云：“十二经脉，其血气皆上于面而走空窍……其别气走于耳而为听，心藏神，主听觉。”所以血行脉中而滋养五官九窍，血脉充盈，心气旺盛，则耳窍得滋养。另一方面，心主神明，《仁斋直指·卷八·声音方论》中有“心为声音之主”的说法。《类经·十六卷·五癃津液别》云：“心总五脏六腑，为精神之主，故耳目肺肝脾肾，皆听命于心。是以耳之听，目之视，无不由乎心也。”意思是人体一切生理功能活动皆由心所支配，所以听觉也要受命于心，受心的支配和控制。

三、心神与嗅觉的关系

嗅觉对人类来说很重要，在人的整体感觉中扮演着至关重要的角色。《灵枢·口问》曰：“口鼻者，气之门户也。”《医林改错》云：“鼻通于脑，所闻香臭归于脑。”鼻不仅是呼吸系统的重要组成部分，更是能够让我们辨别气味的嗅觉器官。

（一）鼻与肺的关系

鼻的生理和心理功能与全身脏腑经络均有关系。《素问·阴阳应象大论》说：“肺主鼻，在窍为鼻。”《灵枢·五阅五使》云：“鼻者，肺之官也。”鼻虽然与全身脏腑经络均有关系，但是与肺的关系最为密切。肺开窍于鼻，鼻要发挥正常的通气和嗅觉功能，必须依赖肺气的和调。

（二）鼻与心的关系

《景岳全书》云：“鼻为肺窍，又曰天牝，乃中气之道，而实心肺之门户。”《素问·五脏别论》云：“五气入鼻，藏于心肺，心肺有病，而鼻为之不利。”心与肺有气与血的关系，心主血脉，血能载气。若心血不足，则会影响载气的功能，进而导致肺的气机不利。气行则血行，肺的气机不利又会影响血脉的运行。

四、心神与味觉的关系

味觉是人的基本感觉之一，一直是人类对食物进行辨别、挑选和决定是否予以接受的关键因素。《灵枢·脉度》认为：“心气通于舌，心和则舌能知五味也。”因此，舌是味觉的器官。

舌与心的关系最为密切。《灵枢·经脉》云：“手少阴之别……循径入于心中，系舌本。”又云：“肝者，筋之合也。筋者，聚于阴气，而脉络于舌本也。”“脾足太阴之脉……连舌本，散舌下。”“肾足少阴之脉……其直者，从肾上贯肝膈，入肺中，循喉咙，夹舌本。”《世医得效方·舌之病能》云：“心之本脉系于舌，脾之络脉系于舌旁，肝脉循阴器，络于舌本，肾之津液出于舌端，分布五脏，心实主之。”故舌的生理和心理功能与全身脏腑经络均有关系。《素问·阴阳应象大论》云：“心主舌”“心……在窍为舌。”《灵枢·五阅五使》谓：“舌者，心之官也。”《灵枢·脉度》云：“心气通于舌，心和则舌能知五味也。”杨云峰在《临证验舌法》中云：“舌者，心之苗也。”《望诊遵经》亦谓：“舌者，心之外候。”因此，五味对舌的刺激必然反映于心，“心和”则心神正常而舌能知五味。如果心神失常，则舌就不能准确地辨别五味。

第五节　五脏神志论

一、概述

中医学中的神志是指人的精神、意识、思维及情感活动，又称神明、精神，包括五神与五志。五神即神、魂、魄、意、志，五志即怒、喜、思、悲、恐，均属于神的范畴。中医学根据天人相应、形神统一的观点，认为神的含义有三：其一，指自然界运动变化及其规律。其二，指人的生命活动现象及其规律。其三，指人的精神心理活动，主要包括认知过程、意志过程、情感、人格等方面，为人类生命活动的最高级形式，即中医学中狭义的神。

二、神志与五脏的关系

中医学从整体观念出发，认为人体的一切精神、意识、思维活动都是脏腑生理功能的反映。五脏神志论主要是通过五脏的精气活动、阴阳五行关系，探讨神志活动与五脏的关系，把握神志活动的机理与规律。

（一）五神与五脏的关系

《灵枢·本脏》曰："五脏者，所以藏精神、血气魂魄者也。"即把人体五脏系统作为主体，把人的精神活动纳入其中。所以人体的五脏与精神活动有密切关系，即心藏神、肺藏魄、肝藏魂、脾藏意、肾藏志。

1. 心藏神

心藏神是指心具有产生和主宰人的精神、意识、思维、情志等活动的功能。人的精神、意识、思维和情志活动，属于大脑的生理功能，是大脑对外界事物的反映，所以心藏神的实质是大脑通过感觉器官接受、反映客观事物，进行意识、思维、情志等活动。《类经》曰："意志思虑之类皆神也""神气为德，如光明爽朗，聪慧灵通之类皆是也""是以心正则万神俱正，心邪则万神俱邪。"由此可见，魂、魄、意、志四神以及喜、怒、思、悲、恐五志，均属心神所主。《灵枢·平人绝谷》指出："血脉和利，精神乃居。"心主血脉功能正常，各脏腑组织官窍得到充分的滋养，才能保证神的功能正常发挥，人才能精神饱满、神志清晰、思维敏捷、反应灵敏。反之，必然会影响到"神"功能的发挥。

2. 肺藏魄

《灵枢·本神》曰："生之来谓之精……并精而出入者谓之魄。"所以"魄"先天而生，与精有关，是精神活动中有关本能的感觉和支配动作的功能，即无意识活动。比如耳听目视、皮肤的冷热痛痒等感觉，以及手足运动、眨眼动作、新生儿的吸乳和啼哭等动作声音都属于魄的范畴。《素问·宣明五气》曰："肺藏魄。"《灵枢·本神》曰："肺藏气，气舍魄。""肺，喜乐无极则伤魄，魄伤则狂。"因此，魄与肺相对应，肺是魄形成和完成的生理基础。肺气旺盛则精足魄旺，魄旺则感觉灵敏，耳聪目明，动作正确协调。反之，肺魄受伤则会神乱发狂，行为失常。

3. 肝藏魂

魂，一是指较高级的精神心理活动，即意识思维活动，如《灵枢·本神》曰："随神往来者谓之魂。"二是指梦幻活动，如张介宾注曰："魂之为言，如梦寐恍惚，变幻游行之境，皆是也。"《灵枢·本神》说："肝藏血，血舍魂""肝悲哀动中则伤魂，魂伤则狂妄不精，不精则不正。"故肝主疏泄及藏血，肝气调畅，藏血充足，魂随神往，魂的功能便可正常发挥。如果肝失疏泄或肝血不足，魂不能随神活动，就会出现狂乱、多梦、夜寐不安等异常的意识活动。

4. 脾藏意

意，一是指注意，是对一定事物的指向和集中，是进行认知活动的开端，如张介宾对《类经·藏象类》注曰："一念之生，心有所向，而未定者，曰意。"二是指"心在任物"的过程中，接收外来信息而感受、感知外界事物所形成的回忆以及记忆，如《灵枢·本神》曰："所以任物者谓之心，心有所忆谓之意。"《灵枢·本神》曰"脾藏营，营舍意"，故脾藏意。如果脾气健旺，谷精充足，气血充盈，则思路清晰，意念丰富，记忆力强。如果脾虚无以运化，则易引起健忘、思维迟钝、注意力不集中等。

5. 肾藏志

志有两层含义，一是指记忆力，如《灵枢·本神》曰："意之所存谓之志。"二是指现代心理学所说的动机与意志，即有着明确目标的意向性心理过程，如《类经·藏象类》曰："意已决而卓有所立者，曰志。"《灵枢·本神》曰"肾藏精，精舍志"，故肾藏志。如果肾精充足，功能正常，则精力充沛，志的思维、意识活动亦正常，意志坚定，情绪稳定。如果肾精不足，志无所藏，则精神萎靡不振，神情呆滞，头晕健忘，志向难以坚持。

（二）五志与五脏的关系

情志是"七情""五志"的合称，是中医学对情绪、情感的特有称谓，是包括思虑在内的以情绪、情感为主的心理活动。七情即喜、怒、忧、思、悲、恐、惊七种情志变化。五志是指中医学按照五行归纳后的怒、喜、思、悲、恐五种情志。关于情志产生的生理基础，《素问·阴阳应象大论》曰："人有五脏化五气，以生喜怒悲忧恐。"情志活动与脏腑密切相关，必须以脏腑精气为物质基础，而情志变化又是脏腑功能活动的表现形式之一。《素问·阴阳应象大论》指出了五志与五脏的关系："肝在志为怒""心在志为喜""脾在志为思""肺在志为悲""肾在志为恐"。

1. 肝在志为怒

怒是指个体在现实目标的过程中受到阻碍，而使目标无法实现时的情绪体验。《素问·阴阳应象大论》有言，肝"在志为怒"，故肝的生理功能与情志活动的"怒"之间有着密切关系。一方面，怒的产生以肝脏精气为物质基础。肝主疏泄，具有条畅人体气机的功能。肝的疏泄功能正常，则人就能较好地协调自己的情志活动，表现为精神愉快、心情舒畅。若肝的疏泄功能减退，则会引起郁怒，表现为抑郁寡欢、多愁善感等。若肝的疏泄功能太过，则表现为烦躁易怒、头胀头痛、面红目赤等。另一方面，怒对肝的生理功能也有一定的影响作用，愤怒过度会伤及肝的疏泄功能，导致气机逆乱，气血运行失常。

2. 心在志为喜

喜是个体需求得到满足后而产生的高兴、愉悦等良性情绪体验。《素问·阴阳应象大论》言心"在志为喜"，故心的生理功能与情志活动的"喜"之间有着密切关系。一方面，喜的产生与变化需要心精、心血、心气等作为物质基础，心的气血调和则喜乐有度。另一方面，喜对心的生理功能具有一定的调节作用，适当的喜乐能使心的血气充盈，营卫通利，有益于心的生理活动，如《素问·举痛论》所言："喜则气和志达，营卫通利。"过度的喜乐则会使心气涣散，神志不宁，损伤心神，故《素问·阴阳应象大论》曰："喜伤心。"

3. 脾在志为思

思即思考、思虑，是一种意识思维活动，属于认知的范畴。情志的产生与认知密切相关，喜、怒、悲、恐等情志都是在"思"之后而发的，所以思是情志活动的中心，被纳入情志的范畴。《素问·阴阳应象大论》言脾"在志为思"，故脾的生理功能与情志活动的"思"之间有着密切关系。一方面，思的产生需要以脾运化产生的水谷精气、气血等为物质基础，脾气健运，气血旺盛，则思虑、思考等心理活动正常。若脾气失其健运，营血不足，人的思维就会迟钝或紊乱。另一方面，思对脾的生理功能也有一定的影响，正常的思虑每个人都有，并不影响机体的生理功能，但思虑过度便会影响脾气的运化功能，形成气结，出现不思饮食、脘腹胀满、头目眩晕等。

4. 肺在志为悲

悲是个体失去心爱的事物，或理想和愿望破灭时产生的情绪体验，属于不良刺激的情志活动。《素问·阴阳应象大论》言肺"在志为悲（忧）"，故肺的生理功能与情志活动的"悲"之间有着密切关系。一方面，悲的产生以肺精、肺气为物质基础，肺气虚损则机体对不良刺激的耐受性下降，容易产生悲忧情绪。另一方面，悲对肺的生理功能也有一定的影响，悲忧过度容易损伤肺精、肺气，影响肺气宣降、营卫气血运行，出现精神不振、饮泣不止、胸闷气短等。

5. 肾在志为恐

恐是个体面对危险情境而又无力应对时产生的情绪体验。《素问·阴阳应象大论》言肾"在志为恐"，故肾的生理功能与情志活动的"恐"之间有着密切关系。一方面，恐的产生以肾精、肾气为物质基础，肾精气充足则脏腑强健，胆气豪壮。肾精气不足则脏腑失其滋润与温煦，功能低下，胆怯易恐。另一方面，恐对肾的生理功能也有一定的影响，恐惧过度可使肾气不固，气泄于下，导致大小便失禁。

三、神志心理活动的意义

五脏神志论以《黄帝内经》的"形神合一论"和"心主神明论"为理论基础，阐述了神志活动、情志活动与五脏的关系，以及心神在其中的主导作用。这一理论充分体现了中医学的整体观与形神合一的思想，认为人体的生理功能和心理活动是一个相互依存、相互影响的整体，两者处于一种动态平衡。因此，为了维护和增进心理健康，我们既要注重身体健康，也要注重心理健康。也就是说，既要保养身体，以促进心理健康，又要保养心理，以促进身体健康。这不仅进一步丰富了健康心理学的内容，而且对预防和治疗心理疾病有更好的指导作用和实践意义。

【链接】

范进中举

到出榜那日，家里没有早饭的米，母亲吩咐范进道："我有一只生蛋的母鸡，你快拿集上去卖了，买几升米来煮餐粥吃，我已是饿得两眼都看不见了。"范进慌忙抱了鸡，走出门去。才去不到两个时辰，只听得一片声的锣响，三匹马闯将来。那三个人下了马，把马拴在茅草棚上，一片声叫道："快请范老爷出来，恭喜高中了！"母亲不知是甚事，吓得躲在屋里；听见中了，方敢伸出头来，说道："诸位请坐，小儿方才出去了。"那些报录人道："原来是老太太。"大家簇拥着要喜钱。正在吵闹，又是几匹马，二报、三报到了，挤了一屋的人，茅草棚地下都坐满了。邻居都来了，挤着看。老太太没奈何，只得央及一个邻居去寻他儿子。

那邻居飞奔到集上，一地里寻不见；直寻到集东头，见范进抱着鸡，手里插个草标，一步一踱的，东张西望，在那里寻人买。邻居道："范相公，快些回去！恭喜你中了举人，报喜人挤了一屋里。"范进当是哄他，只装不听见，低着头往前走。邻居见他不理，走上来，就要夺他手里的鸡。范进道："你夺我的鸡怎的？你又不买。"邻居道："你中了举了，叫你家去打发报子哩。"范进道："高邻，你晓得我今日没有米，要卖这鸡去救命，为甚么拿这话来混我？我又不同你顽，你自回去罢，莫误了我卖鸡。"邻居见他不信，劈手把鸡夺了，掼在地下，一把拉了回来。报录人见了道："好了，新贵人回来了。"正要拥着他说话，范进三两步走进屋里来，见中间报帖已经升挂起来，上写道："捷报贵府老爷范讳高中广东乡试第七名亚元。京报连登黄甲。"

范进不看便罢，看了一遍，又念一遍，自己把两手拍了一下，笑了一声，道："噫！好了！我中了！"说着，往后一跤跌倒，牙关咬紧，不省人事。老太太慌了，慌将几口开水灌了过来。他爬将起来，又拍着手大笑道："噫！好！我中了！"笑着，不由分说，就往门外飞跑，把报录人和邻居都吓了一跳。走出大门不多路，一脚端在塘里，挣起来，头发都跌散了，两手黄泥，淋淋漓漓一身的水。众人拉他不住，拍着笑着，一直走到集上去了。众人大眼望小眼，一齐道："原来新贵人欢喜疯了。"老太太哭道："怎生这样苦命的事！中了一个甚么举人，就得了这个拙病！这一疯了，几时才得好？"娘子胡氏道："早上好好出去，怎的就得了这样的病！却是如何是好？"众邻居劝道："老太太不要心慌。我们而今且派两个人跟定了范老爷。这里众人家里拿些鸡蛋酒米，且管待了报子上的老爹们，再为商酌。"

（**资料来源**：《儒林外史》节选）

第六节　人格体质论

人格是心理学研究的重要内容，是个体心理和行为的完整体现，千百年来，人们都在不断探索关于人格的问题。中国古代对人格亦有着丰富的思想，秦汉时期《黄帝内经》所提出的人格体质论，是中医学关于人格学说最早的论述。它建立在"形神合一"生命整体观的基础上，将人格与体质相结合阐述个体的心理和生理特征。

一、概述

1. 人格的概念

人格也称个性（personality），来源于希腊语的"persona"。人格是一种非常复杂的心理现象，由于研究者的研究方向和理论观点不同，所以目前对人格的概念尚没有统一认识。

一般认为，人格是指一个人的整体精神面貌，是一个人经常的、稳定的、本质的、具有一定倾向性的心理特征的总和。它包含个体的能力、情绪、需要、动机、兴趣、态度、价值观、气质、性格等。

古籍中关于个体生理特性的术语很多，如"形""质""禀质""禀赋""赋禀""气体"等，到了明末，人们普遍采用"体质"来表征个体的生理特征，指个体在形态结构、代谢和生理功能等方面相对稳定的特性。中医学特别重视体质，早在《黄帝内经》中就对体质有比较系统的论述。《黄帝内经》中与体质相关的词如"素""质"等，如《素问·逆调论》云"是人者，素肾气盛"，《素问·厥论》云"是人者质壮，秋冬夺于所用"等。

2. 人格与体质的关系

"形神合一"论是中医形神关系的核心观点，也是中医学心身关系的本质。其基本观点是神生于形，神又主宰形，形与神对立统一。而人格与体质是个体"形"与"神"最基本的体现。因此，中医学认为，人格与体质之间关系密切，是形神合一心身观的一种体现，并且在研究中也是将两者相结合，进行综合论述。

二、人格体质分类的哲学和医学基础

（一）人格体质分类的哲学基础

中国古代哲学是古人对宇宙的发生、发展和变化的本原及其规律的认识，是中国古代的世界观和方法论。中医体质学说早在战国至秦汉时期就具备了理论雏形，当时盛行的阴阳学说、五行学说对中医体质理论的形成产生了深刻的影响。

阴阳学说是中国先民创造的朴素的辩证唯物的哲学思想，是古人认识宇宙本原和阐释宇宙变化的一种世界观和方法论，是中医学重要而独特的思维方法，构建了中医学理论，并深刻地影响着中医理论体系的形成和发展。中医体质学就是用阴阳学说来解释人类体质的形成、特征和类型。《素问·阴阳应象大论》指出："阴阳者，天地之道也，万物之纲纪，变化之父母，生杀之本始，神明之府也。"这段话的意思是阴阳是天地万物变化的根本，作为天地万物中的人，也是察阴阳之气而生。

五行学说是中国古代的一种朴素的唯物主义哲学思想，属元素论的宇宙观，是一种朴素的普通系统论。五行学说认为，宇宙间的一切事物都是由木、火、土、金、水五种物质元素所组成，自然界各种事物和现象的发展变化都是这五种物质不断运动和相互作用的结果。将五行学说运用于中医学所建立的中医基本理论，用以解释人体内脏之间的相互关系，脏腑组织器官的属性、运动变化以及人体与外界环境的关系。《灵枢·阴阳二十五人》就是以五行学说为基础，按照个体的五行属性，把人群分为木、火、土、金、水五种基本类型，每型根据五行的偏正多少分为五个亚型，共计五五二十五种人。

（二）人格体质分类的医学基础

中医学认为，人的体质存在形态结构、脏腑功能、阴阳气血之间的差异，所以人格体质的分类除了受到中国古代哲学思想的影响外，还有着丰富的医学基础。比如，《灵枢·论痛》认为，不同体质的人，"筋骨之强弱，肌肉之坚脆，皮肤之厚薄，腠理之疏密，各不同"。《灵枢·通天》中，少师说："盖有太阴之人、少阴之人、太阳之人、少阳之人、阴阳平和之人。凡五人者，其态不同，其筋骨气血各不等。"《灵枢·逆顺肥瘦》和《灵枢·卫气失常》将人根据个体形态与功能差异分为胖人、瘦人、壮人、常人四种类型。张景岳根据脏腑之阴阳盛衰，将体质分为"阴脏、阳脏、平脏"三种。华岫云在《临证指南医案》中根据叶天士的辨证方法，从形态特征、肌肉坚实与柔软以及面色、肤色方面，将体质分为阴阳两型。章楠在《医门棒喝》中根据个体阴阳量的盛、旺、虚、弱，将体质分为阳旺阴虚、阴阳俱盛、阴盛阳虚、阴阳两弱四种类型。金子久在《金子久医案》中根据个体在形态特征、肤色及嗜好等方面的差异，将虚弱性体质分为阳虚型和阴虚型等。这些都表明，不同体质的人存在形态结构、生理功能等身体素质方面的差异。

三、人格体质的类型

人格体质分类研究是中医人格体质论的核心内容，有助于了解不同个体的体质差异。中医学对体质的分类主要是根据个体在阴阳五行、形态结构、脏腑功能、精气血津液等方面的差异进行的。

人格体质分类最早见于《黄帝内经》。此书以阴阳五行学说为基础，以个体的形体外貌及脏腑状况为依据，以"司外揣内""以表知里"为基本研究方法，对体质进行了全面、系统而具体的划分。《灵枢·逆顺肥瘦》从形态结构、气血情况等方面将体质分为肥人、瘦人、常人、壮士和婴儿等不同类型。肥人"广肩，腋项肉薄，厚皮而黑色，唇临临然，其血黑以浊，其气涩以迟"。"瘦人者，皮薄色少，肉廉廉然，薄唇轻言，其血清气滑，易脱于气，易损于血"。常人"端正敦厚者，其血气和调"。壮士则"坚肉缓节，监监然，此人重则气涩血浊……劲则气滑血清"。婴儿"其肉脆，血少气弱"。《灵枢·卫气失常》把肥胖的人按皮肤纹理及皮下结缔组织的特性分为膏、脂和肉三种类型。《灵枢·论勇》根据人格心理特征在勇怯方面的典型差异，将体质分为勇和怯两种类型。"勇士者，目深以固，长衡直扬，三焦理横，其心端直，其肝大以坚，其胆满以傍，怒则气盛而胸张，肝举而胆横，眦裂而目扬，毛起而面苍，此勇士之由然者也"。"怯士者，目大而不减，阴阳相失，其焦理纵，髑骺短而小，肝系缓，其胆不满而纵，肠胃挺，胁下空，虽方大怒，气不能满其胸，肝肺虽举，气衰复下，故不能久怒，此怯士之所由然者也"。勇士和怯士不仅在外部特征和脏腑组织形态方面存在不同，而且在心理特征方面也存在明显不同。

后世医家们在《黄帝内经》的基础上，结合各自的研究和实践，分别从不同的角度对体质进行了分类，丰富和发展了中医体质学。

在颇多的体质分类中，最具代表性的是《黄帝内经》所提出的阴阳五态人和阴阳二十五人。此种分类方法以阴阳五行理论为基础，综合先天禀赋因素和后天环境因素对人格体质的影响，充分体现了中医学"天人合一"的特点。

（一）阴阳五态人

《灵枢·通天》根据个体阴阳含量的多少，并结合个体的行为表现、心理性格及生理功能等将体质分为五类，即多阴而无阳的太阴之人、多阴少阳的少阴之人、多阳而无阴的太阳之人、多阳而少阴的少阳之人，以及阴阳之气和的阴阳和平之人。云："少师曰：盖有太阴之人、少阴之人、太阳之人、少阳之人、阴阳平和之人，凡五人者，其态不同，其筋骨气血各不等。"

1. 太阴之人

①太阴之人的性格特点：《灵枢·通天》云："少师曰：太阴之人，贪而不仁，下齐湛湛，好纳而恶出，心和而不发，不务于时，动而后之引，此太阴之人也。"意思是，太阴之人的性格特征是贪小利而不宽厚，貌似谦卑而内心险恶，喜欢接受别人的东西而不愿赠予他人东西，喜怒不形于色，不识时务，只知利己，行动上惯用后发制人的

手段。

②太阴之人的外在表现：少师曰："太阴之人，其状黮黮然黑色，念然下意，临临然长大，腘然未偻，此太阴之人也。"意思是，太阴之人的外在表现是颜面皮肤阴沉黑暗，装作谦虚，不轻易表露心思，身材威武高大，却卑躬屈膝，点头哈腰，故作姿态。

③太阴之人的调治：少师又曰："太阴之人，多阴而无阳，其阴血浊，其卫气涩，阴阳不和，缓筋而厚皮，不之疾泻，不能移之。"意思是，太阴之人，阴气多而无阳气。他的阴血浓浊，卫气滞涩，阴阳之间不调和，所以筋脉舒缓而皮肤厚。治疗这种体质的人，要迅速泻其阴分，以改变其阴阳不调和的状况。

2. 少阴之人

①少阴之人的性格特点：《灵枢·通天》云："少师曰：少阴之人，小贪而贼心，见人有亡，常若有得，好伤好害，见人有荣，乃反愠怒，心疾而无恩，此少阴之人也。"意思是，少阴之人的性格特征是喜欢贪图小利，心术不正，看到别人有损失，好像自己受益一样，喜欢攻击、伤害别人，看到别人有了高兴的事儿，自己就感到愤怒，心怀忌恨而薄情寡义。

②少阴之人的外在表现：少师曰："少阴之人，其状清然窃然，固以阴贼，立而躁崄，行而似伏，此少阴之人也。"意思是，少阴之人的外在表现是，外貌看似很清高，但行动鬼祟，偷偷摸摸，深怀害人之心，站立时躁动不安，显示出邪恶之相，走路时向前俯身。

③少阴之人的调治：少师曰："少阴之人，多阴而少阳，小胃而大肠，六腑不调，其阳明脉小，而太阳脉大，必审而调之，其血易脱，其气易败也。"意思是说，少阴之人，阴气多而阳气少，胃小而肠大，六腑的形态功能不协调。胃小，足阳明胃经的脉气就微小；肠大，手太阳小肠经的脉气就盛大，因气少不能摄血，故容易造成血脱、气败的局面。因此，必须根据阴阳盛衰的情况而进行调治。

3. 太阳之人

①太阳之人的性格特点：《灵枢·通天》云："少师曰：太阳之人，居处于于，好言大事，无能而虚说，志发于四野，举措不顾是非，为事如常自用，事虽败而常无悔，此太阳之人也。"意思是，太阳之人的性格特征是，具有强烈的表现欲望，趾高气扬，喜欢侃侃而谈，却没有能力去做，好高骛远，做事不顾后果，自以为是，即使事情失败了也不后悔。

②太阳之人的外在表现：少师曰："太阳之人，其状轩轩储储，反身折腘，此太阳之人也。"意思是，太阳之人的外在表现是昂首挺胸，踌躇满志，洋洋自得，显得高傲自负，妄自尊大。

③太阳之人的调治：少师曰："太阳之人，多阳而少阴，必谨调之，无脱其阴，而泻其阳。阳重脱者易狂，阴阳皆脱者，暴死不知人也。"意思是，太阳之人，阳气多而阴气少，一定要谨慎调治，不能泻其阴，以防止阴气虚脱，只能泻其阳，但不要泻得太过。如果阳气过度损伤，则容易导致阳气外泄，虚阳浮越于外，形成狂证。如果阴阳俱脱，便会暴死或突然不省人事。

4. 少阳之人

①少阳之人的性格特点:《灵枢·通天》云:"少师曰:少阳之人,谩谛好自贵,有小小官,则高自宜,好为外交,而不内附,此少阳之人也。"意思是,少阳之人的性格特征是,做事精细,谨小慎微,自尊虚荣,有了小小的官职就会沾沾自喜,自我宣扬,喜欢外事活动,不愿默默无闻地埋头工作。

②少阳之人的外在表现:少师曰:"少阳之人,其状立则好仰,行则好摇,其两臂两肘则常出于背,此少阳之人也。"意思是,少阳之人的外在表现是,在站立时习惯于把头仰得很高,行走时习惯于身体晃动,两条胳膊常常倒背在背后。

③少阳之人的调治:少师曰:"少阳之人,多阳少阴,经小而络大,血在中而气在外,实阴而虚阳,独泻其络脉则强,气脱而疾,中气不足,病不起也。"意思是,少阳之人,阳气多而阴气少。这种人经脉小而络脉大,血脉在内而气络在外,治疗时补其阴经,泻其阳络,便能恢复健康。但如果单独泻络脉太过,又会迫使阳气快速消耗,导致中气严重不足,病难痊愈。

5. 阴阳平和之人

①阴阳平和之人的性格特点:《灵枢·通天》云:"少师曰:阴阳和平之人,居处安静,无为惧惧,无为欣欣,婉然从物,或与不争,与时变化,尊则谦谦,谭而不治,是谓至治。"意思是,阴阳平和之人的性格特征是,经常心安意静,没有惊恐忧惧,清心寡欲而不过分欣喜,顺从事物发展的规律,不贪不争,善于适应形势的变化,如居高位也会谦恭以待下,注重以理服人而不采用压制的手段整治他人,具有很好的管理才能。

②阴阳平和之人的外在表现:少师曰:"阴阳和平之人,其状委委然,随随然,颙颙然,愉愉然,璇璇然,豆豆然,众人皆曰君子,此阴阳和平之人也。"意思是说,阴阳平和之人的外在表现是,外貌从容稳重,举止大方,性格温和,态度严肃,待人和蔼,慈眉善目,神情爽朗,高雅圆融,大家称其为君子。

③阴阳平和之人的调治:少师曰:"阴阳和平之人,其阴阳之气和,血脉调,谨诊其阴阳,视其邪正,安容仪,审有余不足,盛则泻之,虚则补之,不盛不虚,以经取之。"意思是,阴阳平和之人,阴气与阳气协调和合,血脉调顺。治疗时应谨慎地察看其阴阳的变化,邪正的盛衰,并且要端详其面容、情态是否正常,以推断脏腑、经脉、气血的有余或不足,邪盛就用泻法,正虚就用补法,没有过盛与不足的病证,就按照病证所属经脉治疗。

(二) 阴阳二十五人

《灵枢·阴阳二十五人》运用阴阳五行学说,根据个体的先天禀赋,后天的肤色、形态特征、举止、心理特征以及对环境变化的适应能力,归纳总结出木、火、土、金、水五种基本类型,然后再以五音类比,每一型根据五音的多少、正偏进一步分为五个亚形,合成二十五种类型的人。

1. 木形之人

①木形之人的体质特征:《灵枢·阴阳二十五人》云:"其为人苍色,小头,长面,

大肩背，直身，小手足。""能春夏不能秋冬，感而病生。"意思是，木形之人，皮肤呈青色，头小面长，肩宽背厚，身体挺拔，手足偏小。对时令的适应特点是，能耐受春夏的温热，不能耐受秋冬的寒凉，秋冬季节容易感受病邪而生病。

②木形之人的人格特征：《灵枢·阴阳二十五人》云："好有才，劳心，少力，多忧劳于事。""足厥阴，佗佗然。大角之人，比于左足少阳，少阳之上遗遗然。左角（一曰少角）之人，比于右足少阳，少阳之下随随然。钛角（一曰右角）之人，比于右足少阳，少阳之上推推然。判角之人，比于左足少阳，少阳之下栝栝然。"意思是，木形之人的基本特征是有才能，多劳心思虑，体力不强，多愁善感。木形之人又分为上角之人、大角之人、左角之人、钛角之人、判角之人。上角之人"佗佗然"，其特征是柔美而稳重；大角之人"遗遗然"，其特征是谦和优柔；左角之人"随随然"，其特征是过于随和顺从；钛角之人"推推然"，其特征是勇于上进；判角之人"栝栝然"，其特征是正直不阿。

2. 火形之人

①火形之人的体质特征：《灵枢·阴阳二十五人》云："其为人赤色，广䏚，锐面小头，好肩背髀腹，小手足。""肩背肉满。""能春夏，不能秋冬，秋冬感而病生。"意思是，火形之人，皮肤呈红色，齿根宽广，面瘦而头小，肩背腰腹及两腿发育匀称美好，手足小。对时令的适应特点是，能耐受春夏的温热，不能耐受秋冬的寒凉，秋冬季节容易感受病邪而生病。

②火形之人的人格特征：《灵枢·阴阳二十五人》云："行安地，疾心，行摇。""有气轻财，少信，多虑，见事明，好颜，急心，不寿暴死。""手少阴核核然。质徵之人，比于左手太阳，太阳之上，肌肌然。少徵之人比于右手太阳，太阳之下慆慆然。右徵之人比于右手太阳，太阳之上鲛鲛然。质判之人，比于左手太阳，太阳之下支支颐颐然。"意思是，火形之人的基本特征是步伐稳健，心性急躁，走路时身体摇摆，有气魄轻钱财，但少信用，多思虑，观察和分析问题敏锐而又透彻，不长寿而多暴病而死。火形之人又分为上徵之人、质徵之人、少徵之人、右徵之人和质判之人。上徵之人"核核然"，其特征是对事物认识深刻，讲求实效，雷厉风行；质徵之人"肌肌然"，其特征是见识肤浅；少徵之人"慆慆然"，其特征是善动而多疑；右徵之人"鲛鲛然"，其特征是上进但鲁莽；质判之人"支支颐颐然"，其特征是乐观，无忧无虑。

3. 土形之人

①土形之人的体质特征：《灵枢·阴阳二十五人》云："其为人黄色，圆面，大头，美肩背，大腹，美股胫，小手足，多肉，上下相称。""能秋冬不能春夏，春夏感而病生。"意思是，土形之人，皮肤呈黄色，面圆头大，肩背匀称美好，腰腹壮大，两腿修长健美，手足小，肌肉丰满，身体各部发育匀称。对时令的适应特点是，能耐受秋冬的寒凉，不能耐受春夏的温热，春夏季节容易感受病邪而生病。

②土形之人的人格特征：《灵枢·阴阳二十五人》云："行安地，举足浮，安心，好利人，不喜权势，善附人也。""足太阴敦敦然。太宫之人，比于左足阳明，阳明之上婉婉然。加宫之人，比于左足阳明，阳明之下坎坎然。少宫之人，比于右足阳明，阳明

之上枢枢然。左宫之人，比于右足阳明，阳明之下兀兀然。"意思是说，土形之人的基本特征是步履轻盈而又稳健，性情安稳，做事谨慎，不骄不躁，助人为乐，不喜欢权势，善于团结他人。土形之人又分为上宫之人、太宫之人、加宫之人、少宫之人和左宫之人。上宫之人"敦敦然"，其特征是诚实敦厚；太宫之人"婉婉然"，其特征是平和柔顺；加宫之人"坎坎然"，其特征是快活无忧；少宫之人"枢枢然"，其特征是处事圆滑；左宫之人"兀兀然"，其特征是独立奋进。

4. 金形之人

①金形之人的体质特征：《灵枢·阴阳二十五人》云："其为人方面，白色，小头，小肩背，小腹，小手足，如骨发踵外。""能秋冬不能春夏，春夏感而病生。"意思是，金形之人，皮肤呈白色，小头方脸，肩背瘦小，腹小，手足小，足跟坚硬。对时令的适应特点是，能耐受秋冬的寒凉，不能耐受春夏的温热，春夏季节容易感受病邪而生病。

②金形之人的人格特征：《灵枢·阴阳二十五人》云："骨轻，身清廉，急心，静悍，善为吏。""手太阴敦敦然。钛商之人，比于左手阳明，阳明之上廉廉然。右商之人，比于左手阳明，阳明之下脱脱然。左商之人，比于右手阳明，阳明之上监监然。少商之人，比于右手阳明，阳明之下严严然。"意思是，金形之人的基本特征是行走轻快，禀性廉洁，性情急躁，静则安，动则强悍，具有领导才能，善于判断。金形之人又分为上商之人、钛商之人、右商之人、左商之人和少商之人。上商之人"敦敦然"，其特征是坚强不屈；钛商之人"廉廉然"，其特征是廉洁自律；右商之人"脱脱然"，其特征是俊美潇洒；左商之人"监监然"，其特征是明察秋毫；少商之人"严严然"，其特征是威严庄重。

5. 水形之人

①水形之人的体质特征：《灵枢·阴阳二十五人》云："其为人黑色，面不平，大头，廉颐，小肩，大腹，动手足。""下尻长，背延延然。""能秋冬不能春夏，春夏感而病生。"意思是，水形之人，皮肤呈黑色，颜面凹凸不平，头大脸宽，肩小腹大，手足好动，腰背及臀尾部较长。对时令的适应特点是，能耐受秋冬的寒凉，不能耐受春夏的温热，春夏季节容易感受病邪而生病。

②水形之人的人格特征：《灵枢·阴阳二十五人》云："发行摇身。""不敬畏，善欺绐人，戮死。""足少阴汗汗然。大羽之人，比于右足太阳，太阳之上颊颊然。少羽之人，比于左足太阳，太阳之下纡纡然。众之为人，比于右足太阳，太阳之下洁洁然。桎之为人，比于左足太阳，太阳之上安安然。"意思是，水形之人的基本特征是走路时身体摇摆晃动，对人不敬重也不畏惧，善于欺诈，容易因作恶而被杀戮。水形之人又分为上羽之人、大羽之人、少羽之人、众之为人和桎之为人。上羽之人"汗汗然"，其特征是为人卑下；大羽之人"颊颊然"，其特征是神情扬扬自得；少羽之人"纡纡然"，其特征是心情郁闷；众之为人"洁洁然"，其特征是文静而清高；桎之为人"安安然"，其特征是安定自若。

总之，中医学从"形神合一"的整体观念出发认识人格，将人格与生理体质因素联系起来，强调体质因素在人格中的重要作用，强调心理与生理的统一，不同的人格具有某种体质的特点，而不同的体质具有不同的疾病倾向。故人格测试，可作为判断不同疾病倾向的参考。

【知识链接】

《中医体质分类与判定》标准

中华中医药学会 2009 年 4 月 9 日，由北京中医药大学王琦教授制定的《中医体质分类与判定》标准正式发布。该标准是我国第一部指导和规范中医体质研究及应用的文件，旨在为体质辨识及与中医体质相关疾病的防治、养生保健、健康管理提供依据，使体质分类科学化、规范化。该标准将体质分为平和质、气虚质、阳虚质、阴虚质、痰湿质、湿热质、血瘀质、气郁质、特禀质九个类型。

一、中医体质分类与判定

（一）平和质（A 型）

总体特征：阴阳气血调和，以体态适中、面色红润、精力充沛等为主要特征。

形体特征：体形匀称健壮。

常见表现：面色、肤色润泽，头发稠密有光泽，目光有神，鼻色明润，嗅觉通利，唇色红润，不易疲劳，精力充沛，耐受寒热，睡眠良好，胃纳佳，二便正常，舌色淡红，苔薄白，脉和缓有力。

心理特征：性格随和开朗。

发病倾向：平素患病较少。

对外界环境适应能力：对自然环境和社会环境适应能力较强。

（二）气虚质（B 型）

总体特征：元气不足，以疲乏、气短、自汗等气虚表现为主要特征。

形体特征：肌肉松软不实。

常见表现：平素语音低弱，气短懒言，容易疲乏，精神不振，易出汗，舌淡红，舌边有齿痕，脉弱。

心理特征：性格内向，不喜冒险。

发病倾向：易患感冒、内脏下垂等病；病后康复缓慢。

对外界环境适应能力：不耐受风、寒、暑、湿邪。

（三）阳虚质（C 型）

总体特征：阳气不足，以畏寒怕冷、手足不温等虚寒表现为主要特征。

形体特征：肌肉松软不实。

常见表现：平素畏冷，手足不温，喜热饮食，精神不振，舌淡胖嫩，脉沉迟。

心理特征：性格多沉静、内向。

发病倾向：易患痰饮、肿胀、泄泻等病；感邪易从寒化。

对外界环境适应能力：耐夏不耐冬；易感风、寒、湿邪。

（四）阴虚质（D型）

总体特征：阴液亏少，以口燥咽干、手足心热等虚热表现为主要特征。

形体特征：体形偏瘦。

常见表现：手足心热，口燥咽干，鼻微干，喜冷饮，大便干燥，舌红少津，脉细数。

心理特征：性情急躁，外向好动，活泼。

发病倾向：易患虚劳、失精、不寐等病；感邪易从热化。

对外界环境适应能力：耐冬不耐夏；不耐受暑、热、燥邪。

（五）痰湿质（E型）

总体特征：痰湿凝聚，以形体肥胖、腹部肥满、口黏苔腻等痰湿表现为主要特征。

形体特征：体形肥胖，腹部肥满松软。

常见表现：面部皮肤油脂较多，多汗且黏，胸闷，痰多，口黏腻或甜，喜食肥甘甜黏，苔腻，脉滑。

心理特征：性格偏温和、稳重，多善于忍耐。

发病倾向：易患消渴、中风、胸痹等病。

对外界环境适应能力：对梅雨季节及湿重环境适应能力差。

（六）湿热质（F型）

总体特征：湿热内蕴，以面垢油光、口苦、苔黄腻等湿热表现为主要特征。

形体特征：形体中等或偏瘦。

常见表现：面垢油光，易生痤疮，口苦口干，身重困倦，大便黏滞不畅或燥结，小便短黄，男性易阴囊潮湿，女性易带下增多，舌质偏红，苔黄腻，脉滑数。

心理特征：容易心烦急躁。

发病倾向：易患疮疖、黄疸、热淋等病。

对外界环境适应能力：对夏末秋初湿热气候，湿重或气温偏高环境较难适应。

（七）血瘀质（G型）

总体特征：血行不畅，以肤色晦暗、舌质紫暗等血瘀表现为主要特征。

形体特征：胖瘦均见。

常见表现：肤色晦暗，色素沉着，容易出现瘀斑，口唇暗淡，舌暗或有瘀点，舌下络脉紫暗或增粗，脉涩。

心理特征：易烦，健忘。

发病倾向：易患癥瘕及痛证、血证等。

对外界环境适应能力：不耐受寒邪。

（八）气郁质（H型）

总体特征：气机郁滞，以神情抑郁、忧虑脆弱等气郁表现为主要特征。

形体特征：形体瘦者为多。

常见表现：神情抑郁，情感脆弱，烦闷不乐，舌淡红，苔薄白，脉弦。

心理特征：性格内向不稳定、敏感多虑。

发病倾向：易患脏躁、梅核气、百合病及郁证等。

对外界环境适应能力：对精神刺激适应能力较差；不适应阴雨天气。

（九）特禀质（Ⅰ型）

总体特征：先天失常，以生理缺陷、过敏反应等为主要特征。

形体特征：过敏体质者一般无特殊；先天禀赋异常者或有畸形，或有生理缺陷。

常见表现：过敏体质者常见哮喘、风团、咽痒、鼻塞、喷嚏等；患遗传性疾病者有垂直遗传、先天性、家族性特征；患胎传性疾病者具有母体影响胎儿个体生长发育及相关疾病特征。

心理特征：随禀质不同情况各异。

发病倾向：过敏体质者易患哮喘、荨麻疹、花粉症及药物过敏等；遗传性疾病如血友病、先天愚型等；胎传性疾病如"五迟"（立迟、行迟、发迟、齿迟和语迟）、"五软"（头软、项软、手足软、肌肉软、口软）、解颅、胎惊等。

对外界环境适应能力：适应能力差，如过敏体质者对易致过敏季节适应能力差，易引发宿疾。

二、中医体质分类的判定

（一）判定方法

回答《中医体质分类与判定表》中的全部问题，每一问题按5级评分，计算原始分及转化分，依标准判定体质类型。

原始分＝各个条目分值相加。

转化分数＝〔（原始分－条目数）/（条目数×4）〕×100

（二）判定标准

平和质为正常体质，其他8种体质为偏颇体质。判定标准见下表。

平和质与偏颇体质判定标准表

体质类型	条件	判定结果
平和质	转化分≥60分	是
	其他8种体质转化分均<30分	
	转化分≥60分	基本是
	其他8种体质转化分均<40分	
	不满足上述条件者	否
偏颇体质	转化分≥40分	是
	转化分30～39分	倾向是
	转化分<30分	否

（三）表格

阳虚质

请根据近1年的体验和感觉，回答以下问题	没有（根本不）	很少（有一点）	有时（有些）	经常（相当）	总是（非常）
（1）您手脚发凉吗	1	2	3	4	5
（2）您胃脘部、背部或腰膝部怕冷吗	1	2	3	4	5
（3）您感到怕冷、衣服比别人穿得多吗	1	2	3	4	5
（4）您比一般人耐受不了寒冷（冬天的寒冷，夏天的冷空调、电扇等）吗	1	2	3	4	5
（5）您比别人容易患感冒吗	1	2	3	4	5
（6）您吃（喝）凉的东西会感到不舒服或者怕吃（喝）凉东西吗	1	2	3	4	5
（7）你受凉或吃（喝）凉的东西后，容易腹泻（拉肚子）吗	1	2	3	4	5

判断结果：□是 □倾向是 □否

阴虚质

请根据近1年的体验和感觉，回答以下问题	没有（根本不）	很少（有一点）	有时（有些）	经常（相当）	总是（非常）
（1）您感到手脚心发热吗	1	2	3	4	5
（2）您感觉身体、脸上发热吗	1	2	3	4	5
（3）您皮肤或口唇干吗	1	2	3	4	5
（4）您口唇的颜色比一般人红吗	1	2	3	4	5
（5）您容易便秘或大便干燥吗	1	2	3	4	5
（6）您面部两潮红或偏红吗	1	2	3	4	5
（7）您感到眼睛干涩吗	1	2	3	4	5
（8）您活动量稍大就容易出虚汗吗	1	2	3	4	5

判断结果：□是 □倾向是 □否

气虚质

请根据近1年的体验和感觉，回答以下问题	没有（根本不）	很少（有一点）	有时（有些）	经常（相当）	总是（非常）
（1）你容易疲乏吗	1	2	3	4	5
（2）您容易气短（呼吸短促，接不上气）吗	1	2	3	4	5
（3）您容易心慌吗	1	2	3	4	5
（4）您容易头晕或站起时晕眩吗	1	2	3	4	5
（5）您比别人容易患感冒吗	1	2	3	4	5
（6）您喜欢安静、懒得说话吗	1	2	3	4	5
（7）您说话声音无力吗	1	2	3	4	5
（8）您活动量就容易出虚汗吗	1	2	3	4	5
判断结果：□是　□倾向是　□否					

痰湿质

请根据近1年的体验和感觉，回答以下问题	没有（根本不）	很少（有一点）	有时（有些）	经常（相当）	总是（非常）
（1）您感到胸闷或腹部胀满吗	1	2	3	4	5
（2）您感到身体学生不轻松或不爽快吗	1	2	3	4	5
（3）您腹部肥满松软吗	1	2	3	4	5
（4）您有额部油脂分泌多的现象吗	1	2	3	4	5
（5）您上眼睑比别人肿（上眼睑有轻微隆起的现象）吗	1	2	3	4	5
（6）您嘴里有黏黏的感觉吗	1	2	3	4	5
（7）您平时痰多，特别是咽喉部总感到有痰堵着吗	1	2	3	4	5
（8）您舌苔厚腻或有舌苔厚厚的感觉吗	1	2	3	4	5
判断结果：□是　□倾向是　□否					

湿热质

请根据近1年的体验和感觉，回答以下问题	没有（根本不）	很少（有一点）	有时（有些）	经常（相当）	总是（非常）
（1）您面部或鼻部有油腻感或者油亮发光吗	1	2	3	4	5
（2）您容易生痤疮或疮疖吗	1	2	3	4	5
（3）您感到口苦或嘴里有异味吗	1	2	3	4	5
（4）您大便黏滞不爽、有解不尽的感觉吗	1	2	3	4	5
（5）您小便时尿道有发热感、尿色浓（深）吗	1	2	3	4	5
（6）您带下色黄（白带颜色发黄）吗（限女性回答）	1	2	3	4	5
（7）您的阴囊部位潮湿吗	1	2	3	4	5

判断结果：□是 □倾向是 □否

血瘀质

请根据近1年的体验和感觉，回答以下问题	没有（根本不）	很少（有一点）	有时（有些）	经常（相当）	总是（非常）
（1）您的皮肤在不知不觉中会出现青紫瘀斑（皮下出血）吗	1	2	3	4	5
（2）您两颧部有细微红丝吗	1	2	3	4	5
（3）您身体上有哪里疼痛吗	1	2	3	4	5
（4）您面色晦暗或容易出现褐斑吗	1	2	3	4	5
（5）您容易有黑眼圈吗	1	2	3	4	5
（6）您容易忘事（健忘）吗	1	2	3	4	5
（7）您口唇颜色偏暗吗	1	2	3	4	5

判断结果：□是 □倾向是 □否

特禀质

请根据近 1 年的体验和感觉，回答以下问题	没有（根本不）	很少（有一点）	有时（有些）	经常（相当）	总是（非常）
（1）您没有感冒时也会打喷嚏吗	1	2	3	4	5
（2）您没有感冒时也会鼻塞、流鼻涕吗	1	2	3	4	5
（3）您有因季节变化、温度变化或异味等原因而咳喘的现象吗	1	2	3	4	5
（4）您容易过敏（对药物、食物、气味、花粉或在季节交替、气候变化时）吗	1	2	3	4	5
（5）您的皮肤容易起荨麻疹（风团、风疹块、风疙瘩）吗	1	2	3	4	5
（6）您的皮肤有因过敏出现过紫癜（紫红色瘀点、瘀斑）吗	1	2	3	4	5
（7）您的皮肤一抓就红，并出现抓痕吗	1	2	3	4	5
判断结果：□是 □倾向是 □否					

气郁质

请根据近 1 年的体验和感觉，回答以下问题	没有（根本不）	很少（有一点）	有时（有些）	经常（相当）	总是（非常）
（1）您感到闷闷不乐吗	1	2	3	4	5
（2）您容易精神紧张、焦虑不安吗	1	2	3	4	5
（3）您多愁善感、感情脆弱吗	1	2	3	4	5
（4）您容易感到害怕或受到惊吓吗	1	2	3	4	5
（5）您胁肋部或乳房胀痛吗	1	2	3	4	5
（6）您无缘无故叹气吗	1	2	3	4	5
（7）您咽喉部有异物感，且吐之不出、咽之不下吗	1	2	3	4	5
判断结果：□是 □倾向是 □否					

平和质

请根据近1年的体验和感觉，回答以下问题	没有 （根本不）	很少 （有一点）	有时 （有些）	经常 （相当）	总是 （非常）
（1）您精力充沛吗	1	2	3	4	5
（2）您容易疲乏吗*	1	2	3	4	5
（3）您说话声音无力吗*	1	2	3	4	5
（4）您感到闷闷不乐吗*	1	2	3	4	5
（5）您比一般人耐受不了寒冷（冬天的寒冷，夏天的冷空调、电扇）吗*	1	2	3	4	5
（6）您能适应外界自然和社会环境的变化吗	1	2	3	4	5
（7）您容易失眠吗*	1	2	3	4	5
（8）您容易忘事（健忘）吗*	1	2	3	4	5
判断结果：□是 □倾向是 □否					

注：标有*的条目需先逆向计分，即：1→5，29→4，3→3，4→2，5→1，再用公式转化分。

第七节 阴阳睡梦论

一、概述

（一）睡眠的概念与特征

1.睡眠的概念

人的生命活动约有 1/3 是在睡眠中度过的，因此，睡眠是生命活动中不可忽视的重要内容。睡眠不仅是生理过程，也是心理过程，是受睡眠 – 觉醒中枢主动调节的一种周期性的可逆性静息现象。

现代心理学认为，睡眠不仅仅是觉醒的简单结束，而是大脑产生的一个主动抑制过程。睡眠并非完全失去意识，而是处于与觉醒相对的意识状态。

从睡眠生理的角度看，睡眠是人类乃至其他动物极为平常和普遍的生理现象，这是生理活动的必要过程，可认为是一种生理休整活动。良好的睡眠具有恢复精力、解除疲劳的作用，是身心健康的重要保证。

在我国古代，"睡"和"眠"本是两个单音词，将其合成为"睡眠"一词出现较晚。"睡""眠"虽然都有睡眠的意思，但还是有区别的。《说文解字》曰："睡，坐寐也，从目垂。"本义是指眼皮下垂，坐着打瞌睡。"眠"通"瞑"。《说文解字》曰："瞑，翕目也，从目冥。"本义是指眼睛闭合。古代文献中常用的相当于现代所说"睡眠"的词为"寐"，与之相对则称为"寤"。《说文解字》曰："寐，卧也。""卧，休也。"睡眠就是卧床休息，因此古文献中也常以"卧"表示睡眠，如"梦，卧而以为然也"（《墨子·经上》）、"心卧则梦"（《荀子·解蔽》）等。《黄帝内经》中也多次出现这种文字现象，如《灵枢·大惑论》云："阳气尽则卧，阴气尽则寐。"其中以"卧""寐"对举，显然是以"卧"代"寐"为睡眠。

2. 睡眠的特征

中国古代的文字学家从字面上表达了睡眠的外部形态，但古代思想家却深刻地剖析了睡眠的特征。《庄子·齐物论》云："其寐也魂交。"认为睡眠是与觉醒不同的精神活动，属于"魂"的范畴。《荀子·解蔽》云："心卧则梦。"指出梦是睡眠中的特殊心理现象。《墨子·经上》云："卧，知无知也。"描述了人的感知、认知能力在睡眠时处于潜藏状态。《释名·释姿容》云："眠，泯也；无知，泯泯也。"但这种"无知"并非没有意识，只不过是没有自主的意识。正如南朝文学家谢灵运诗曰："觉谓寝无知，寐中非无见，意状盈眼前，好恶迭万变。"因此这种"无知"，准确地说应是"无自知"。之所以如此，是因为人在睡卧时气化活动有别于觉醒时，故《释名·释姿容》又曰："卧，化也；精气变化不与觉时同也。"之后《增韵》又提出："寐，昧也，目闭神藏。"朱熹的《朱子大全集·答陈安卿》也提出："神运魄随而为寤""魄定神蛰而为寐。""神藏""神蛰"简明而精确地阐发了"知无知"的含义，道出了睡眠的特征。

（二）睡眠与阴阳

梦是伴随着睡眠时相的阴阳周期变化而发生的。就睡眠到觉醒而言，觉醒状态为阳，睡眠状态为阴。睡眠状态虽属阴主静，但在其阴静过程中又可再分阴阳。根据睡眠中脑电波的变化，可将睡眠过程分为快波睡眠（FWS）和慢波睡眠（SWS）两种时相。

快波睡眠在外部可表现为眼球快速运动，慢波睡眠则没有快速眼球运动。这两种睡眠时相一快一慢，一动一静，阴阳有别。睡眠中的快波睡眠属性为阳，是阴中之阳；慢波睡眠属性为阴，是阴中之阴。睡眠过程中两个时相的相互交替，实际就是阴阳转化。

快波睡眠的脑电变化及眼球运动，反映了睡眠中的意识活动并没有完全静止，这时易受各种不同刺激而触发有别于觉醒意识的特殊意象活动，即做梦。快波睡眠为阴中之阳，因此梦是阴中之阳的产物。阴阳睡梦理论认为，卫气昼行于阳而寤，夜行于阴而寐，卫气夜行于阴分也有阴之多少的不同。《素问·天元纪大论》曰："阴阳之气各有多少，故曰三阴三阳也。"因此，一阴一阳可根据其量之多少分为三阴三阳。阴有太阴、少阴、厥阴之分，其中太阴为三阴，阴气最盛，为阴中之至阴；少阴为二阴，阴气次之，为阴中之阴；厥阴为一阴，阴气相对最少，阴消阳长，故为阴中之阳。卫气夜行于阴分经历了这三个不同的时期，在太阴之时阴气最盛，因此睡得深沉；在少阴之时阴气次之，因此睡得相对轻浅；当进入厥阴之时，阴已不能制约睡眠中的意象活动而发梦。因此，从卫气运行的角度，梦是发生在卫气运行至阴中之阳的阶段，此时梦的活动不同于卫气行于阳分的自主意识活动，而是在睡眠中当阴气消长变化至不能完全制阳时所发生的无自主的意象活动。

梦是伴随睡眠所发生的不可缺少的一种自发的意象活动。中医学认为，这也是人身之神活动的一种表现形式。睡眠中的梦则是低一层次魂的活动表现，正如《类经》所言："魂之为言，如梦寐恍惚，变幻游行之境皆是也。"

中医心理学认为，梦的产生是五神之一魂的活动表现。在觉醒状态下，魂与神同来同往，故无"白日做梦"。在睡眠中，神静处于休息和抑制状态，魂可不受神的约束而独自行动，则为梦。在深睡眠中，魂尚能静守于内，故无梦；浅睡眠为厥阴之时，卫气相对活跃，肝主厥阴而藏魂，魂受卫气激惹不能静守，故多梦；魂的动静还受心神动静、肝血盈亏的影响，因此心神不安、血不舍魂，皆可致魂不安而多梦。此外，按阴阳之理，精神之中，精为阴而神为阳；从五神来说，神魂皆为阳，然神为阳中之阳，魂为阳中之阴；白昼神动为阳，入夜神静为阴；阴中亦再分阴阳，则魂随神静无梦为阴，魂离神动发梦为阳，故发梦仍未离阴阳之理。

（三）睡眠与梦

梦是发生在睡眠过程中的一种特殊生理心理现象。睡眠过程中大约有 1/5 的时间是在做梦，所以说世界上不存在无梦的睡眠，也没有无睡眠的梦。所谓无梦，只不过醒后将其忘却而已。

既然梦是在睡眠中发生的，所以与睡眠一样，梦也与阴阳变化密切相关，对人的身心健康同样具有重要影响。梦是睡眠中的一种特殊心理活动，并非鬼神所托，这是唯物论者对梦本质认识的基本观点。《墨子·经上》云："梦，卧而以为然也。"即朴素的认识到梦是在睡眠中以为自己见到什么和做了什么。《说文解字》："梦，寐而有觉也。"郑玄注《周礼》曰："梦者，人精神所寤。"这些阐述中都认识到梦是睡眠中的一种心理活动。《荀子·解蔽》曰："心，卧则梦，偷则自行，使之则谋。"阐述了梦这种在睡眠中发生的心理活动，是自己不能"使"，即摆脱自我控制的"偷则自行"，是与在觉醒状态下心神主"使"的思虑谋划等意识活动不同的特殊心理活动。朱熹在《答陈安卿问》中曰："寤寐者心之动静也，有思无思者又动中之动静也，有梦无梦者又静中之动静也。"运用心神的动静阴阳，阐述了"梦"是与"思"不同的特殊心理活动。中医学认为，"梦为魂魄飞扬，又为寐中心动"，心神总统诸神，因此梦仍是心神活动的一种特殊表现。

二、梦的中医解析

（一）中医释梦的起源与发展

中医学对梦的研究根源于古人对梦与疾病关系的认识。在当时医疗技术落后、卫生缺乏保障的情况下，人们逐渐将梦与人的疾病联系在一起。通过对梦的分析，寻找疾病的征兆与患病后的转归等。

中医释梦的基本雏形始于先秦两汉时期。在魏晋南北朝时期逐渐丰富起来，从多方面探讨治梦方法，尤其是对于疗梦药物的记载越来越多。中医释梦因为隋唐时期的经济繁荣与文化多元环境而快速发展起来。

　　总体而言，从秦汉到隋唐时期，中医释梦逐渐从经验积累阶段过渡到系统的方药理论研究。先秦两汉时期，中医释梦在理论与实践两个方面均得到了一定发展，具有代表性的著作主要有记载了梦学理论的《黄帝内经》、记载了疗梦药物的《神农本草经》，以及记载了梦的辨证论治与方剂的《金匮要略方论》等。魏晋南北朝时期，中医学从多方面探讨治梦方法，尤其是疗梦药物的记载越来越多。具有代表性的著作主要有《本草经集注》《肘后备急方》《针灸甲乙经》《脉经》等。

　　隋唐时期的经济繁荣与文化多元环境，促进了中医释梦快速发展起来。中医释梦由多位医家进行了系统与全面的整理，多部大型专著问世。具有代表性的著作主要有《诸病源候论》《黄帝内经太素》《备急千金要方》《千金翼方》《外台秘要》《新修本草》《食疗本草》等。中医释梦因宋代印刷术的发明而得以更好地著录与传播。

　　总体而言，从宋元到明清时期，中医释梦逐渐从理论研究阶段过渡到临床实践研究。宋代，政府重视对医籍的收集与整理，医家对梦与疾病的关系也有了更为深刻的认识。具有代表性的著作主要有《太平圣惠方》《圣济总录》《太平惠民和剂局方》等。除此之外，宋代的《苏沈良方》《济生方》《妇人大全良方》《医说》《针灸资生经》《证类本草》《普济本事方》《博济方》《史载之方》《鸡峰普济方》《洪氏集验方》《杨氏家藏方》《千金宝要》《全生指迷方》《仁斋直指方论》《是斋百一选方》等书都或多或少地记载有关梦的论述。金元时期的医家在理论与方药研究的基础上，更为重视理论联系实践。具有代表性的著作主要包括《素问玄机原病式》《素问病机气宜保命集》《黄帝素问宣明论方》《医学启源》《儒门事亲》《脾胃论》《格致余论》《世医得效方》等。

　　到了明清时期，有关中医释梦的医籍、有关梦证的医案极为丰富，出现了大量的有关梦证的辨证方法与治疗方药。值得一提的是，诸多医家认识到梦的成因与心理因素有关。诸多著作中理论与实践兼备，对后世中医释梦发展极具影响。具有代表性的著作有《明医指掌》《医学纲目》《医学入门》《古今医统大全》《类经》《景岳全书》《本草纲目》《普济方》《医方考》《针灸大成》《孙文垣医案》《名医类案》《医宗必读》《本草纲目拾遗》《本草求新》《本草述钩元》《医方集解》《金匮翼》《医学原始》《医林改错》《医碥》《证治汇补》《医宗己任编》《张氏医通》《医学心悟》《杂病源流犀烛》《日讲杂记》《血证论》《读医随笔》等。在疗梦药物、疗梦方剂、梦的成因、梦象梦兆、梦的精神心理因素等方面有着诸多研究。除此之外，《风痨臌膈四大证治》《医宗金鉴》《辨证录》《石室秘录》《续名医类案》《古今医案按》《临证指南医案》《柳宝诒医案》《柳选四家医案》《先醒斋医学广笔记》《归砚录》等著作中也有对于梦的论述。

　　民国时期，由于当时政府对中医学的忽视，使得中医学发展受到限制。但是在梦学理论与实践方面则出现了新的进展。具有代表性的著作主要有《丁甘仁医案》《医学衷中参西录》等。《医学衷中参西录·论脑充血证可预防及其证误名中风之由》云："今试将其发现之朕兆详列于下：心中常觉烦躁不宁，或心中时发热，或睡梦中神魂飘荡。"张锡纯记载了诸多治疗梦证的医案，指出梦象是脑充血的征兆，丰富了中医释梦的内容。

（二）梦与疾病的关系

1. 疾病导致发梦

（1）躯体疾病致梦　中医学对梦的原因进行了多方面的探讨，认为梦的发生主要包括内在因素和外在因素两个方面。具体包括脏腑功能失调、六淫邪气侵入、阴阳之气盛衰、人体状态失衡、饮食不加节制以及治疗方法不当等多方面因素。关于梦的这些认识，在当时是非常进步的，这也促进了后世医家对于中医梦说的继续探讨。

①脏腑功能失调致梦：《素问·灵兰秘典论》记载："心者，君主之官也，神明出焉。肺者，相傅之官，治节出焉。肝者，将军之官，谋虑出焉。胆者，中正之官，决断出焉。膻中者，臣使之官，喜乐出焉……故主明则下安，以此养生则寿，殁世不殆，以为天下则大昌。"指出了人体十二脏腑的主要生理功能以及相互之间的关系。脏腑的正常生理活动是人体健康生存的基础，而睡眠过程中脏腑的异常生理活动能够导致梦的发生。《素问·方盛衰论》认为，五脏气虚所梦不同。《灵枢·淫邪发梦》认为，五脏气盛所梦与脏腑之间存在相关性。以五脏气盛所梦为例，马莳认为："肺之邪盛，则梦恐惧、哭泣而飞扬，以肺之声为哭也。心之邪盛，则梦善笑而恐畏，以心之声为笑，而其志主于忧也。脾之邪盛，则梦歌乐及体重不能举，以脾之声为歌，而其体主肉也。肾之邪盛，则梦腰脊两解，不相连属，以腰为肾之府也。"可见，梦的产生与脏腑功能失调密切相关，脏腑功能失调能够决定梦的表现形式。这为后世中医学对梦的辨证论治奠定了理论基础。

②六淫邪气入侵致梦：六淫邪气入侵也是梦产生的重要因素。风为六淫之首，历代医家常在病梦辨治中强调风的作用。如《普济本事方》曰："肝经因虚，内受风邪，卧则魂散而不守。"寒为阴邪，易伤阳气，影响气血活动。如《大智度论》记载："若冷气多，则梦见水、见白。"《备急千金要方》云："（肝）虚则寒，寒则阴气壮，壮则梦山树等。"暑为阳邪，易伤津耗气。《素问·脉要精微论》云："阳盛则梦大火燔灼。"关于湿邪致梦早在《黄帝内经》中便有所认识。《灵枢·大惑论》云："人之多卧者，何气使然？岐伯曰：此人肠胃大而皮肤湿，而分肉不解焉。"《医原》云："湿属地气，地气为浊邪，浊邪最昏入神智，往往温病初起，即令人神气异常，昏糊烦躁，不知所苦；间有神清而能自主者，梦寐亦多不安，闭目即有所见。"燥邪伤人，使人内陷心营而引起多梦。《医原》云："入心包则神烦意乱，轻则多言，重则谵语，闭极则神明昏乱，呓语不休，目睛频转。"梦的发生与六淫邪气的侵入关系极为密切，《黄帝内经》认为，六淫邪气是人体发梦的一个重要因素。《灵枢·淫邪发梦》云："愿闻淫邪泮衍奈何？正邪从外袭内，而未有定舍，反淫于脏，不得安处，与营卫俱行，而与魂魄飞扬，使人卧不得安而喜梦。"明确指出了梦与邪气入侵有关。

③阴阳之气盛衰致梦：中医学认为，阴阳相对平衡才能保持健康。《素问·生气通天论》云："阴平阳秘，精神乃治。"阴阳失调可以引发疾病，并导致梦的产生。气盛气虚、气郁、气滞皆可导致梦的产生。《素问·方盛衰论》云："是以少气之厥，令人妄梦，其极至迷。三阳绝，三阴微，是为少气。"《灵枢·淫邪发梦》云："厥者，阴阳之

气不相顺接也。少气之厥，即因气虚而逆。厥气，即逆气。少气则神失其守，阳不守阴，发而为梦。"《黄帝内经》认为，阴阳重在调和。不但少气之厥可以致梦，阴阳、上下的偏盛偏衰、失其平衡都可以导致梦的产生。梦的内容也可以反映出梦象的阴阳属性，这为后世医家对梦阴阳属性的划分做了明确规定。

④人体状态失衡致梦：《素问·经脉别论》云："生病起于过用。"这是《黄帝内经》关于发病的一个重要观点。《黄帝内经》认为，梦与饮食不节以及人体有寄生虫有关。饮食不节，过饱过饥会损伤脾胃，导致梦的产生。《素问·脉要精微论》云："甚饱则梦予，甚饿则梦取。"《备急千金要方·阳性》云："凡食五味，必不得暴嗔，多令人神惊，夜梦飞扬。"指出梦与饮食有关，从饮食卫生等角度论述了梦的形成。《素问·脉要精微论》云："短虫多则梦聚众，长虫多则梦相击毁伤。"这些见解与现代医学对梦的认识有一定相通之处。治疗方法不当导致机体失衡，同样能够导致梦的发生。《素问·诊要经终论》云："秋刺夏分，病不已，令人益嗜卧，又且善梦。"陈子杰认为："心火主夏，误刺夏分而伤心，心主神，神伤而出现嗜卧善梦。"认为治疗方法不当，损伤心神而使人善梦。

（2）情志疾病致梦　情志理论是中医学的基础理论，之所以能够解释梦，主要在于情志变化是发梦的根本原因之一。《素问·气交变大论》云："有喜有怒，有忧有丧，有泽有燥，此象之常也。"说明情绪变化是正常的生理现象。但是强烈而持久的情志刺激就会导致不同的梦境产生。刘河间不仅强调情志致梦，而且重视梦中的情志变化。他指出："梦中喜、怒、哀、乐、好、恶、爱之七情，非分而过，其不可胜者，寐则内热郁甚故也。"王廷相对于情感不同产生不同梦境有着较为深刻的理解，认为情志变化是梦产生的一种直接原因。他指出："气清而畅则天游；肥滞而浊则身欲飞扬而复坠；心豁净则游广漠之野；心烦迫，则冥窦而迷。"恽敬在《释梦》一书中引用庄子的思想，提到："梦者，阳气之精也，心所喜怒，精气从之。"

情志过激导致的梦境有一定的规律可循，主要是因为强烈的情感如果始终保持同一方向进行刺激，所产生的梦会具有一定的代表性。《占梦逸旨》云："过喜则梦开，过怒则梦闭，过恐则梦匿，过忧则梦嗔，过哀则梦救，过忿则梦詈，过惊则梦狂。此情溢之梦，其类可推也。"所谓溢，为太过、超出之意。情志作为人体对外界事物的自然情感反应，如果过于强烈，则会影响梦的产生，导致疾病的发生。

情志变化过度，可以影响人体相关内脏，导致阴阳失调、气机失常、身伤形损等。《素问·调经纶》云："血有余则怒，不足则恐。"《灵枢·本神》云："肝气虚则恐，实则怒。心气虚则悲，实则笑不休。"

情志异常可以引起内脏气血紊乱，导致病梦发生。

①过喜致梦：主要由于狂喜可造成心气、精气损伤，影响心神潜藏。《灵枢·本神》云："喜乐者，神惮散而不藏。"《素问·疏五过论》云："暴乐暴苦，始乐后苦，皆伤精气，精气竭绝，形体毁沮。暴怒伤阴，暴喜伤阳。"喜为心之志，心气、精气损伤心神也会受影响，因而致梦。

②过怒致梦：主要表现为梦中受压抑，或为梦中因暴怒而进行反抗等。《素问·本

病论》云："人或恚怒，气逆而不下，即伤肝也。"怒为肝之志，暴怒伤肝而魂不安，因而致梦。

③过忧致梦：主要与平日里所忧之事有关。过忧会导致肺气不畅，精神不振。《灵枢·本神》云："忧愁者，气闭塞而不行。"忧为肺之志，肺藏魄，肺气伤魄不宁，因而致梦。

④过思致梦：主要与所思内容有关。《后汉书·正论》云："昼则思之，夜则梦焉。"思为脾之志。思作为最常见的致梦原因，发于脾而成于心，因而致梦。

⑤过恐致梦：主要表现为恐惧之梦。《占梦逸旨》云："过恐则梦匿。"是说过恐所致梦中因为恐惧而到处藏匿。恐为肾之志，恐伤肾，影响心肝导致神魂不安，因而致梦。

⑥过悲致梦：主要是悲伤过度对心、肝、肺等脏腑有所影响，心神不安，魂魄不宁，导致乱梦纷纭。

⑦过惊致梦：主要是过惊导致气机紊乱，损伤心胆，神魂不安，引起梦的产生。

情志致梦主要可以概括为两方面：一是情志不同所伤各异致梦；二是情志太过伤及脏腑致梦。中医学认为，不同的情志分属于不同内脏。因此，情志太过首先伤及本脏。情志致梦各有不同的特点，但共同特征是引发气机失调而伤脏腑，进而导致梦的产生。无论是情志强度过大，还是情志持续时间过长，都会伤及脏腑而导致与梦相关疾病产生。但需要注意的是，虽然情志所伤导致的与梦相关的疾病多种多样，但也因人而异，临床中需结合其他信息辨证论治。

2. 梦能反映疾病

（1）反映疾病的发生　梦有时可以反映人体疾病的发生，已经为历代中医学者所认可。梦能反映疾病的发生，主要包括两个方面：一是反映躯体疾病的发生；二是反映情志疾病的发生。

关于梦能反映躯体疾病，《灵枢识》云："凡有梦至时，即知其邪之在何脏腑。"中医学家蒲辅周总结前人理论，结合自己多年临床经验指出："如局部梦见犬啮、虎咬痛不可忍，多为气血凝滞，当速为疏通，防其久后生疮。""心气不足、肝气不足之人往往见高岩失足，手足惊搐，当预防风瘫。"正所谓"不蹈梦区，不烛心境"。

关于梦能反映情志疾病，在我国很早就已得到重视。"梦者，阳气之精也，人所喜怒，则精气从之。"情志变化多种多样，引发梦境也有所不同。在梦诊过程中，对带有特殊情绪的梦境多加以关注，对诊断疾病具有重要意义。

（2）反映疾病的部位　《灵枢·淫邪发梦》云："厥气客于心，则梦见丘山烟火。客于肺，则梦飞扬，见金铁之奇物。客于肝，则梦山林树木。客于脾，则梦见丘陵大泽，坏屋风雨。客于肾，则梦临渊，没居水中。客于膀胱，则梦游行。客于胃，则梦饮食。客于大肠，则梦田野。客于小肠，则梦聚邑冲衢。客于胆，则梦斗讼自刭。客于阴器，则梦接内。客于项，则梦斩首。客于胫，则梦行走而不能前，及居深地窌苑中。客于股肱，则梦礼节拜起。客于胞膀，则梦溲便。"这些认识虽不全都正确，梦与疾病部位也不可能具有固定的对应规律，但将梦作为诊断疾病部位的一条线索对于中医临床具有重要的指导意义。现代研究发现，惊恐梦境多与心律不齐、心房室期前收缩、隐性冠心病等疾病有关，悲忧梦境多与肺结核、慢性肝损伤等疾病有关，愤怒梦境多与肝硬化、胆结石、高血压等疾病有关，性欲梦境多与梦遗、阳强等疾病有关等。

（3）反映疾病的性质　梦能反映疾病性质，最早见于《黄帝内经》。中医学认为，人体内部组织功能状况不同，能够产生不同的梦境。梦境不同，可辨疾病阴阳。《素问·脉要精微论》曰："是知阴盛则梦涉大水恐惧，阳盛则梦大火燔灼。阴阳俱盛，则梦相杀毁伤。上盛则梦飞，下盛则梦堕。"

梦境不同，可辨脏腑气盛。《淫邪发梦》云："肝气盛则梦怒；肺气盛则梦恐惧、哭泣、飞扬；心气盛则梦善笑、敬畏；脾气盛则梦歌乐、身体重不举；肾气盛则梦腰脊两解不属。"

梦境不同，可辨脏腑气衰。《素问·方盛衰论》曰："是以肺气虚，则使人梦见白物，见人斩血借借。得其时则梦见兵战。肾气虚，则使人梦见舟船溺人，得其时则梦伏水中，若有畏恐。肝气虚，则梦见菌香生草，得其时则梦伏树下不敢起。心气虚，则梦救火阳物，得其时则梦燔灼。脾气虚，则梦饮食不足，得其时则梦筑垣盖屋。"

《黄帝内经》中关于梦能反映疾病性质的论述，成为后世疗梦之所宗。例如，《肝脏歌》云："实梦山林树。虚看细草芒。"其下有小字注"洁古曰：甲刚为木，故实梦山林树。乙柔为草，故虚看细草芒。"

（4）反映病变的转归　梦不仅能够反映疾病的发生，还可以反映疾病的发展变化与预后。如反复出现的噩梦多与疾病加重有关，运动一类的梦境多与疾病康复有关。但这些认识多基于临床经验，目前尚无统一认识，更有待进一步探索。

梦具有一定的预兆疾病作用。需要注意的是，目前关于梦预示疾病的作用研究还远远不够，缺乏系统性。梦中的象征物没有统一标准，准确度较低，尚且不能完全将之作为对疾病早期诊断的依据，但提示我们要对此多加注意，挖掘其中的价值。

【本章小结】

中医心理学作为一门学科其历史非常短暂，但所蕴含的理论思想却非常悠久，深深植根于中医学之中。在中医心理学初创之际，学者们多根据中医学经典论著所述，对中医心理学理论进行发掘、凝练和研究，且成果颇丰。随着时代和社会的发展，人们身心方面的诉求日趋增多，中医心理学理论发展日益显现出不能局限于中医学或心理学某一方面，而需将两者有机结合。因此，借鉴现代科学研究的理论和方法，中医心理学理论才在传统的形神合一、心主神明、心神感知、五脏神志基础上又拓展了人格体质论、阴阳睡梦论。

【思考练习题】

1. 心理过程包括哪几方面?

2. 中医心理学有哪些理论? 简述其主要内容。

3. "阴阳五态人"和"阴阳二十五人"分别具有怎样的心理特征。

4. 如何定义阴阳睡梦论,如何认识梦与疾病的关系。

第四章　中医临床心理学 ▷▷▷▷

【学习目标】

1. 掌握中医心理疾病的病因病机、诊法、辨证和治疗原则，以及情志相胜法、移精变气法、开导解惑法、顺情从欲法、暗示诱导法等常用中医心理疗法。

2. 熟悉中医心理疾病的方药疗法、针灸疗法、推拿疗法、气功疗法。

3. 了解中医心理疾病的饮食疗法、外治疗法、音乐疗法、运动疗法等。

【案例导引】

耶律斜轸妻案

《辽史·方技传》："……初，枢密副使耶律斜轸妻有沉疴。易数医不能治。敌鲁视之曰：'心有蓄热，非药石所能及，当以意疗。因其聩聩之使狂，泄其毒则可。'于是令大击鼓于前。翌日果狂叫呼怒骂，力亟而止，遂愈。"

枢密副使耶律斜轸的妻子患病久治不愈。换了很多医生仍治不好。耶律敌鲁看后说：心积有热，药物针石是治不好的，应采用心理疗法。因为妻子耳聋，便让她吵闹发狂，使其发泄郁怒。他让人在妻子面前用力击鼓，第二天妻子果然发狂，乱叫乱骂，直到筋疲力尽才停止，旋即病就好了。

思考：如何看待耶律敌鲁的治疗？他用了什么心理疗法？

第一节　概述

中国传统文化中关于心理学的描述当从造字开始。汉字便是汉民族心理的原型。心理学中所使用的原型（archetype）概念，主要是由瑞士心理学家荣格提出并且赋予了其心理学的特定含义。根据荣格的分析心理学理论，人们的潜意识（unconscious，或无意识）具有两种层面：其一是个体的潜意识（personal unconscious），内容主要来自于个体的心理生活与体验；其二是文化心理和集体的无意识（collective unconscious），其中包含着全人类种系发展的心理内容。

这种心理原型既具有深远的文化心理学意义，又有其潜在的心理影响力。汉字内在结构和部首组合等方面传承了思维模式和心理原型启发。阅读《说文解字》或《康熙字典》的人，即使并非心理学专业也都会被千余个心部首的汉字所震撼，如"恩爱情思""忧愁悲忿""恋忘惆怅"，与情绪、情感有关的字不仅呈现于"心"部首，而且呈现关系和意象。关于"心"与"身"的论述，如疾"患"的"患"字，《说文解字》："患者，忧也，从心上一竖贯口口。"有人解释为"一串心结"，后发展为患者，显现出心理与疾病发生发展的关系。所以追溯中国文化中心理学思想的源头当从汉字开始，中医心理学的学习研究、临床治疗更需要从中国文化中去寻找资源。西方认为心理学产生于哲学和生理学，而中医本身既是哲学又是生理学，是将心理和生理进行统筹思考。中医心理学继承了中国古代哲学对心理现象的认识，运用中医基础理论，通过实践，研究心理现象及其发展规律。中医临床心理学着重于情志刺激或躯体疾病对人形神失调的影响。

一、中医心理学对心理疾病的认识

在中国文化的历史长河和中医的历史进程中关于中医心理学没有明确的概括性界定，但有对具体心理疾病的诊治。医学初萌时期，治病基本以巫祝所为，巫祝是古代通灵之人。《国语·楚语下》云："在男曰觋，在女曰巫。"祝为告神祈祷，先民以巫祝疗病，人们处于神学医学模式。公元前11世纪，《尚书·金滕》记载了巫祝疗病，"周公祷武王之疾而疗"，这是对心理疾病治疗的初步记载。

《黄帝内经》中关于心理疾病和心身疾病的描写较多，包括疾病的病因、病机、诊断、治疗、养生、预防等，内容丰富。《黄帝内经》认为，情志是致病的主要因素，如在《素问·举痛论》中写道："余知百病生于气，怒则气上，喜则气缓，悲则气消，恐则气下，惊则气乱……思则气结。"

《黄帝内经》中的"九气""五志"是七情学说的理论基础，对个体的心身发展、心理过程、人格体质、睡梦等心理现象均有一定认识。比如，《素问·上古天真论》："精神内守，病安从来。"《灵枢·卫气》："五脏者，藏精神魂魄者也。"这里的"精神魂魄"皆属心理或灵性概念。"神藏于心，魂藏于肝，魄藏于肺""精能生神"有着朴素的唯物主义思想，认为心理依赖于体内精微物质。《灵枢·本神》云："肝悲哀动中则伤魂，魂伤则狂妄不精。"又云"肺喜乐无极则伤魄，魄伤则狂"，可表现出躁狂等精神异常。张介宾所著的《类经》以《灵枢》和《素问》为基础，指出"魂强者多寤，魄强者多寐"。魂具有精神兴奋性和主动性功能，魄具有精神的抑制性和被动性功能，对于失眠，中医治疗是使魂魄归其所在。《灵枢·本神》云："肝藏血，血舍魂，肺藏气，气舍魄。"魂归于肝，魄返于肺，入寐则安。《黄帝内经》对个性心理从阴阳五态划分人格类型。《灵枢·海论》云："脑为髓之海……髓海不足，则脑转耳鸣，胫酸眩冒，目无所见，懈怠安卧。"对听觉、视觉等异常做出解释，指出与脑髓海不足有关。强调"心主神明"，把心理现象与生理功能结合起来，从患者所处的客观环境和个人情志特点进行诊察。

《后汉书·华佗传》记载了华佗采用情志疗法治疗疾病的事情。"有一郡守病，佗以为其人盛怒则瘥，乃多受其货而不加治，无何弃去，留书骂之。郡守果大怒，令人追捉杀佗。郡守子知之，属使勿逐。守嗔恚既甚，吐黑血数升而愈"。除了情志疗法，其他还有静心调神、吐纳，尤其是五禽戏，能使习练者心身愉悦。

张仲景的《伤寒杂病论》和《金匮要略》在医学史上占有重要地位。《金匮要略》对心神疾病进行辨证论治，如脏躁、百合病、惊悸、失眠、奔豚等常见于心理因素有关的疾病有比较完整的论治原则，以及相应的理、法、方、药治疗措施，体现了以治疗躯体病变为主达到形神同调。

孙思邈用毕生精力著有《备急千金要方》和《千金翼方》，被称为"药王"。他非常注重胎教，认为孕妇的心理精神状态可影响胎儿的心身发育，且认为心理疾病产生的原因一是生理病变导致的心理失常；二是心理失常导致机体不适，从形神相互作用的角度解读疾病。《千金要方》记载了躁狂、抑郁、痴呆等心理疾病。

（一）情志疾病的病因

中医心理学认为，情志疾病的发生一般有先天因素和后天因素两个方面。

1. 先天因素

（1）先天禀赋　《素问·奇病论》云："人生而有病癫疾者，病名曰何？岐伯曰：病名为胎病。此得之在母腹中时，其母所受惊吓，气上而不下，精气并居，故令子发为癫也。"临床上，婴幼儿的情志疾病与母亲怀孕期间的精神状态有关，并有遗传特质。

心理精神疾病的发生与先天禀赋薄弱有密切关系，体质弱者更容易发生情志疾病。人的体质受先天气血的影响，在遭遇后天刺激后，不同体质的人会出现不同的反应。《灵枢·本神》云："血有余则怒，不足则恐。""神有余则笑不休，神不足则悲。""肝气虚则恐，实则怒。"《灵枢·行针》指出，"重阳之人，其神易动，其气易往""多阳者，多喜；多阴者，多怒"。心理学上的很多易怒人格，其内心深处是抑郁或无助，通过发怒感受力量。

（2）气质类型　气质特征由先天因素决定。《素问·血气形志》根据形志苦乐，将气质分为五类。《灵枢·通天》根据人的形态、脏腑、气血等体质特点，将人分为"五态之人"，即"太阳""少阳""太阴""少阴"和"阴阳平和"五类。

《灵枢·阴阳二十五人》运用阴阳五行学说，分出25种人的不同特性，从肤色、形体、性格及对季节适应等方面，呈现不同特点，提出不同治疗原则。云："木形之人，其为人苍色，小头，长面，大肩背，直身，小手足，有才，好劳心，少力，多忧劳于事，能春夏不能秋冬，秋冬感而病生，足厥阴佗佗然……""火形之人，其为人赤色，广䏶，锐面小头……少信，多虑，见事明，好颜，急心，不寿暴死，能春夏不能秋冬，秋冬感而病生。""土形之人，其人为黄色，圆面，大头，美肩背……行安地，举足浮，安心，好利人，不喜权势，善附人也。能秋冬不能春夏，春夏感而病生。""金形之人，其为人白色，方面，小头，小肩背……身清廉，急心，静悍，善为吏。能秋冬不能春夏，春夏感而病生。""水形之人，其为人黑色，面不平，大头，广颐……背延延然，不敬畏，善欺绐人，戮死。能秋冬不能春夏，春夏感而病生。"五行人格又分别可以划分出五种类型，每一种有其脾气秉性。心理和身体疾病的发生有其人格基础。

《理虚元鉴》认为："人之禀赋不同，而受病亦异。顾私己者，心肝病少；顾大体者，心肝病多。不及情者，脾肺病少；善钟情者，脾肺病多。任沉浮者，肝肾病少；矜志节者，肝肾病多。病起于七情，而五脏因之受损。"人的脾气秉性与五脏六腑的健康状况密切相关。

（3）体质特征　体质是人的身心特质，包括体格、能力、适应环境等。《灵枢·论勇》论述了人格特征和体质的关系，云："勇士者，目深以固，长衡直阳，三焦理横，其心端直，其肝大以坚，其胆满以傍。"又云："怯士者，目大而不减，阴阳相失。其焦理纵，䯏骭短而小，肝系缓，其胆不满而纵。肠胃挺，胁下空。"表述了体质特征作为生理基础，形成勇敢和怯懦不同性格。《灵枢·寿夭刚柔》云："人之生也，有刚有柔，有弱有强，有短有长，有阴有阳。"体质差异与情志疾病密切相联。例如，气血虚者，敏感自卑，容易多愁善感。阳虚阴盛体质者，易疲劳乏力，体态臃肿，体寒肢冷，情绪低落，抑郁冷漠。阴虚阳盛体质者，易手足心热，心烦，情绪不稳定，易激惹。有研究显示，抑郁与所有的虚弱、失调体质等病理性体质呈正相关。

2. 后天因素

心理疾病的发生除与气质、体质等内在因素有关外，还与外界环境刺激有关，一是即时性的过度刺激，导致情志变化。二是与个体成长过程中生理功能变化有关，很多心理疾病和心理问题都与其所处的年龄阶段有关。三是与自然环境和社会环境变化有关。

（1）情志病因　中医学认为，"七情，人之常性"，日常生活中正常适度的情志反应有利于身心健康，但很多事件的发生超出了个体经验或承受范围，而出现过度的情志反应，则会对身心造成刺激性伤害，由刺激性事件引发的情绪情感反应，如同西方心理学所讲的应激事件，是导致人身心发生疾病的诱因，来自于应激反应不适应。不适应的结果要么是心理疾病，要么是心身疾病。中医学关于情志致病的论述很多，如《古书医言》强调："忧悲焦心，积乃成疾。"《灵枢·本神》云："恐惧而不解则伤精，精伤则骨酸痿厥，精时自下。"不良的刺激事件会导致负性情绪，时间长、刺激强度大都会对身心造成损害。《灵枢·口问》云："大惊卒恐，则气血分离，阴阳破败，经络厥绝，脉道不通。"即使是正性事件，情绪过度或时间太久也会造成损害。《医学入门》云："暴喜动心，不能主血。"

（2）自身生理功能

①性别因素：男女有别，《黄帝内经》指出，男孩、女孩在成长过程中的节奏和生理功能不同，在情志表达上也存在很多区别，这便造成疾病发生的类别不同。比如，男性不善表达、弱性情绪、悲伤哭泣等，更容易以愤怒表达无助感。女性善于表达，故心理疾病中女性较男性患癔病的比率更高。《备急千金要方》云："女人嗜欲多于丈夫，感病倍于男子，加以慈恋爱憎、嫉妒忧恚，染着坚牢，情不自抑，所以病根深，疗之难瘥。"女性情志更丰富持久固执，所以比男性更多因情志致病。

②成长因素：人在成长过程中，每个年龄阶段的情志问题不同，所以情志疾病的易感性也不同。如中医认为"小儿脏腑嫩弱"，由脏腑之气所化生的五志未达到成熟完善，

所以需要父母呵护，情志病变相对单纯、简单。西方医学会谈及早期母婴关系，婴幼儿时期需要父母呵护，尤其是母亲的呵护。有研究表明，哮喘患者的早期母婴关系存在问题。婴幼儿脏腑弱，自我调节能力差，无力应对，一旦七情过激，容易形成以猝伤为特征的情志病。《续名医类案》云："一小儿半岁，忽然惨然不乐，昏睡不乳，万密斋诊之，既无外感风寒之象，又无内伤乳湿之征，遂断为思伤脾所致。其父母悟云：有一终日相伴一小厮，外出三日，此后便如是。家人急命人寻小厮归，即嬉笑如常。"

一般婴幼儿受到惊吓会出现失志症状；神气偏弱会出现瘛症表现；忽见异物或未识之人，或见奇形怪兽，会出现幻视，成客忤惊痫之病。

儿童、青少年，身体五脏系统发育成熟，疾病多为人际关系和社会适应问题。尤其是青春期，气血旺盛，血气方刚又略显稚嫩，情绪容易激动，情志刺激较多，容易两极化思维，情志致病多见精神分裂、抑郁症、社交恐惧症。

中老年人处于衰弱过程，疾病多为气虚亏虚，并伴随情志问题；中年人多为更年期情绪问题。《黄帝内经》云："女子七七任脉虚，太冲脉衰少，天癸竭，地道不通。"看似生殖功能衰退，实际影响其生理自我的自信，对衰老紧张、焦虑、不适应。由于气血变化，生理功能衰退。

（3）社会环境因素 社会因素致病无论在当今社会还是古代都很常见。《证治汇补》中也有类似论述："男子属阳，得气易散。女子属阴，得气多郁。故男子气病少，女子气病多。况娇养纵妒，性偏见鄙，或媵媳婢妾外家，志念不伸，恚愤疑忌，抑郁无聊，皆足致病。"描述了社会因素导致女性面临的人际关系困境，使其情绪无从表达，没有可以释放的环境，从而导致疾病的发生。随着社会的发展，女性地位逐渐提升，家庭关系发生变化，情绪积压明显减少。但社会的快节奏、竞争激烈、对女性要求的提高，使其发病症状有所改变。因为情志从抑郁变成焦虑、亢奋、易怒等会对不同脏腑产生影响，在不同的社会背景下所患疾病也会发生变化。自然灾害、应激后创伤是灾难发生之后生还者所表现出的心理异常反应，

2008年汶川地震、玉树地震之后，我国社会对自然灾害所造成的心理创伤尤为关注。自然灾害可诱发七情内伤，生命在灾难面前的脆弱渺小，导致人惊恐无助；灾难现场的残酷画面，可导致亲历者对恐怖经历造成画面闪回（失神）、侵入性回忆（神经活动兴奋）和精神错乱。

自然灾难造成亲人遇难离世，生还者会有内疚、愤怒、抑郁、悲伤等情志，七情所致内伤会出现心身等不良反应。

（二）情志疾病的病机

"天人合一"是中医理论的根本，外因引起内因发生变化符合中医思想。外源性致病因素导致感官过度刺激引起气血失调、脏腑功能紊乱、痰瘀互结在临床上非常多见。因内可因调治失宜或耗伤气血，而内伤致病。《素问·阴阳应象大论》云："人有五脏化五气，以生喜、怒、悲、忧、恐。"

情志与脏腑关系密切，心在志为喜，肝在志为怒，脾在志为思，肺在志为忧，肾

在志为恐。中医学认为，情志疾病皆因七情太过或不及而诱发，如"怒伤肝""喜伤心""忧伤肺""思伤脾""恐伤肾"。《三因极一病证方论·三因篇》云："七情，人之常性，动之则先自脏腑郁发。"情志异常伤及脏腑的程度不尽相同。

1. 阴阳失调

阴阳失调是发病的基本前提，情志导致阴阳失调也是发病原理。《素问·阴阳应象大论》云："阴盛则阳病，阳盛则阴病。"如果阴阳偏盛，则情志不遂，内郁化热化火，火盛伤阴，阴不敛阳，阳亢于上，脑神被扰，则致情绪高涨、力大过人、骂詈不避亲疏、打人毁物、弃衣而歌等。

躁狂证处于亢奋状态，表现为"三高"症状，即情感高涨或易激惹、思维奔逸和精神运动性兴奋。一点小事便会发怒，处于阳亢状态。

《素问·生气通论》云："阴不胜阳，则脉流薄疾，并乃狂。"《素问·至真要大论》云："诸躁狂越，皆属于火。"如果阴虚阳盛，湿聚生痰，蒙闭清窍，可见情绪低落、沉默寡言、思虑疑惑、易恐善惊。临床上抑郁症呈现"三低"表现，即情绪低落、思维迟缓、意志活动减退，且昼重夜轻。

《难经·二十难》云："重阴则癫。"古代对癫的理解与现代不同，很多人误以为与狂接近。《灵枢·癫狂》对癫的解释是："癫疾始生，先不乐，头重痛，视举，目赤，甚作极，已而心烦。"癫证初期可表现为抑郁不欢、头晕头痛、昏睡不醒、眼睛发直、卧如僵尸，也可表现为眼红、心烦、睡不着觉。

如果阴阳偏虚，《金匮要略·五脏风寒积聚脉证并治》云："邪哭使魂魄不安者，血气少也。血气少者属于心。心气虚者，其人则畏，合目欲眠，梦远行而精神离散，魂魄妄行。阴气衰者为癫，阳气衰者为狂。"阴虚血弱，神魂失养，则目光呆滞、喃喃自语、惊恐善畏，故阴气衰者为癫。阳气衰弱，邪气并于阳，上扰于脑，则狂病乃作，故阳气衰者为狂。

2. 脏腑功能紊乱

七情是人对外界环境是否满足自己需要产生的情绪体验，是一种对环境的刺激反映，其生理基础是脏腑的精、气血、津液。情志致病先伤脏腑，使其功能失调造成紊乱，积累成疾。

（1）过喜则伤心　喜本是轻松愉快的自我情绪体验，愿望实现可以缓解焦虑，使气血和顺，脏腑精气充盈，生命处于良好的状态，有益于身心健康。《灵枢·行针》曰："多阳者，多喜。"心血和精气盛，喜悦会发于心。

《素问·灵兰秘典论》曰："膻中者，臣使之官，喜乐出焉。"膻中气化，阳气舒展而令人喜悦，有助于营卫气血调和通畅。

《素问·举痛论》曰："喜则气和志达，营卫通利。"适度的喜有利于身心，但大喜过度，就如《类经》所云："喜发于心，乐散在外，暴喜伤阳，故神气惮散而不藏。"喜志过用，轻者心气弛缓，心神失养，表现为精神恍惚、心悸怔忡、失眠多梦、体倦乏力。重者会因突发狂喜，大笑不休，使心有余而阳气浮越，神不守舍，魂魄不自主，精神上下离绝，导致失志、发狂，甚至因暴喜心神散乱而亡。

《灵枢·癫狂》云："狂者多食，善见鬼神，善笑而不发于外者，得之有所大喜。"《素问·疏五过论》云："暴乐暴苦，始乐后苦，皆伤精气，精气竭绝，形体毁沮。"《老老恒言》认为："大呼大笑，耗人元气。"

（2）过怒则伤肝　怒是愿望无法达成、实现目标行为受阻而导致的紧张情绪体验，是生活中最为常见的负性情绪。《老老恒言·戒怒》云："怒心一发，则气逆而不顺，窒而不舒，伤我气，即足以伤我身。"顺则百脉畅利，逆则四体违和。怒为肝志，肝藏血而主疏泄，调畅情志，在志为怒，为将军之官。性喜条达，恶抑郁。肝木之脏，性刚强善动，具勇悍急暴之性。若遇屈辱不平之事，则肝必应之生怒志。《素问·举痛论》云："大怒则形气绝，而血菀于上，甚则薄厥。"轻则郁闷烦恼，心绪难平，愤懑不已。重则肝气暴涨，气逆冲上而为呕血、暴聋、暴盲，甚至薄厥。过分发怒可引发心身反应。

（3）过忧则伤肺　表现为情感抑郁、发愁，感觉无力应对或缺少应对困难的方法或途径，担心违背自己意愿的事情发生，内心不安、焦虑、忧心忡忡，并且情绪低落、抑郁状态。忧思过重的人容易恍惚混沌，沉闷无助。《类经》云："愁忧则气不能舒，故脉道为之闭塞。"

（4）过思则伤脾　思则气结，伤神损脾，导致气机郁结。《三因极一病证方论》云："思伤脾，气留不行，积聚在中脘，不得饮食，腹胀满，四肢倦怠，故曰思则气结。"表现为情绪低落，胸脘满闷，纳呆，便溏。内心隐秘不得宣泄而导致内心冲突，多疑、猜疑、妒忌、思恋等，过度思虑首先伤脾，影响运化。

（5）过恐则伤肾　恐为胆怯害怕，刺激超出自身承受范围。《灵枢·脉经》云："肾，足少阴之脉，气不足善恐。"《素问·四时刺逆从论》云："血气内却，令人善恐。"肾藏志，心藏神，血不足则志歉，志歉则恐，恐则神怯。

（6）过悲伤心肺　悲为伤心，多见心境凄凉。《素问·举痛论》云："悲则心系急，肺布叶举，而上焦不通，营卫不散，热气在中，故气消矣。"《素问·痿论》云："悲哀太甚，则包络绝，包络绝则阳气内动，发则心下崩。"悲伤过度可使上焦郁而化火，消耗肺气。悲哀愁忧则动心，心动则影响五脏六腑。

（7）骤惊则伤胆　惊吓之意属于应激反应，往往骤然发生，出乎意料。《素问·举痛论》云："惊则气乱……心无所依，神无所归，虑无所定，故气乱也。"受惊吓的人魂飞魄散，会出现心悸、怔忡、惊厥等症状。《临证指南医案·惊》云："惊则伤胆，恐则伤肾。"

3. 精气血脉耗损

精血是人体生命最基本的物质，也是心理功能的生理基础。人的先天体质、后天情志、发育缺陷和社会因素等均可导致欲求未遂，而耗伤精血。《素问·疏五过论》云："暴乐暴苦，始乐后苦，皆伤精气，精气竭绝，形体毁沮。"精气血亏损导致的身心症状有月经不调、阳痿、早泄、心悸怔忡、眼花、耳鸣。

4. 聚痰成瘀

痰瘀形成的过程，实际上是由体内气滞和湿邪所致。《临证指南医案·郁》云："郁则气滞，气滞久则必化热，热郁则津液耗而不流，升降之机失度。"痰湿、痰热导致的心理和躯体反应，轻者胸闷、喘息、咳痰、眩晕、失眠、奔豚、梅核气等。抑郁症用中医理论解释乃寒冷湿邪所致，治疗过程中无论针灸还是心理咨询都与排痰有关。瘀血也会导致心理疾病，气行不利，血行不畅，凝结成瘀，常见病有闭经、崩漏、虚劳、癫狂等。

二、心理疾病的中医诊法

中医从心身相互作用的角度理解疾病，正所谓情志刺激影响脏腑功能，脏腑失调导致情志改变。"有诸内必形诸外""有诸外必及诸内"，通过望闻问切、四诊合参了解病情。《素问·阴阳应象大论》云："以我知彼，以表知里，以观过与不及之理，见微得过，用之不殆。"在望闻问切的过程中，着重搜集心理情志症状资料，进行病证辨识，即是心理疾病的中医诊法。

（一）望闻问切

1. 望诊察心法

"望而知之谓之神"。医生通过眼睛对患者神、色、形、态的观察搜集诊治资料。神为心身健康的标志。《形色外诊简摩》云："凡病虽剧，而两眼有神，顾盼灵活者吉。""得神者昌，失神者亡。"

（1）察神色　重点看目光和面部颜色、表情。

①目光为神之所栖息，故察目即可察生死。《灵枢·大惑论》云："目者，五脏六腑之精也，营卫魂魄之所常营也，神气之所生……目者，心之使也，心者，神者之舍也。"《弄丸心法·杂论》云："人之两目，神之门户。"目光凝聚，其神清明；目光闪烁，神将外散；目光光彩，神已离舍；神去必死，不可救药。"

②喻昌在《医门法律·望色论》中说："色者，神之旗也，神旺则色旺，神衰则色衰，神藏则色藏，神露则色露……察色之妙，全在察神。"神靠面部表情和面色传达。《望诊遵经》云："怒则肝气逆，故悻悻然目张，毛起而面苍；愧则心气怯，故赧赧然，颜渐汗出而面赤；思则气结于脾，故睑定而色黄以涩；喜则气发于外，故颐解而色红且散；悲则气消于内，故五脏皆摇。色泽减而声嘶以杀；忧则气并于中，故两眉双锁，色沉滞而气郁以塞；恐惧者，精神荡惮而不收，故色脱而面白；惊怖者，血气分离而乖乱，故气促而面青。"人的面色与情绪状态密不可分，观察患者颜色、神情可以判断目前的情绪情感状态，为诊断提供重要依据。

（2）观形态　观察患者的形体壮弱、胖瘦，审察动静体态。

①观形：可判断心神的强弱存亡。《景岳全书·神气存亡论》云："目光精彩，言语清亮，神思不乱，肌肉不削，气息如常，大小便不脱，为形之神在，虽脉象可疑，亦无足虑。若目暗睛迷，形羸色败，喘息异常，泄泻不止，或忽然暴病，即沉迷烦躁，昏不知人，或一时卒倒，即眼闭口开，手撒遗尿。若此者，虽其脉无凶候，必死无疑，其形中之神去也。"《灵枢·五变》云："黄帝曰：何以候柔弱之与刚强？少俞答曰：此人薄皮肤，而目坚固以深者，长冲直扬，其心刚，刚则多怒，怒则气上逆……此言其人刚暴

而肌肉弱者也。"《素问·经脉别论》云:"诊病之道,观人勇怯、骨肉、皮肤,能知其情,以为诊法也。"借助人的外形及情志诊断疾病。

②审态:察其动静姿态,确定疾病性质、部位,心神变化程度。《灵枢·本神》云:"察观病人之态,以知精神魂魄之存亡得失之意。""意伤则悗乱,四肢不举。"根据体态变化推知其人格特征及情志特点,如好静者多为阴性性格,情感内向深沉执着,隐忍不外露,易郁怒、敏感多虑,体态多萎靡不语,多见于极度惊恐或郁转为怒,气血逆乱症;好动者,多为阳性性格,情绪易冲动,多善怒或兴奋,也可能颓废感,多见狂证。

③舌诊手诊:"舌为心之苗",望舌之质与态可知心理情志。如舌体颤抖,说明心气虚弱;舌尖红粒密布者,多情感波动、心思不解、心火偏盛或长期失眠。

2. 闻诊察心法

闻分为听和嗅两部分,感官有耳朵和鼻子,对声音和味道进行辨识。

(1)听的部分 《医宗金鉴·四诊心法要诀》云:"喜心所感,忻散之声;怒心所感,忿厉之声;哀心所感,悲嘶之声;乐心所感,舒缓之声;敬心所感,正肃之声;爱心所感,温和之声。"语音辨析重在气息强弱、频率节奏,音调的高低、顿挫。不同的情志会有不同的声音,如愤怒的人喊叫,兴奋的人欢叫,恐惧的人嗫嚅,悲伤的人哀声。自言自语者,见人则止,多为情志郁结或癫病;错语追悔叹息者,为心气不足。正如《医宗金鉴》所说:"聆音察理始能明,五声相应五脏病,五声不和五脏情。心病声急多言笑,肺病声悲音不清,肝病声呼多狂叫,脾病声歌音颤轻,肾病声呻长且细,五音昭著证分明。"古代所说的五音为宫、商、角、徵、羽五个音阶。另外,闻异常声音,如"谵语""狂言""独语""郑声""错语""呢喃""夺气"等可辨病人之病情。多谵语者为实热或狂病,如躁狂证患者会声音高亢,滔滔不绝,夸大妄想。睡中呢喃,咬字不清,有心火胆热,或胃中不和等原因。张仲景在《金匮要略》中云:"病人语声寂然,喜惊呼者,骨节间病;语声喑喑然不彻者,心膈间病;语声啾啾然细长者,头中病。""诊时呻吟者、攒眉呻吟苦头病也。叫喊以手扶心者,中脘病也。"闻声细辨定病位,轻重深浅可诊疗。

(2)嗅的部分 中医通过闻呼吸(如口臭)、大小便、痰饮等气味,辨识患者的疾病和情志。

3. 问诊察心法

问诊是最直接、最重要的方法,是非常重要的步骤。《医门法律·明问病之法》云:"形志苦乐,病同法异;饮食起居,失时过节;忧愁恐惧,荡志离魂;所喜所恶,气味偏殊;所宜所忌,秉性迥异;不问何以相体裁方耶!"指明了问诊所闻的内容。在临床的心理咨询与治疗过程中,也要通过询问了解患者情况,知其成长环境和心路历程,对其人格和心理形成做出评估。

询问的内容主要有:

(1)个人资料信息 姓名、年龄、职业、籍贯、文化程度、求诊途径。

(2)背景信息 家庭人口、排行、经济状况,父母职业,人际环境。

(3)疾病相关信息 既往病史、家族病史、疾病发生的背景、初次发作时间、事件诱因、症状反应、持续时间。

（4）秉性特征　了解脾气、饮食起居、习惯、兴趣、爱好、嗜癖及人生态度等。

（5）成长史　成长过程中的重要节点、挫折创伤、月经初潮、遗精、性行为等。

（6）文化信仰　地域风俗、文化信仰、民俗习性等。

通过询问，做出初步诊断。

4. 切诊察心法

切诊是通过脉诊和按诊，了解机体脏腑经络气血、精神情志等变化的一种诊断手段。

（1）切脉　心主血脉藏神。《素问·经脉别论》云："黄帝问曰：人之居处、动静、勇怯，脉亦为之变乎？岐伯曰：凡人之惊恐恚劳动静，皆为变也。"《三因极一病证方论·总论脉式》云："切脉动静者，以脉之潮会，必归于寸口。三部诊之，左关前一分为人迎，以候六淫，为外所因；右关前一分为气口，以候七情，为内所因……喜则散，怒则激，忧涩思结，悲紧恐沉惊动，皆内所因。看与何部相应，即知何经何脏受病，方乃不失病机也。"人体脉象的变化与情志活动相顺应。《三因极一病证方论·五形乖违病脉》云："凝思则滑，神耗则散，皆伤心也。""惊惑眩乱，脉多失序。""癫狂神乱，关上洪疾。"有时脉象与情志不相符，如性急脉应躁，反而缓；性慢脉应缓，反而躁；多喜脉应滑，反而涩。孙思邈在《备急千金要方》中云："人大而脉细，人细而脉大，人乐而脉实，人苦而脉虚，性急而脉缓，性缓而脉躁，人壮而脉细，人羸而脉大，此皆为逆，逆则难治。反此为顺，顺则易治。"李时珍在《濒湖脉学》中云："癫乃重阴，狂乃重阳，浮洪吉兆，沉急凶殃。痫脉宜虚，实急者恶，浮阳沉阴，滑痰数热。"癫病的脉象特点和预后情况。脉象多与人格气质相关联，太阳之人多怒，脉多洪大有力；少阳之人易激动，脉多见玄滑而数；阴阳平和之人，性情平和，脉缓和；少阴之人内向，多郁结者，脉多沉弦涩；太阴之人内向，孤独冷漠，脉多见沉而迟涩。

（2）按诊　用手触压身体局部，了解异常变化。按切手足、肌肤、穴位、胸腹，了解情志证候。如皮肤温度，肌肤偏凉多为阴性气质，好生闷气，敏感易悲；皮肤偏热，多为阳性气质，情绪外向，容易兴奋激动。

三、心理疾病的中医辨证

情志疾病是通过机体内气的升降与身体发生联系的，对躯体造成影响，脏腑气血、情志躯体、阴阳五行等是一个有机整体、动态平衡过程，需要系统的思考它们之间的相互作用、相互影响，运用辩证统一整体观思考疾病。

（一）整体恒动思想

作为一个整体动态的人，无论精神还是躯体、内在还是外在、整体还是局部都彼此相连，相互影响。

1. 从外知内

《丹溪心法》云："欲知其内，当以观乎外；诊于外者，斯以知其内，盖有诸内者形诸其外。"《灵枢·本脏》云："视其外应，以知其内脏，则知所病矣。"中医望闻问切时，望其色，观其形，以判断患者的人格气质和情绪特点，从而判断其内脏状态。《灵枢·外揣》云："日与月焉，水与镜焉，鼓与响焉。夫日月之明，不失其影，水镜之察，不失其形；鼓响之应，不后其声。动摇则应和，尽得其情……昭昭之明不可蔽。其不可蔽，不失阴阳也。合而察之，切而验之，见而得之，若清水明镜之不失其形也。五音不彰，五色不明，五脏波荡，若是则内外相袭，若鼓之应桴，响之应声，影之似形。故远者司外揣内，近者司内揣外。是谓阴阳之极，天地之盖，请藏之灵兰之室，弗敢使泄也。"这一形象的比喻说明了中医所讲的司外揣内或司内揣外的道理，内外相表里的联系是察病、断病、治病的依据。

2. 见微知著

从微小的变化可预见整体情况，从局部可推及整体。《难经·一难》云："十二经皆有动脉，独取寸口，以决五脏六腑死生吉凶之法，何谓也？寸口者，脉之大会，手太阴之脉动也。人一呼脉行三寸，一吸脉行三寸，呼吸定息，脉行六寸。人一日一夜，凡一万三千五百息，脉行五十度，周于身。"诊寸口之三部九候，以推断全身，并有面诊、舌诊、耳诊等。面诊最早见于《灵枢·五色》。"黄帝曰：以官何候？岐伯曰：以候五脏。故肺病者，喘息鼻张；肝病者，眦青；脾病者，唇黄心病者，舌卷短，颧赤；肾病者，颧与颜黑。"舌诊中讲"舌为心之苗，又为脾胃之外候"，舌与其他脏腑也有密切联系，故舌的变化可以看出脏腑气血盛衰或邪气病变等。耳诊因为耳为宗脉之所聚，故耳郭的不同位置可反映全身各部分的变化。

3. 以常达变

运动变化是世界永恒的真理，变化规律为道、万变不离其宗等思想体现在中国古代哲学中，中医也不例外地对"道"和"一"有深刻的认识。《素问·玉机真脏论》云："五色脉变，揆度奇恒，道在于一。"中医在临床诊治疾病时，多运用人体运行变化规律作为医学原理。

（二）辨证论治纲要

中医理论运用阴阳五行、气血痰火，结合脏腑经络作为诊治纲要，阐述心理疾病的病因病机。

1. 阴阳失调与心理疾病辨证

中医学认为，人是阴阳对立的统一体。阴阳平衡是协调各组织结构和功能的关键，阴阳失调可导致功能失调或组织结构异常。《素问·生气通天论》云："阴者藏精而起亟也，阳者卫外而为固也。阴不胜其阳，则脉流薄疾，并乃狂。"即所谓阴平阳秘，精神乃治。《类证活人书》云："伤寒病，若阳气独盛，阴气暴绝，必发躁。狂走妄言，面赤咽痛，身斑斑若锦纹，或下利赤黄，脉洪数，或滑促者。"《素问·宣明五气》云："邪入于阳则狂。"《素问·阴阳应象大论》云："暴怒伤阴，暴喜伤阳。"《难经》云："重阳者狂，重阴者癫。"心理疾病也呈现阴阳之分，比如躁狂者属阳，抑郁症属阴。《丹溪心法》云："癫属阴，狂属阳。"这些都在讲述七情内伤所致阴阳失衡，而出现心理疾病。

2. 脏腑功能失调与心理疾病辨证

七情内伤可使脏腑受伤，脏腑受伤可导致心理异常。《灵枢·本神》云："心，怵惕思虑则伤神，神伤则恐惧自失。破䐃脱肉，毛悴色夭死于冬。脾忧愁而不解则伤意，意伤则悗乱，四肢不举，毛悴色夭死于春。肝悲哀动中则伤魂，魂伤则狂忘不精，不精则不正当人，阴缩而挛筋，两胁骨不举，毛悴色夭死于秋。肺喜乐无极则伤魄，魄伤则狂，狂者意不存人，皮革焦，毛悴色夭死于夏。"

（1）心功能失调 心者，君主之官也，神明出焉。心为神舍，主神明，为七情活动中枢。心功能失调产生心理疾病。临床上心气虚、心阳虚可导致心悸、精神衰弱；心血虚、心阴虚可导致癫病；心血瘀堵、心神失宁可导致癫狂。

（2）肝功能失调 《素问·灵兰秘典论》云："肝者，将军之官，谋虑出焉。"肝主谋虑，与胆互为表里。胆主决断，司勇怯。肝功能失调，临床上可见肝气虚之恐惧症、肝阴虚之焦虑症、肝火旺之躁狂症、肝风动之癫痫、肝气郁之忧郁症。

（3）脾功能失调 《素问·灵兰秘典论》云："脾胃者，仓廪之官，五味出焉。"脾主运化，为后天之本。脾伤则后天运化失调。脾胃互为表里，"脾胃为生痰之源"，临床可见心脾两虚之惊恐、阴癫，脾肾阳虚之精神衰退。

（4）肺功能失调 肺者，相傅之官，治节出焉。肺主气，朝百脉，与心共调百脉之血。肺志在忧，悲忧伤肺。

（5）肾功能失调 肾者，作强之官，伎巧出焉。肾为先天之本，藏精主骨生髓。脊髓上通于脑，脑为髓汇聚而成。脑主精神活动、记忆、思维等，肾精不足，髓海空虚，临床可见头晕健忘、痴呆、愚钝。

3. 经络失调与心理疾病辨证

经络是沟通表里上下、联络脏腑和通行气血的要道。经络失调可导致多种神志异常病变。《丹溪心法》云："足阳明胃经见证，恶人与火，闻木声则惊、狂，上登而歌，弃衣而走……癫疾，湿浸心欲动，则闭户独处……手阳明大肠经见证，手大指次指难用，耳聋，耳鸣嘈嘈……足太阴脾经见证，怠惰嗜卧，抢心，善饥善味，不嗜食，不化食，尻阴股膝足背痛，烦闷，心下急痛……足少阴肾经见证，善思、善恐，四肢不收，四肢不举……足厥阴肝经见证，眩冒，转阴缩，两筋挛，善恐，胸中喘，骂詈……手太阴肺经见证，交两手而瞀，悲愁欲哭，洒淅寒热……手少阴心经见证，浸淫善笑，善恐，善忘，上咳吐，下气泄，眩仆，身热而腹痛，悲……手厥阴别脉经见证，笑不休，手心热，心中大热，面黄目赤，心中动。"《素问·厥论》云："阳明之厥，则癫疾欲走呼，腹满不得卧，面赤而热，妄见而妄言。"《脉经》云："冲督之脉者，十二经之道路，冲督用事，则十二经不复朝于寸口，其人皆若恍惚、狐疑不省，必当犹豫而两心也。"这些是临床上运用针灸疗法治疗心理疾病的理论基础。

4. 气血失调与心理疾病辩证

气属阳，血属阴，气血充盈是身体健康的基础。气血失调、阴阳失衡百病生。《素问·举痛论》云："百病生于气也，怒则气上，喜则气缓，悲则气消，思则气结，恐则气下，寒则气收，炅则气泄，惊则气乱，劳则气耗，思则气结。"《儒门事亲》云："怒气所致……为煎厥，为薄厥，为阳厥。""喜气所致，为笑不休……甚则为狂也。""悲气所致，为阴缩……为目昏，为少气不能息，为泣。""恐气所致……为阴痿，为惧而脱颐也。""惊气所致……为癫痫，为不省人事、僵仆。""思气所致，为不眠，为嗜卧，为昏瞀"。临床上气机功能紊乱导致心理疾病多见于神经症、癫痫、痴呆、抑郁症。

《素问·八正神明论》云："血气者，人之神，不可不谨养。"血气充盈，身轻志灵。《金匮要略·五脏风寒积聚病》指出："邪哭使魂魄不安者，血气少也。血气少者属于心，心气虚者，其人则畏，合目欲眠，梦远行而精神离散，魂魄妄行。阴气衰者为癫，阳气衰者为狂。"《素问·调经论》中讲"血有余则怒，不足则恐……血并于阴，气并于阳，故为惊狂"，阐述了气血功能紊乱带来的精神心理疾病。

（三）常见心理疾病症状辨析

中医涉及的心理疾病症状主要表现在情志疾病、神志疾病和睡眠障碍三个方面。情志是指情绪情感方面；神志是指思维、感知、记忆、言语方面；睡眠包括嗜睡、失眠、多梦、噩梦等。

1. 情志之症辨析

（1）善喜 临床表现为无故发笑或笑而不止。中医辨为肝郁火旺、痰火扰心。躯体症状见口舌生疮、面赤、舌红脉数为心火炽盛；见烦躁口苦、心悸健忘、舌苔黄腻、脉数者为痰火扰心；五心烦热、腰膝酸软、遗精耳鸣、舌红少苔、脉细数者为心肾不交。

（2）善忧 临床表现为阴郁绵绵、担心焦虑、心有不悦。中医辨为素体气弱，肺气不足。胸闷气短、声音低微、舌淡苔薄、脉细弱属肺气不足；躯体症状表现为胃脘胀闷、食欲减退、失眠多梦、苔白质黯属心脾气结。

（3）善怒 临床表现为急躁、易激惹，中医辨为肝郁气滞，肝气上逆或脾肾虚弱，肝肾阴虚。躯体症状表现为胸肋胀痛、善叹息、脉弦有力、月经不调等为肝郁气结；胸肋胀痛、口苦口渴、舌红苔黄、失眠多梦属于肝胆火旺；腰膝酸软、潮热盗汗、五心烦热、失眠多梦、舌红苔少、脉细数等属阴虚阳亢。

（4）善惊恐 临床表现为易惊慌害怕、内心不安。中医辨为心胆气虚，心神失养。躯体症状见气短乏力、声音低弱、舌淡脉弱为心胆气虚；潮热盗汗、手足心热、舌红少苔、脉细属阴血虚少；面红目赤、口舌生疮、口臭善饥、舌红、脉数属于心胃火盛。

（5）善悲 临床表现为易伤感、爱哭。中医辨为情志抑郁，思虑过度，心神失养，心肺气虚。临床表现为心烦不寐、舌红少苔、脉细为阴血不足；心慌气短、动则自汗、舌淡苔薄、脉弱属心肺气虚。

2. 神志之症辨析

（1）神昏 临床表现为神志不清、意识混乱、不省人事，多发于午后或午后加重。中医辨为热毒攻心，暑邪内闭，正气欲脱，邪闭正虚。神昏多见于中风、中暑、痫病。躯体症状表现为烦热谵语、发疹发斑、舌质红绛等为热陷心包；身热肢冷、冷汗面潮、气喘脉虚为中暑；多汗肢冷、呼吸短促、面色苍白、二便失禁为阴竭阳脱。

（2）发狂 临床表现为神志狂乱，言行失度。中医辨为痰火搏结，气郁化火。躯体症状表现为胸肋胀痛、口苦咽干、舌红苔黄、脉弦数为肝郁化火；腹满不得卧、便秘尿黄、舌红苔黄为阳明热盛。

（3）痴呆　临床表现为神情呆滞，反应迟钝，智能偏低。中医辨为癫病、正气大失、心神失养、元神受伤。躯体症状表现为神思恍惚、目光晦暗、反应迟钝、呆若木鸡为正气亏虚；发作与情志不遂相关为气郁血虚；精神抑郁、少言自语、神情呆滞、闭户独处为痰湿阻窍。

（4）善忘　临床表现为记忆力减退。中医辨为肾精亏虚，心肾不交，心脾两虚。躯体症状表现为精神萎靡、骨软痿弱、耳目不聪、舌淡脉弱为肾精亏损；虚烦不寐、心悸眩晕、腰酸腿软、潮热盗汗、遗精梦交、舌红苔少为心肾不交；心慌气短、面白少华、舌淡白、脉细弱为心脾两虚。

3. 睡眠之症辨析

（1）不寐　俗称"失眠"。临床表现为夜寐不宁、早醒、入睡困难。中医辨为热扰心胸、胃气不和、胆气虚怯、正气不足、邪气偏盛、心神失养。躯体症状表现为心悸心烦、手热盗汗、舌红苔少、脉细数为心阴亏损；耳鸣晕眩、腰膝酸软、遗精早泄为心肾不交；胸闷嗳气、腹胀不适为胃气不合；胸闷痰多、恶心口苦为痰热扰心；身体倦怠、气短懒言、食少便溏、心慌健忘属心脾两虚；头晕目眩、恐惧不安为胆气虚弱。

（2）嗜睡　临床表现为贪睡、醒后又睡、难以叫醒。中医辨为阳气受困，正气大伤。躯体症状表现为四肢困重、头重如裹、中脘满闷、食少便软、舌苔白腻属湿困脾阳；腰部冷痛、胫膝发凉、尿少浮肿、舌暗苔润、脉弱细为肾阳衰竭；耳聋耳鸣、善忘迟钝、精力不支为肾精亏损；面色无华、纳呆泄泻、心悸气短、月经不调属心脾两虚。

（3）多梦　临床表现为睡眠中多梦境，醒来头昏神疲。中医辨为痰火扰心，脏气不足，心肾不交，心胆气虚。躯体症状表现为易激惹、痰多胸闷、舌红苔黄腻、脉滑数为痰火内扰；神情不宁、遇事善惊、心悸胆怯、舌淡脉弱为心胆气虚。

四、心理疾病的中医治疗原则

"形神合一"的整体观是中医治疗的基础和基本原则。

（一）身心同调

1. 调谐阴阳

《素问·生气通天论》云："阴平阳秘，精神乃至。"如果阴阳失调，则形病及神，形志并病，需调整阴阳，损其偏盛，补其偏衰，恢复阴阳平衡。

促进阴平阳秘是治疗原则之一。解表攻里、越上引下、升清降浊、寒温热清、补虚泻实、调和营卫也是调和阴阳的范畴。《素问·阴阳应象大论》云："审其阴阳，以别柔刚。阳病治阴，阴病治阳。定其血气，各守其乡，血实宜决之，气虚宜掣引之。"调理阴阳是重要治则。

2. 调节气血

气与血为神的物质基础，神是精气的综合呈现，精气足则神旺。《灵枢·平人绝谷论》云："五脏安定，血脉和力，精神乃居。"《素问·阴阳应象大论》云："人有五脏化五气，以生喜、怒、悲、忧、恐。"血为神气也，血液供给足，才能神志正常活动。气血与神志密切相关，调节气血（补血、化瘀、摄血）需贯穿调神之法。

3. 心身同调

形神同调、心身合一的治疗是中医治疗理念，患生理疾病者需先调心，再进行身体治疗。患心理疾病者需先调身，再进行心理治疗。比如，有些抑郁症患者闭口不语，可通过调节身体，使其情志疏泄得以缓解，之后再进行谈话心疗。

（二）三因制宜

1. 因时制宜

中医强调天地人和思想。天时自然四季变化、昼夜运行对人体脏腑活动、气血运行具有很大影响。人体内有"平旦人气生，日中阳气隆，日西阳气虚，日落气门闭"，大自然也有"旦慧、昼安、夕加、夜甚"的规律。《素问·四气调神大论》云："春夏养阳，秋冬养阴，否则，逆春气，则少阳不生，肝气内变；逆夏气，则太阳不长，心气内洞；逆秋气，则太阴不收，肺气焦满；逆冬气，则少阳不藏，肾气独沉。"个体根据四时之令调整身体。心理疾病发生与季节有关，抑郁症多秋冬发作，躁狂症多春夏发作。

2. 因地制宜

中医治疗注重地域特点，因为地域不同四时气候、温暖冷湿、生活习性有很大差异，人体与自然是相对应的。《素问·异法方宜论》云："黄帝问曰：医之治病也，一病而治各不同，皆愈何也？岐伯对曰：地势使然也。故东方之域，天地之所始生也。鱼盐之地，海滨傍水，其民食鱼而嗜咸……其治宜砭石。故砭石者，亦从东方来。""西方者，金玉之域，沙石之处，天地之所收引也。其民陵居而多风，水土刚强……其治宜毒药。故毒药者，亦从西方来""北方者，天地所闭藏之域也。其地高陵居，风寒冰冽，其民乐野处而乳食，脏寒生满病，其治宜灸焫。故灸焫者，亦从北方来。""南方者，天地所长养，阳之所盛处也。其地下，水土弱，雾露之所聚也。其民嗜酸而食胕……其治宜微针。故九针者，亦从南方来。""中央者，其地平以湿，天地所以生万物也众。其民食杂而不劳，故其病多痿厥寒热。其治宜导引按跷，故导引按跷者，亦从中央出也。"所以"借助地势"因地制宜符合自然规律。

3. 因人制宜

临床问诊既要参考患者的年龄和生活状况，还要区别性别和体质特征。

年龄是疾病发生的重要参考因素，每个年龄阶段的人生活背景不同，面临的人生问题不同，身体状态也不同。如《灵枢·天年》云："人生十岁，五脏始定，血气已通，其气在下，故好走。二十岁，血气始盛肌肉方长，故好趋。三十岁，五脏大定，肌肉坚固，血脉盛满，故好步。四十岁，五脏六腑十二经脉，皆大盛以平定，腠理始疏，荣华颓落，发颇斑白，平盛不摇，故好坐。五十岁，肝气始衰，肝叶始薄，胆汁始减，目始不明。六十岁，心气始衰，苦忧悲，血气懈惰，故好卧。七十岁，脾气虚，皮肤枯。八十岁，肺气衰，魄离，故言善误。九十岁，肾气焦，四脏经脉空虚。"

性别不同，对疾病的诊断也具有一定意义。中医学认为，"女子以肝为先天"，女属阴，以血为体为用。女性致病多情志因素，以肝气为主。"男子以肾为先天"，男属阳，肾精不足、性功能障碍，治疗时需注意祛邪、补肾、调心相结合。体质不同，阴阳气血水平不同，治疗上需因人而异。

（三）标本配合

所谓的患者为本、医生为标，实质是在说医患之间要积极配合。《素问·汤液醪醴论》云："帝曰：音声日闻于耳，五色日见于目，而病不愈者，亦何暇不早乎？岐伯曰：病为本，工为标，标本不得，邪气不服，此之谓也。"《素问·五脏别论》云："凡治病必察其下，适其脉，观其志意与其病也。拘于鬼神者，不可与言至德。恶于针石者，不可与言至巧。病不许治者，病必不治，治之无功矣。"是说患者的思想意识对于治疗的成败尤为关键。

治疗中，医生的修养和医德也非常重要。《素问·征四失论》讲了医生容易犯的几个问题："夫经脉十二者，络脉三百六十五，此皆人之所明知，工之所循用也。所以不十全者，精神不专，志意不理，外内相失，故时疑殆。"所谓"不十全"，是对"经络"的了解不全面。所谓"精神不专、志意不理"，是思路不对，条理不清。指医生的水平对治疗的影响。

治疗过程中，良好的医患关系，积极配合、共同参与的治疗模式，是更为科学、合理的。

第二节　常用的中医心理疗法

心理治疗即精神治疗，是应用心理学的原理与方法，通过治疗师与患者建立良好关系的基础上，运用心理学理论和技术，处理患者的情绪、认知和行为等心理问题。治疗的目的是解决患者面对的心理困境，减少焦虑、忧郁、恐慌等精神症状，改善其非适应行为，促进人格成熟，以较有效且适当的方式处理心理问题。

中医心理治疗是指不采用药物、针灸、按摩和手术等手段，而是以语言、行为、特殊场景影响患者的心理活动，唤起其积极因素，促进或调整机体的功能活动，以达治疗和康复目的的治疗方法。中医心理疗法形式多样，总结历代著名医家经验主要有情志相胜法、顺情从欲法、移精变气法、开导解惑（祝由）法、暗示诱导法等。

一、情志相胜法

1.定义

情志相胜法是运用某种方式诱导患者一种或多种情志刺激，以制约、消除患者的病态情志，从而治疗因情志产生的某些心身疾病的心理疗法。此疗法的基本原理是脏腑情志论与五行相克论相结合，即将人体归纳为五个体系，并按五行配五脏五志，依据中医五行相克理论，利用不同情志之间的相互制约关系，运用一种情志纠正相应所胜的另一种失常情志来治疗心理疾病的方法。

2. 治法

情志相胜法的核心在于掌握情志对于气机的影响，通过调整全身气机以达到治疗目的。引发"相胜"的情绪治疗手段可酌情选用语言、情境或行为冲击等方法。情志相胜法的具体运用可归纳为以喜制悲忧法、以悲忧制怒法、以怒制思法、以思制惊恐法、以惊恐制喜法。

（1）以喜制悲忧法　悲为肺志，喜为心志。悲伤肺，喜能胜悲。悲忧太过则肺失宣降，肺气耗散，表现为咳喘短气、意志消沉等。累及心、脾，可致神呆痴癫、脘腹痞满、食少而呕等，采用以喜乐之法治之，可使患者欢快喜悦，以积极的情绪使机体气血和畅、阴阳协调，从而消除悲伤与忧郁情绪，达到病愈目的。

《古今医案按·七情》记载了以喜制忧的议案。"丹溪治陈状元弟，因忧病咳唾血，面黧色，药之十日不效。谓其兄曰：此病得之失志伤肾，必用喜解，乃可愈。即求一足衣食之地处之，于是大喜，即时色退，不药而愈。由是而言，治病必求其本。虽药中其病，若不察其得病之因，亦不能愈也。"忧与悲同为肺志，喜既可以治悲，也同样可以胜忧。但忧与悲尚有所不同，悲的情绪大多是感伤过去，而忧多为担心未来。

（2）以悲忧制怒法　怒为肝志，悲为肺志。过怒则肝失疏泄、肝阳上亢，表现为肢体拘急、握持失常、高声呼叫等。怒伤肝，悲能胜怒。采用各种方法诱使患者产生悲伤情绪，以抑制其过怒的病态心理。肝气平和，怒气则消。

《笃斋漫录》记载了以悲忧制怒的医案。"杨贲亨，明鄱阳人，善以意治病。一贵人患内障，性暴多怒，时时持镜自照，计日责效，屡医不愈，召杨诊之。杨曰：目疾可自愈，第服药过多，毒已下注左股，且夕间当暴发，窃为公忧之，贵人因抚摩其股，日以毒发为悲，久之目渐愈，而毒亦不发。以杨言不验，召诘之。杨曰：医者意也，公性暴善怒，心之所属，无时不在于目，则火上炎，目何由愈？我诡言令公凝神悲其足，则火自降，目自愈矣。"

（3）以怒制思法　思为脾志，怒为肝志。"过思则气结"，可使脾失健运，运化失常，脾气呆滞，表现为神情怠倦、胸膈满闷、食少纳呆、腹胀溏泄。思伤脾，怒能胜思，采用激怒之法，合理地激发患者的怒气，使其排解情思、郁闷，从而打开心结，使病得到痊愈。

《儒门事亲·内伤形》记载了思念伤脾导致失眠，采用激怒办法治疗的医案。"一富家妇人，伤思虑过甚，二年不寐，无药可疗。其夫求戴人治之。戴人曰：两手脉俱缓，此脾受之也。脾主思故也。乃与其夫，以怒而激之。多取其财，饮酒数日，不处一法而去。其人大怒汗出，是夜困眠，如此者，八九日不寤，自是而食进，脉得其平"。

（4）以思制惊恐法　恐为肾志，思为脾志。过度或突然的惊吓、恐吓会使人肾气不固，气陷于下，表现为惶惶不安、提心吊胆、神气涣散、二便失禁等。恐伤肾，思能胜恐。通过引导患者对有关事物或现象进行深入思考，以树立正确的认知，从而制约其过度恐惧心理，或由恐惧引起的躯体障碍等病变，克服过度恐惧的病态情绪。

《续名医类案·惊悸》记载了以说理开导之法治疗患者恐惧心理的医案。"卢不远治沈君鱼，终日畏死，龟卜筮数无不叩，名医之门无不造。一日就诊，卢为之立方用药，导谕千万言，略觉释然。次日清晨又就诊，以卜当十日死。卢留宿斋中，大壮其胆，指菁山叩问谷禅师授参究法，参百日，念头始定而全安矣。戊午过东瀛吴对亭大参山房，言及先时恐惧状，盖君鱼善虑，虑出于肝，非思之比。思则志气凝定，而虑则运动展转，久之伤肝，肝血不足，则善恐矣。情志何物？非世间草木所能变易其性，惟参禅一着，内忘思虑，外息境缘，研究性命之源，不为生死所惑，是君鱼对症之大药也。"此案以说理开导之法，引导患者探讨生命的意义，从而使患者的恐惧心理逐渐消除，情绪振奋，心病不药而愈。

（5）以惊恐制喜法　喜为心志，恐为肾志。过喜会使心气涣散，而致嬉笑不止或疯癫之症。心为火脏，肾为水脏。水克火，喜伤心，恐胜喜。通过引发患者产生恐惧心理，可抑其过喜情绪而使病愈。

《儒门事亲·九气感疾更相为治论》："又闻庄先生者，治以喜乐之极而病者。庄切其脉，为之失声，佯曰：吾取药去。数日更不来，病者悲泣，辞其亲友曰：吾不久矣。庄知其将愈，慰之。诘其故，庄引《素问》曰：惧胜喜。"《冷庐医话》："明末高邮，有袁体庵者，神医也。有举子举于乡，喜极发狂，笑不止，求体庵诊之。惊曰：疾不可为矣，不以旬数矣，子宜急归，迟恐不及也。道过镇江，必更求何氏诊之，遂以一书寄何，其人至镇江而疾已愈，以书致何。何以书示其人，曰：某公喜极而狂，喜则心窍开张，不可复合，非药石之所能治也。故以危言惧之以死，令其忧愁抑郁，则心窍闭，至镇江当已愈矣。其人见之，北面再拜而去。"此病案通过使患者不自觉产生恐惧的情绪，间接地抑制了其过喜的病态心理。

以情胜情法医治心理疾病是中医的特色，作为医者，应见识广博，灵动机变，医学素养和学识修养均具有较高水平，虽然情志相胜法以五行生克为理论依据，但具体应用时仍需根据临床情况灵活运用，不必拘泥。

二、移精变气法

1.定义

移精变气是指通过各种手段（语言、行为）移转或分散患者异常的精神意念活动指向，以缓解或消除由于精神、情志因素所引起的心理疾病的一种心理疗法。

2.治法

移精变气是在中医"形神合一"思想的指导下，通过"治神以动其形"而产生积极的心理治疗效应。其运用语言或者行为，转移患者对病痛的注意力，调整其逆乱的气机，使其早日康复。凡能移情易性之法都可根据病情和心理变化灵活运用。常用的有精神转移法和情志导引法两类。

（1）精神转移法　是将患者的精神、意念活动从焦虑、抑郁转移、分散至其他方面，以缓解或消除因过分关注内心冲突和不良情绪所导致的躯体不适，从而形成的强化性病态条件反射及病态行为。精神转移法可根据患者的病情、不同心理和环境条件，采用音乐、歌舞乃至戏谑等分散和转移患者的注意力。

（2）情志导引法　是通过指导患者进行呼吸吐纳锻炼，或配合一些动作，引导和控制患者的精神、意念活动，达到移精变气的治疗目的。此法一般不借助外界事物转移患者的注意力，多以导引的方法移情易性，故称情志导引。最基本的要领为三调合一："调心"（意念控制）、"调气"（呼吸锻炼）和"调身"（姿势调整）。情志引导偏重于"意念"和"气"。在意守凝神的基础上激发经气，疏通经络，调畅气血，产生养身治病的效应。

《灵枢·杂病》记载："哕，以草刺鼻，嚏，嚏而已，无息，而疾迎引之，立已，大惊之，亦可已。"治疗哕逆不止，除"以草刺鼻"之法外，还可用"大惊"的方法治疗，即以移精变气法治疗哕逆。《儒门事亲》中的洞泄不已、《历代中医心理疗法验案类编》中的心微痛均采用此法而治愈。

三、开导解惑法

1. 定义

开导解惑又称语言疏导法，是指医生以语言为主要手段对患者启发诱导，说理解释，使患者明白与疾病有关的道理，从而解除内心烦忧之苦、消除心理障碍的一种心理治疗方法。

2. 治法

《灵枢·师传》云："人之情，莫不恶死而乐生，告之以其败，语之以其善，导之以其所便，开之以其所苦，虽有无道之人，恶有不听者乎。"其中的告、语、导、开，即是运用语言，动之以情，晓之以理，喻之以例，告之以法，以解释病情，使患者知情达理，配合医生，遵从医嘱，消除悲观情绪，从而树立战胜疾病的信心，最终达到治疗的目的。

语言疏导法可分为四步：擒（告之以其败）、纵（语之以其善）、切入（导之以其所便）、突破（开之以其所苦）。四个步骤环环相扣，"擒、纵"在于达成适于治疗的医患关系，调动患者的能动性。"切入"接触问题实质，层层深入，为突破、深入问题，展开治疗奠定基础。《素问·汤液醪醴论》曰："精神不进、志意不治，故病不可愈。"在打好"擒、纵、突破"的基础上，医生的外因才能通过患者的内因，使语言疏导发挥作用。

3. 运用

《儒门事亲·指风痹痿厥近世差玄说》载："子和治西华季政之病寒厥，其妻病热厥，前后十余年。"张从正为其解释了寒热厥的病因，于是政之喜曰："《内经》真圣书也，十年之疑，今而释然，纵不服药，愈过半矣。"

《晋书·东广传》载："乐广字修辅，迁河南伊，尝有亲客，久阔不复来，广问其故。答曰：'前在坐，蒙赐酒，方欲饮，见杯中有蛇，意甚恶之，既饮而疾。'于时河南听事壁上有角，漆画作蛇。广意杯中蛇即角影也。复置酒于前处，谓客曰：'酒中复有所见不？'答曰：'所见如初。'广乃告其所以，客豁然意解，沉疴顿愈。"

四、顺情从欲法

1. 定义

顺情从欲法又称"顺欲法""顺意疗法""顺志疗法"，是通过满足患者平凡的意愿、感情和生理需要，以达排解心理障碍的一种心理治疗方法。

2. 治法

询问患者或家属及亲友，了解其嗜好和情趣以及与发病的关系。在条件允许的情况下，欲者，尽量满足其欲望和欲求；不欲者，远其所恶。在遵循治疗原则的前提下，尊重、同情、体谅、迁就患者被压抑了的情绪、意志，创造条件，适当满足患者愿望，使患者怡情开怀，心境畅达，促进疾病的康复。

3. 运用

《名医类案》载：一啼哭不止小儿，诊之无病，从而断定系"无病呻吟，必有所欲不能言也"。将哭前曾玩过的马鞭子给予患儿，啼哭立止。

《古今医案按》载：一女子怀疑丈夫有外遇，"因病失心狂惑，昼夜言语相续不绝，举家围绕，捉拿不定"。王中阳暗中派人对女患者说：她所怀疑的第三者已经中暑暴亡。患者听说情敌已死，身体很快痊愈了。

五、暗示诱导法

1. 定义

暗示诱导是指医生采用含蓄、间接的方式，对患者的心理状态产生影响，以诱导患者"无形中"接受医生的治疗性意见，或通过语言等方式，剖析本质、真情，解除患者疑惑，或使其产生某种信念，或改变其情绪和行为，甚至影响生理功能，以治疗心理疾病的一种心理疗法。适用于由疑心、误解、猜测所导致的心理问题和精神疾病。

2. 治法

暗示诱导法包括语言暗示和借物暗示。

语言暗示包括行为语言（如神态、表情、动作），如望梅止渴的典故。借物暗示可借助暗示性物品或药物（如安慰剂），诱导出某些现象或事物，以打开心结。作为实施治疗的医者需具备以下条件：第一，权威性、影响力、分析推理能力。第二，掌握丰富的社会学、生理学知识。第三，取得患者的充分信任。第四，为易受暗示者施法。第五，掌握患者的心理特点，应用谨慎而灵活。

3. 运用

《北梦琐言》记载："唐时京盛医人吴元祯治一妇人，从夫南京还，曾误食一虫，常疑之，由是致疾，频治不减。请吴医之，吴揣知所患，乃择主人姨奶中谨密一人，预戒之曰：今以药探吐，以盆盂盛之，当吐时但言有一小虾蟆吐走去。然切不可令病患知之，是诳也。奶仆如约，此疾顷除。"

第三节 方药疗法

一、概述

方药疗法是在中医理论指导下，根据辨证论治原则，运用中药方剂预防和治疗疾病的一种方法。它是中医诊治疾病的主要手段，也是中医学理、法、方、药体系的重要组成部分。

二、常用治法

根据中医心理疾病的病因病机和辨证论治原则，方药疗法大致可分为疏肝解郁法、理气化痰法、活血化瘀法、清热泻火法、安神定志法和温阳醒神法。

（一）疏肝解郁法

疏肝解郁法是通过疏肝理气、解郁除烦的药物治疗因忧愁、思虑、郁怒、悲伤等情志因素所导致的气机失调、肝气郁结之证的方法。主要适用于精神抑郁，或烦躁易怒，或悲伤欲哭，或情绪不定，或唉声叹气，或胸胁胀痛为主要临床表现的病证。如西医学中的抑郁症、精神分裂症、神经症等。常用中药有柴胡、香附、枳壳、芍药、当归、川芎、陈皮、川楝子、延胡索等。代表方剂有逍遥散、柴胡舒肝散、越鞠丸等。

1.逍遥散（《太平惠民和剂局方》）

本方疏肝解郁，养血健脾；用于肝郁脾虚血虚所致的精神抑郁、神疲懒言、胸胁胀满、头痛目眩，或寒热往来，或乳房胀痛，或月经不调等。

2.柴胡舒肝散（《景岳全书》）

本方疏肝解郁，行气止痛，用于肝气郁滞所致的胁肋疼痛、胸闷不舒、脘腹胀满、唉声叹气、情志抑郁或易怒，或嗳气等。

3.越鞠丸（《丹溪心法》）

本方行气解郁，燥湿和胃；用于气郁所致的血郁、火郁、痰郁、湿郁、食郁等诸郁之证，以胸膈痞闷、脘腹胀痛、嗳腐吞酸、恶心呕吐、饮食不消等为主要临床表现。

（二）理气化痰法

理气化痰法是通过理气散结、燥湿化痰的药物治疗因情志不畅所导致的气机失调、痰湿交阻或痰热上扰之证的方法。主要适用于心神不宁，或狂躁易怒，或虚烦不眠，或惊悸怔忡，或喜怒无常，或咽中如有物阻，或癫痫等为主要临床表现的病证。如西医学的失眠症、抑郁症、躁狂症、神经症、精神分裂症等。常用中药有半夏、陈皮、茯苓、竹茹、枳实、厚朴、礞石、沉香、大黄、远志、菖蒲等。代表方剂有温胆汤、滚痰丸、半夏厚朴汤等。

1. 温胆汤（《世医得效方》）

本方理气化痰，清胆和胃；用于胆气郁滞、胃气不和、痰热内扰所致的胆怯易惊、虚烦不宁、失眠多梦，或呕恶呃逆，或眩晕，或癫痫等。

2. 滚痰丸（《玉机微义》卷四引《养生主论》）

本方泻火逐痰，行气开郁；用于实热顽痰久积不去所致的癫狂昏迷，或惊悸怔忡，或狂躁不安，或胸脘痞闷，或眩晕耳鸣，或不寐，或梦寐奇怪之状，或骨节猝痛难以名状，或嘈杂烦闷等。

3. 半夏厚朴汤（《金匮要略》）

本方行气化痰，降逆散结；用于七情郁结、痰气交阻所致的性情抑郁、孤僻多疑、神情呆滞、咽中如有物阻、咳吐不出、吞咽不下，或咳或呕等。

（三）活血化瘀法

活血化瘀法是通过活血祛瘀、行气通滞的药物治疗因气血瘀滞，或外伤瘀血，或久病伤络所致的瘀热互结、痰瘀阻窍之证的方法。主要适用于情绪不稳，或谵语发狂，或经期紊乱，或经期精神异常，或痛经，或噩梦纷纭，或妄见妄闻等为主要临床表现的病证。如西医学中的焦虑症、躁狂症、神经症、经前期紧张综合征、精神分裂症等。常用中药有桃仁、红花、桂枝、大黄、芒硝、川芎、当归、赤芍、牛膝等。代表方剂有桃核承气汤、血府逐瘀汤、癫狂梦醒汤。

1. 桃核承气汤（《伤寒论》）

本方逐瘀泻热，活血通脉；用于瘀热互结下焦所致的心神不安、谵语烦渴、少腹急结、躁狂不宁，以及血瘀经闭、痛经等。

2. 血府逐瘀汤（《医林改错》）

本方活血祛瘀，行气止痛；用于瘀血内阻、气机郁滞所致的头痛胸痛，或呃逆不止，或干呕，或内热瞀闷，或心悸怔忡、失眠多梦、急躁易怒等。

3. 癫狂梦醒汤（《医林改错》）

本方活血化瘀，涤痰散结；用于痰瘀互结、上扰清窍所致的癫狂惊悸、胡言乱语、哭笑不休、骂人毁物，甚则登高而歌、弃衣而走、逾垣上屋等。

（四）清热泻火法

清热泻火法是通过清热泻火、凉血解毒的药物治疗因七情内伤，或邪热内结所致的肝郁化火上攻、血热妄行之证的方法。主要适用于神志不宁，急躁易怒，或烦躁不安，或谵语发狂，或头目眩晕，或口舌生疮，或大便干结等为主要临床表现的病证。如西医学中的精神分裂症、焦虑症、躁狂症、神经症等。常用中药有龙胆草、栀子、黄芩、黄连、大黄、芒硝、石膏、知母、犀角、生地黄、玄参、牡丹皮、金银花、连翘、薄荷等。代表方剂有龙胆泻肝汤、凉膈散、泻心汤、清瘟败毒饮等。

1. 龙胆泻肝汤（《医方集解》）

本方清泻肝胆实火，利肝经湿热；用于肝胆实火上炎所致的急躁易怒、烦躁不安、语无伦次、胸胁胀痛、头痛目赤、耳鸣耳聋、咽干口苦等。

2. 凉膈散（《太平惠民和剂局方》）

本方清热解毒，泻火通便；用于邪热积聚于胸膈所致的睡卧不宁、谵语狂妄、烦躁口渴、面赤唇焦、胸膈烦热、口舌生疮，或咽痛吐衄、便秘溲赤，或大便不畅等。

3. 泻心汤（《金匮要略》）

本方清热燥湿，泻火解毒；用于邪火内炽、迫血妄行所致的胸中烦热、痞闷不舒、目赤肿痛、口舌生疮、吐血衄血、小便短赤、大便秘结等。

4. 清瘟败毒饮（《疫疹一得》）

本方清热解毒，凉血泻火；用于热毒炽盛、气血两燔所致的狂躁不安、谵语神昏、视物昏瞀、大热渴饮、头痛如劈或发斑疹，或吐血衄血，或四肢抽搐，或厥逆等。

（五）安神定志法

安神定志法是通过滋阴养血、镇心安神的药物治疗因阴血不足，或邪热上扰所致的心火亢盛、心神失养之证的方法。主要适用于心烦神乱、惊悸怔忡、失眠多梦、精神恍惚、喜怒无常不能自主等为主要临床表现的病证。如西医学中的神经症、精神分裂症、躁狂症、抑郁症等。常用中药有朱砂、磁石、龙骨、牡蛎、琥珀、珍珠、茯苓、酸枣仁、柏子仁、龙眼肉、远志、人参、当归等。代表方剂有朱砂安神丸、天王补心丹、甘麦大枣汤、归脾汤等。

1. 朱砂安神丸（《内外伤辨惑论》）

本方镇心安神，清热养血；用于心火亢盛、阴血不足所致的心神不安、烦躁不宁、惊悸怔忡、失眠多梦或胸中懊恼、口舌生疮等病证。

2. 天王补心丹（《摄生秘剖》）

本方滋阴养血，补心安神；用于心肾亏虚、阴血不足、虚火内扰所致的神志不安、心悸怔忡、虚烦失眠、神疲健忘或梦遗、手足心热、口舌生疮、大便干结等。

3. 甘麦大枣汤（《金匮要略》）

本方养心安神，和中缓急；用于心阴不足、肝气失和、心神不宁所致的精神恍惚、悲伤欲哭不能自主、心中烦乱、睡眠不安甚则言行失常、呵欠频作等。

4. 归脾汤（《重订严氏济生方》）

本方健脾养心，养血安神；用于思虑过度、劳伤心脾所致的心悸怔忡、失眠多梦、神疲健忘、气短乏力、面色萎黄、食少纳呆等。

（六）温阳醒神法

温阳醒神法是通过温补心肾、填精益髓、开窍醒神的药物治疗因先天不足，或劳伤过度所致的肾阳不足，或心肾阳衰之证的方法。主要适用于怠惰嗜卧、精神萎靡、情感淡漠、行为退缩、少神呆滞、畏寒肢冷、腰膝酸软等为主要临床表现的病证。如西医学中的抑郁症、神经症、痴呆症等。常用中药有附子、肉桂、干姜、鹿胶、巴戟天、肉苁蓉、菟丝子、枸杞子、补骨脂、熟地黄、山茱萸等。代表方剂有右归丸、地黄饮子、保元汤。

1. 右归丸（《景岳全书》）

本方温补肾阳，填精益髓；用于肾阳不足、命门火衰所致的神疲气衰、精神萎靡、畏寒肢冷、怠惰嗜卧、腰膝酸软、阳痿遗精、饮食减少、小便自遗等。

2. 地黄饮子（《宣明论方》）

本方滋补心肾，开窍醒神；用于肾元虚衰、痰浊上泛、蒙蔽心神所致的神志昏迷、虚烦不宁、不能言语、口干不欲饮、足冷面赤等。

3. 保元汤（《会约》）

本方温阳补肾，益智醒神，用于心肾阳衰、精液不固所致的精神恍惚、神情抑郁、浑身无力、少气乏力、腰酸腿疼、遗精盗汗、小便频数等。

第四节　针灸疗法

一、概述

针灸疗法是针法和灸法的合称。针灸疗法是以中医理论为基础，采用针刺或艾灸人体穴位来预防和治疗疾病的方法。因其具有适应证广、疗效明显、操作方便、经济安全等优点，几千年来为人类的健康发挥了重大的作用。针灸疗法是中医学的瑰宝，是联合国教科文组织认定的人类非物质文化遗产代表作之一。

针法和灸法均有狭义和广义之分。狭义针法是指用毫针刺激人体穴位以预防和治疗疾病的方法。广义针法是采用包括毫针在内的各种针具（如三棱针、芒针、皮肤针、皮内针等）刺激人体穴位或特定部位以预防和治疗疾病的方法。

狭义灸法是指以艾绒为原材料制成的艾条，在穴位上燃灼或熏熨预防或治疗疾病的方法。广义灸法是指采用能产生热效应的其他热源（如红外线、激光、微波等）的现代灸具刺激经穴、防治疾病的方法。

二、经络与腧穴

经络与腧穴理论是中医理论的重要组成部分，是针灸学的理论核心。经络与腧穴是针灸疗法的主要刺激点和作用途径。不熟悉经络腧穴，针灸疗法便无从谈起。

经络是经脉和络脉的总称，是运行气血、联系脏腑和体表及全身各部的通道，是人体功能的调控系统。经脉是主干，络脉是分支。其中，经脉包括十二经脉、奇经八脉，以及附属于十二经脉的十二经别、十二经筋、十二皮部。络脉包括十五络脉和难以计数的浮络、孙络等。腧穴是人体脏腑经络之气输注于体表的特殊部位，是疾病的反应点和针灸治疗的刺激点，俗称穴位。腧与"输"通，有转输的含义，"穴"即孔隙、空隙的意思。

腧穴的主治特点和规律。

1. 近治作用

腧穴所在，主治所在。凡是腧穴均能治疗该穴所在部位及邻近部位的脏腑、组织、器官的疾病。例如，晴明、承泣治眼疾，中脘治胃疾。

2. 远治作用

经脉所通，主治所及。十四经腧穴能治疗本经循行所到达的远隔部位的脏腑、组织、器官的病证。例如，尺泽、太渊、列缺、鱼际、少商归属于肺经，可治肺经病（脏腑病、外经病、器官病）。

3. 特殊作用

针刺某些腧穴，对机体的不同状态具有双向的良性调整作用。例如，内关穴既可治疗心动过速又可治疗心动过缓。一些腧穴还具有特异性的治疗作用，如至阴转胎、大椎退热、隐白治崩漏等。

三、刺灸疗法

刺灸方法包括刺法和灸法。

（一）毫针刺法

毫针刺法主要是以毫针为针具的针刺方法，也是临床上最为常见的刺法，历代针灸文献所讲的刺法多指毫针的临床应用而言。毫针因其形如毫毛，适于刺入各经的腧穴，可以静候其气，而徐缓地运用手法。毫针刺法整个过程可以分为进针、行针（运针）、留针和出针。在针刺时，医者一般用左手（押手）爪切按压所刺部位或辅助针身，右手（刺手）持针操作。

（二）灸法

灸法是指利用某些燃烧材料（主要是艾绒），在体表的一定部位熏灼或温熨，给人体以温热性刺激，通过调整经络脏腑功能，以达到防治疾病的一种方法。该法尤其适宜慢性虚弱性及风寒湿邪为患的病证。临床上又根据艾绒形状及用法将灸法分为艾炷灸、艾条灸和温针灸。

1. 艾炷灸

将纯净的艾绒放在平板上，用手指搓捏成圆锥形状，称为艾炷。艾炷灸分为直接灸和间接灸两类。

（1）直接灸　将艾炷直接放在皮肤上施灸称直接灸。直接灸通过对操作过程的控制使被灸部位的皮肤起泡或不起泡，灸后留有瘢痕或不留瘢痕。由于患者痛苦较大，故目前临床使用较少。

（2）间接灸　艾炷不直接接触皮肤，即在艾炷与皮肤间隔垫某种物品而施灸的方法叫间接灸，又称隔物灸。间接灸根据艾炷与皮肤间垫隔物的不同分为隔姜灸、隔蒜灸、隔盐灸、隔附子（饼）灸等。此法具有艾灸和药物的双重作用，火力温和，患者易于接受。

2. 艾条灸

艾条灸可分温和灸、回旋灸和雀啄灸三类。

（1）温和灸　将艾条的一端点燃，对准施灸处，距 0.5 ～ 1 寸左右进行熏烤，使患者局部有温热感而无灼痛。一般每处灸 3 ～ 5 分钟，至皮肤稍起红晕为度。本法临床应用广泛，适用于一切灸法主治病证。

（2）回旋灸　施灸时，艾条点燃的一端与施灸部位的皮肤虽保持一定的距离，但不固定，而是向左右方向移动或反复旋转地施灸。

（3）雀啄灸　艾条燃着的一端与施灸处不固定距离，而是像鸟雀啄食一样，上下移动或均匀地向左右方向移动或反复旋转施灸。此法热感较强，多用于昏厥急救等。

3. 温针灸

温针灸是针刺与艾灸结合使用的一种方法，适应于既需要留针又必须施灸的疾病，方法是先针刺得气后，将毫针留在适当深度，再将艾绒捏在针柄上点燃直到艾绒燃完为止；或在针柄上穿置一段长 1 ～ 2cm 米的艾条施灸，使热力通过针身传入体内，达到治疗目的。

四、针灸疗法与精神疾病

针灸是中医学的精粹，对精神疾病有良好的治疗作用。针灸治疗精神疾病多从"心""脑"论治，取穴以心经、督脉、膀胱经和肾脉穴位为主。《灵枢·邪客》云："心者，精神之所舍也。"心藏神、主神志，因此心经是调神定志之首选。督脉循行于背部正中，"起于下极之俞……入属于脑"。脑为元神之府，清阳所居，故督脉擅长调神定志。膀胱经分布最广，循行于人体背部，五脏六腑之背俞穴都分布在膀胱经上，又"其直者，从颠入络脑"，既可以直接调理脏腑阴阳，又可以通过与脑的联络起到安神定志的作用。足少阴肾经"其支者，从肺出，络心"，可见心肾密切相关。肾主骨生髓，脑为髓海，肾精充足则髓海有余，肾精不足可导致髓海不足，《灵枢·海论》云："髓海不足，则脑转耳鸣，胫酸眩冒，目无所见，懈怠安卧。"肾阴不足，肾水不能上济心火，则心火独亢于上，表现为失眠、健忘、心烦、头晕等，因此，肾经对于神志的调节也至关重要。

现代社会生活节奏快、压力大，精神疾病的发病率逐年增高。该类疾病具有治疗周期长、易复发的特点，给家庭和社会造成极大的负担。针灸疗法具有方法简单、见效快、疗效好、无副作用的优点，患者和家属更易接受，较单纯药物治疗具有明显的优势。

第五节　推拿疗法

一、概述

推拿疗法是指在中医基础理论和现代解剖学的指导下，应用推拿手法或借助一定的器具，刺激患者体表的特定部位或穴位，以防治疾病和强身健体的一种治疗方法。推拿古称"拊""按摩""按跷""挢摩""挢引""案扤"等。

推拿疗法最早源于人类自发的本能。远古时代，人们在肢体遭遇寒冷或因撞击、扭挫、跌损等引起疼痛或心理受挫需要安慰和交流时，会不自觉地自己或让同伴搓摩、按揉、抚摩不适部位，以抵御寒冷，减轻伤痛和得到宽慰。这种自发的本能经过长期的实践，逐渐形成一种自觉的医疗行为，并发展成为人类早期的医学模式。

《黄帝内经》确立了推拿的治疗体系，记载了推拿的治病范围、按摩工具，并阐述了治疗机理："寒气客于背俞之脉则脉泣，脉泣则血虚，血虚则痛，其俞注于心，故相引而痛。按之则热气至，热气至则痛止矣。"

隋唐时期，按摩科已经发展成为医学四大部门之一，开始设置较为规范的教学模式，推拿已成为骨伤病的普遍治法，并渗透到内、外、儿、精神诸科，且被广泛应用于防病、养生。

明代，基于推拿手法的种类不断增多，分类渐趋合理；推拿治疗范围不断扩大，尤其是推拿被广泛应用于内科、精神科及儿科疾病，出现了"推拿"的专有名词。

清代，推拿专著、系列书籍不断出版，推拿学科的理论体系逐渐健全，并形成了众多的推拿流派。其中，内功推拿流派的手法被广泛应用于治疗失眠、焦虑、抑郁症等精神科疾病。新中国成立后，推拿疗法进入了全面发展时期，推拿学作为一门崭新的学科进入中医高等教育体系，学科分化逐渐完善，《神经精神科疾病针灸推拿治疗学》的出版标志着应用推拿治疗神经精神科疾病已经形成较为完整的理论体系。

二、常用的推拿疗法

推拿疗法防治疾病的主要手段是推拿。推拿手法不是简单的外力作用，而是指用手或肢体的其他部分，采用各种特定技巧，在体表做规范化操作的一种技巧动作。常用的推拿手法，根据动作形态的不同，可分为摆动类、摩擦类、振动类、挤压类、叩击类、运动关节类等六大类。其中，具有代表性的十种手法是一指禅推法、㨆法、揉法、摩法、擦法、搓法、振法、抖法、按法和捏法。

（一）一指禅推法

手握空拳，拇指自然伸直盖住拳眼（使拇指位于食指第二指节处），用大拇指指端或螺纹面着力于一定部位或经络穴位上，挺胸收腹，呼吸自然，腕部放松，沉肩，垂肘，悬腕，肘关节略低于腕关节，以肘部为支点，前臂做主动摆动，带动腕部摆动和拇指关节的屈伸活动，使所产生的功力通过拇指轻重交替、持续不断地作用在经络穴位上。

临床应用：一指禅推法接触面小、压强大、渗透力强，具有疏经通络、行气活血、调和营卫及调节脏腑功能的作用。临床适用范围较广，可用于全身各部，作为治疗内、外、妇、儿各科疾病的主要手法。

（二）滾法

滾法是用手背近小指侧部分或小指、无名指、中指、食指掌指关节背侧，附着于一定部位上，沉肩，垂肘，松腕，前臂主动摆动，带动腕部做屈伸带外旋的连续往返摆动，使所产生的功力轻重交替，持续不断地作用在治疗部位上。

临床应用：滾法接触面较大、压力较大、渗透作用明显，具有疏经活血、解痉止痛、滑利关节的作用，临床适用于肩、背、腰、臀、四肢等肌肉较丰厚的部位，是治疗内、外、骨伤各科疾病的主要手法之一。

（三）揉法

揉法是用手掌大鱼际或掌根或手指螺纹面吸附于一定部位或穴位上，腕部放松，做轻柔缓和的回旋揉动。根据着力部位的不同，分掌揉法和指揉法两种。

临床应用：揉法轻柔缓和、刺激量小，具有疏经活血、解痉止痛作用，临床适用于头面、胸腹及四肢等部位，是治疗内、外、妇、儿各科疾病的主要手法之一。

（四）摩法

用手掌掌面或食、中、无名指三指指面附着于体表一定部位，前臂或腕关节主动运动，做环形有节律的抚摩运动，称摩法。根据着力部位的不同又分为指摩和掌摩两种。

临床应用：摩法刺激缓和而舒适（重而不滞，轻而不浮），具有和中理气、消积导滞、祛瘀散结的作用，适用于头面、颈项、胸腹、胁肋及四肢等部位，一般作为结束手法使用。

（五）擦法

擦法是用指或掌面附着于一定部位上，稍用力下压做直线往返摩擦。根据着力部位的不同又分为全掌擦法、大鱼际擦法和小鱼际擦法（侧擦法）。

临床应用：擦法柔和温热，具有温经散寒作用，常用于胸腹、胁肋、腰背及四肢部，治疗一切寒证。

（六）搓法

用双手掌面夹住肢体或以单手或双手掌面着力于施术部位，做交替搓动或往返搓动，称搓法。分为夹搓法和推搓法。

临床应用：搓法具有调和气血、舒筋通络的作用。适用于腰背、胁肋及四肢部，夹搓法常用于胁肋及四肢部，推搓法多用于腰背及下肢后侧，一般作为推拿治疗的结束手法使用。

（七）振法

用手指或掌面附着于一定部位上，做连续不断的快速颤动，使被操作部位产生振动感，称振法。振法可分为指振法和掌振法。

临床应用：振法具有和中理气、消积导滞的作用。适用于胸腹、头面部，特别对虚寒性胃脘痛疗效较好。

（八）抖法

用双手或单手握住患肢远端，做小幅度连续抖动，使关节有松动感，称为抖法。一般分为抖上肢和抖下肢两种，可单侧也可双侧同时操作。

临床应用：抖法具有疏通经络、调节气血的作用，常用于四肢部及腰部，与搓法配合，作为治疗肩关节周围炎、颈椎病、腰椎间盘突出症等疾病的辅助手法。

（九）按法

用指或掌面附着于一定部位或穴位上，逐渐用力下压，称按法。根据着力部位的不同，可分为指按、掌按和肘按法三种。

临床应用：按法具有开通闭塞、通经活络、活血止痛的作用。指按法可用于全身各部穴位；掌按法常用于肩背、腰臀及四肢部；肘按法常用于腰臀部。临床上按法常与揉法结合应用，组成"按揉"复合手法。

（十）捏法

捏法是用拇指和其余四指相对用力挤压某一部位。一般分三指捏和五指捏两种。三指捏：用大拇指与食、中两指夹住肢体，相对用力做一紧一松的挤压。五指捏：用大拇指与其余四指夹住肢体，相对用力做一紧一松的挤压。

临床应用：捏法具有舒筋通络、行气活血的作用，适用于头部、颈项、肩背及四肢部。

三、推拿疗法与精神疾病

推拿疗法作为一种绿色自然疗法，一方面通过手法本身的疏通经络、行气活血、理筋整复、滑利关节、调整脏腑功能、增强抗病能力等作用对精神科疾病进行治疗。另一方面，由于施术过程中医生与患者近距离接触的时间相对较长，患者对医生的信任程度较高，如果再从心理上加以疏导，则容易让患者心情愉快，尽早恢复健康。

推拿手法中的点法、按法运用恰当，具有"以指代针"的作用，选用督脉、任脉、心经、膀胱经和肾经的穴位为主，通过特定穴位的刺激可激发经络的经气，疏通经络，促进气血运行。各种手法的合理运用，还可以通过局部的刺激和经络的介导起到理筋整复、滑利关节、调整脏腑功能等作用，使精神疾病患者"阴平阳秘、精神乃至"，在较为舒适的状态下早日康复。

从现代科学的角度看，手法是一种机械力的刺激，手法动态力的波动信号可通过穴位－经络－脏腑的传导途径，反射性地影响神经、体液的调节，使机体产生相应的生物学效应，从而使机体的生理、生化或病理状况得到调整，达到防治疾病和强身健体的目的。

总之，推拿通过手法对机体适时、恰当的刺激，从调整患者的身体和心理两方面起到治疗精神疾病的作用，具有简廉效验、安全舒适的优势，患者和家属均易接受。

第六节　气功疗法

一、概述

气功是一种以身体活动的调整、呼吸的调整和意识的调整（调息、调身、调心）"三调合一"为手段，以强身健体、防病治病、健身延年、开发潜能为目的的一种心身锻炼方法。它对维持机体的身心健康有着非常广泛的促进作用。气功的种类繁多，主要分为动功和静功。动功是指以身体的活动为主的气功，如导引派以动功为主，特点是强调与意气相结合的肢体操作。静功是指身体不动，只靠意识、呼吸的自我控制来进行的气功。气功方法大多是动静相兼的。

二、常用的气功健身功法

常见气功健身功法有五禽戏、六字诀、易筋经、八段锦、五行掌等。

（一）五禽戏

五禽戏是以肢体运动为主，辅以呼吸吐纳与意念配合的导引类功法。五禽戏是模仿五种禽兽——虎、鹿、熊、猿、鸟的动作而编创成的气功功法。五禽戏历史悠久，有近两千年的历史，是目前所知的整套功法的先驱，且是行之有效的养生祛病导引功法。五禽戏以外动内静、动中求静、动静相兼、刚柔并济为要，具有导引气血、强身健体、祛病延年之功效。

五禽戏分为熊戏、虎戏、猿戏、鹿戏、鸟戏五种功法，通过模仿动物不同的形态动作及气势，结合各自的意念活动，以舒经通络，强健脏腑，灵活肢体关节。

本功法刚柔相济，可刚可柔，亦刚亦柔，既有虎戏之威猛，亦有鸟戏之柔和，尚有猿戏之灵巧，适合大多数人锻炼，包括某些慢性疾病。五禽戏对人的神经系统、心血管系统、呼吸系统、运动系统和消化系统均有一定的调节作用，对脾虚气滞、慢性胃炎、胃溃疡、高血压、便秘、慢性支气管炎、骨关节病及前列腺肥大等病证均有一定作用。

（二）六字诀

六字诀是我国古代流传下来的一种吐纳养生法。它的最大特点是强化人体内部的组织功能，通过呼吸导引，诱发和调动脏腑的潜在能力来抵抗疾病的侵袭，防止随年龄增长而出现的过早衰老。六字诀通过嘘、呵、呼、呬、吹、嘻六个字的不同发音口型，唇齿喉舌的用力不同，以牵动不动的脏腑经络气血的运行。

六字诀有嘘字诀、呵字诀、呼字诀、呬字诀、吹字诀、嘻字诀六种功法。

1."嘘"肝气诀，适用于肝火旺、目赤多泪等症。

2."呵"心气诀，适用于心神烦躁、口舌生疮及热痛等症。

3."呼"脾气诀，适用于脾虚痰湿、泻痢肠鸣、消化不良等症。

4."呬"肺气诀，适用于咳嗽痰多、胸膈烦躁等症。

5."吹"肾气诀，适用于眉蹙耳鸣、黑瘦等症。

6."嘻"三焦诀，适用于三焦火旺之证。

（三）易筋经

"易"是改变之意，"筋"指筋肉，"经"为方法。《易筋经》就是通过锻炼来改变人体筋肉的方法。《易筋经》共计十二式。

第一式　韦驮献杵

诀曰：立身期正直，环拱手当胸；气定神皆敛，心澄貌亦恭。

第二式　横担降魔杵

诀曰：足趾柱地，两手平开；心平气静，目瞪口呆。

第三式　掌托天门

诀曰：掌托天门目上观，足尖着地立身端。力周骸胁浑如植，咬紧牙关不放宽。舌可生津将腭抵，鼻能调息觉心安。两拳缓缓收回处，用力还将挟重看。

第四式　摘星换斗

诀曰：只手擎天掌覆头，更从掌内注双眸。鼻端吸气频调息，用力回收左右侔。

第五式　倒拽九牛尾

诀曰：两腿前弓后箭，小腹运气空松；用意存于两膀，擒拿内视双瞳。

第六式　出爪亮翅

诀曰：挺身兼胬目，推窗望月来；排山还海汐，随息七徘徊。

第七式　九鬼拔马刀

诀曰：侧首屈肱，抱头拔耳；右腋开阳，左阴闭死；右撼昆仑，左贴胛膂；左右轮回，直身攀举。

第八式　三盘落地

诀曰：上腭抵舌尖，张眸又咬牙。开裆骑马式，双手按兼拿，两掌翻阳起，千斤仿佛加，口呼鼻吸气，蹲足莫稍斜。

第九式　青龙探爪

诀曰：青龙探爪，左从右出，左掌纠行，蹉傍胁部，右爪乘风，云门左露，气周肩背，扭腰转腹，调息微嘘，龙降虎伏。

第十式　卧虎扑食

诀曰：两足分蹲身似倾，屈伸左右腿相更；昂头胸作探前势，翘尾朝天掉换行；呼吸调匀均出入，指尖着地赖支撑；还将腰背偃低下，顺势收身复立平。

第十一式　打躬击鼓

诀曰：两掌持脑后，躬腰至膝前，头垂探胯下，口紧咬牙关，舌尖微抵腭，两肘对平弯，掩耳鸣天鼓，八音奏管弦。

第十二式　掉头摇尾

诀曰：膝直膀伸，推手及地；瞪目摇头，宁神一志；直起顿足，伸肱直臂；左右七次，功课完毕，祛病延年，无上三昧。

易筋经具有疏通经络、运行气血、防病健身之效，可用于神经衰弱、胃肠疾病、呼吸系统疾病、肢体关节疼痛、颈腰椎疾病及痿证等。

（四）八段锦

八段锦功法是一套独立而完整的健身功法，起源于北宋，至今有八百多年的历史。古人把这套动作比喻为"锦"，意为五颜六色，美而华贵，其动作舒展优美，"祛病健身，效果极好，编排精致，动作完美"。

第一节　双手托天理三焦

两足平开，与肩同宽，松静自然，凝神调息，舌抵上腭，气沉丹田，鼻呼口吸。两手由小腹向前伸臂，手心向下向外画弧，顺势转手向上，双手十指交叉于小腹前；随吸气，缓缓屈肘沿任脉上托，当两臂抬至肩、肘、腕相平时，翻掌上托于头顶，双臂伸直，仰头目视手背，稍停片刻；随呼气，松开交叉的双手，自体侧向下画弧慢慢落于小腹前，仍十指交叉，掌心向上，恢复如起势。稍停片刻，再如前反复6～8次。呼吸：两手上托时采取逆腹式呼吸。

第二节　左右开弓似射雕

松静站立同前，左足向左横跨一步，双腿屈膝下蹲成马步桩，两膝做内扣劲，两足做下蹬劲，臀髋呈下坐劲，如骑马背上，两手空握拳，屈肘放于两侧髋部，距髋约一拳许；随吸气，两手向前抬起平胸，左臂弯曲为弓手，向左拉至极点，开弓如满月，同时，右手向右伸出为"箭手"，手指作剑诀，顺势转头向右，通过斜指凝视远方，意如弓箭伺机待发，稍停片刻；随呼气将两腿伸直，顺势将两手向下画弧，收回于胸前，再向上向两侧画弧，缓缓下落两髋外侧，同时收回左腿，还原为站式；再换右足向右横跨，重复如上动作。如此左右交替6～8次。

第三节　调理脾胃须单举

松静站立同前，两臂下垂，掌心下按，手指向前，成下按式站桩。两手同时向前向内画弧，顺势翻掌向上，指尖相对，在小腹前如提抱式站桩；随吸气，翻掌，掌心向下，左手自左前方缓缓上举，手心上拖，指尖向右，至头左上方将臂伸直，同时右手下按，手心向下，指尖向前，上下两手作争力劲；稍停片刻，随呼气，左手自左上方缓缓下落，右手顺势向上，双手翻掌，手心向上，相接于小腹前，如起式。如此左右交换，反复做 6 ～ 8 次。

第四节　五劳七伤往后瞧

松静站立同前，先将左手劳宫穴贴在小腹下丹田处，右手贴左手背上，配合顺腹式呼吸，吸气使小腹充满；随呼气，转头向左肩背后望去，想象内视左足心涌泉穴，以意领气至左足心；稍停片刻，再吸气，同时将头转向正面，以意领气，从足心经大腿后面上升到尾闾，再到命门穴；随呼气，再转头向右肩背后望去。如此交替 6 ～ 8 次。

第五节　摇头摆尾去心火

松静站立同前，左足向左横开一步呈马步，两手反按膝上部，手指向内，臂肘做外撑劲；呼气，以意领气由下丹田至足心；吸气，同时以腰为轴，将躯干摇转至左前方，头与左膝呈一垂线，臀部向右下方做撑劲，目视右足尖，右臂绷直，左臂弯曲，以助腰摆；稍停片刻即呼气。如此左右摇摆 6 ～ 8 次。

第六节　两手攀足固肾腰

松静站立同前，两腿绷直，两手叉腰，四指向后按肾俞穴；先吸气，同时上身后仰；然后呼气，同时上体前俯，两手顺势沿膀胱经下至足跟，再向前攀足尖，意守涌泉穴；稍停后，随吸气，缓缓直腰，手提至腰两侧叉腰，以意引气至腰，意守命门穴。如此反复 6 ～ 8 次。

第七节　攒拳怒目增力气

松静站立如前，吸气，左足横出变马步，两手提至腰间半握拳，拳心向上，两拳相距三拳左右，两手环抱如半月状，意守丹田或命门穴；随呼气，将左拳向左前击出，顺势头稍向左转，双目圆睁，过左拳注视远方，右拳同时向后拉，使左右臂争力；稍停片刻，两拳同时收回原位，松开虚拳，向上画弧经两侧缓缓下落，收回左足还原为站式。如此左右交替 6 ～ 8 次。

第八节　背后七颠百病消

松静站立如前，膝直足开，两臂自然下垂，肘臂稍外作撑，意守丹田。随吸气，平掌下按，足跟上提，同时，意念头向上虚顶，气贴于背；随呼气，足跟下落着地，手掌下垂，全身放松。如此反复 6 ～ 8 次。

八段锦可强身健体，舒筋活络，也可针对不同病患进行辨证行功。肝郁气滞，当疏肝理气，可选练第一、二节；脾虚气滞，应健脾理气，可选练第二、三节；心肾不交，当交通心肾，补肾清心，可选练第五、六节；清阳不升，可选练第四、七节；肝阳上亢，可选练第四、八节；心脑血管病，可选练前四节；呼吸系统疾病，可选练第一、二、三、七节；消化系统疾病，可多练第三、五节；颈腰椎病，可多练第四、五、六节。无病之人，作为防病保健可以全套锻炼。

（五）五行掌

五行掌是五台山传下来的养生祛病功法，其特点是三调并用、动静兼练、刚柔相济、虚实变换、松紧相辅、运动全面。五行掌包括预备活动和推、拓、扑、捏、摸五种功法，可根据病证或四季养生原则选练相应功法，也可按顺序全套练习。

1. 推法

推法有疏肝理气、平肝潜阳之效，可用于肝气不舒、肝火旺引起的头痛、眩晕、性急易怒、脘腹胀痛，以及神经衰弱、高血压、慢性胃肠炎、肝炎、妇女月经不调等。

2. 拓法

拓法有清心泻火、养血安神之效，可用于由心血不足、心火偏旺引起的心烦口渴、口舌生疮、小便淋赤、怔忡、失眠、沿心经循行部位疼痛，以及神经衰弱、心血管神经症、泌尿生殖系统疾病及妇科慢性炎症等。

3. 扑法

扑法有健脾和胃、消食化滞之效，可用于脾虚胃弱引起的食少、脘腹胀满、泛酸、腹痛、泻痢、痰饮、水肿，以及慢性胃炎、消化性溃疡、慢性肠炎、慢性肝炎、胃肠功能紊乱等。

4. 捏法

捏法有宣畅肺气、降气除痰之效，可用于肺气失宣、痰浊内蕴所致的咳嗽、气逆、痰多、胸闷胀痛、沿肺经循行部位疼痛，以及感冒、慢性支气管炎、哮喘、肺气肿及颈、肩、背、腰、骨关节等病。

5. 摸法

摸法有温阳祛寒、益阴泻热之效，可用于与肾虚相关的腰膝酸软、畏寒肢冷、眼睑浮肿、小便不通、阳痿、遗精、不孕不育、潮热、盗汗、心悸、失眠、喘息、嗜睡，以及神经衰弱、肺结核、肺心病、肾病、高血压、低血压等。

收功有通利三焦、协调五脏、调畅气机、平调阴阳之效，虚实均可用。

（六）保健功

保健功系根据传统导引法整理改编而成，由全身自上而下的自我按摩和运动组成。保健功动作缓和柔韧，男女老少皆宜，既可以防治疾病，又有保健作用。

保健功共十六节，分别为静坐、鼻功、目功、擦面、耳功、口功、项功、揉肩、夹脊、搓腰、织布式、和带脉、搓尾闾、擦丹田、揉膝、擦涌泉，有强身健体、舒筋活络、调畅气血、防病治病之用。可以有选择地习练，也可早晚常规性习练。其中，鼻功、目功、擦面、搓腰、擦丹田、口功等，可作为其他功法在收势后恢复常态时用。保健功最适宜患多种慢性病及中老年人习练。

（七）站桩功

站桩功是传统的站式练功法，对多种疾病均具有较好疗效。站桩功的姿势各家流派较多，代表桩势有自然式桩功、三圆式桩功、下按式桩功、伏虎式桩功、少林剑指桩等。

本功法以神经衰弱、高血压等为主要适应证，对溃疡病、关节病、糖尿病及慢性软组织损伤性疾病等也有很好的康复与治疗作用。老年人、病患会身体虚弱者，在桩式的选择上以休息式、自然式和三圆式高位为主；青壮年人可针对个人情况，在休息式、自然式、下按式和三圆式的基础上，向低位桩式锻炼，也可选择伏虎式或少林剑指站桩进行锻炼。

（八）放松功

放松功是静功的一种，是通过大脑思维意识的放松，把身体调整到自然、轻松、舒适状态，以消除身体和大脑疲劳，恢复体力和精力。放松功能使意念逐渐集中，排除杂念，安定心神，疏通经络，协调脏腑，有助于增强体质，防治疾病。该功法具有安全有效，不受环境、条件、地点限制，易学、易练、易见效等特点，站、坐、卧、行均可，既适合健康人练习，为练功入静的基础；又适合康复练习，能促进气血运行和新陈代谢，是高血压、冠心病等心脑血管疾病的首选功法之一。常见的功法有意松法等。

意松法是在意念的主动调节下，配合呼吸，对人体进行从头到脚，或逐段、分块，或整体、局部地进行放松的一种方法。常用的方法有松通养心法、三线放松法、分段放松法、拍打放松法、震颤放松法和倒行放松法 6 种。

放松功是学习气功入门的基础功法之一，也是入静、入定等高级功夫的基础，适应范围较广。脑力劳动者练习，有助于快速消除大脑疲劳；体力劳动者练习，能够快速消除肌体疲劳。大学生练习，既可减轻疲劳，又能增强记忆，缓解考试前的紧张情绪。难以入睡和失眠者，能够帮助入睡。亚健康人群，有特殊的调节、恢复和治疗作用。放松功用于青光眼、神经衰弱、胃肠病、哮喘等病均有较好效果，对各种原因引起的疼痛也有较好的镇痛作用。

（九）内养功

内养功是以吐纳为主的静功功法。于明末清初时流传于民间，新中国成立后经挖掘、整理并推广应用。数十年临床实践证明，内养功用于消化系统疾病、呼吸系统疾病及其他多种慢性疾病疗效显著，是一种简便高效、不易出偏的优秀医疗气功功法。

内养功的操作强调呼吸停顿，默念字句，舌体起落，气沉丹田；侧重呼吸锻炼与意守的配合，具有使大脑静、脏腑动的特点。内养功通过特定的姿势、呼吸和意念的锻炼，能够实现形体放松，呼吸调和，心神恬静，具有静心守神、培补元气、平衡阴阳、调和气血、疏通经络、协调脏腑等作用。

初级功法为调身、调息、调心。

调身：初级静功练习时以仰卧式、靠坐式、松静站立式为主。

调息：初学者易采取自然呼吸，逐渐过渡到腹式呼吸，并配合呼吸默念"静"字诀和"松"字诀，以达到相对入静和放松的目的。

调心：内养功的意守法可分为活位意守和定位意守两种形式。活位意守即配合五种"松静"的练习方法进行意守；定位意守即意守部位在丹田。

内养功对消化性溃疡、胃下垂、胃黏膜脱垂、肝炎、习惯性便秘等消化系统疾病有显著效果，对肺结核等呼吸系统疾病及其他多种慢性疾病也有显著疗效，是一种既能防病治病又能健身强体、疗效明显、操作简便的优秀传统功法。现代研究证实，内养功对大脑皮层有良性抑制作用，能促进胃肠蠕动、消化、吸收和消化腺的分泌，能改善呼吸系统功能，提高机体免疫系统功能。

（十）其他功法的功效

1. 强壮功

强壮功是一种静功功法。练功姿势有自然盘膝坐、单盘坐、双盘坐、卧式、站式等。呼吸方法有静呼吸法（自然呼吸法）、深呼吸法、逆呼吸法（吸气时腹壁收缩，呼气时腹壁扩张）等。强壮功强调意守下腹部，借以集中精神，排除杂念，达到入静的目的。强壮功主要用于神经系统疾病，亦可用于紧张性头痛、脑血管病后遗症、神经衰弱、自主神经系功能紊乱、心脏神经症等。

2. 真气运行法

真气运行法是一种以调息为主的静功功法，主要是宁神调息，培植真气，对高血压、心脏病、糖尿病、肺结核、肺气肿、肝胆疾病、早期肝硬化、肠胃病、泌尿生殖系统疾病、慢性肾炎、类风湿性关节炎、颈椎病、神经症、内分泌紊乱、顽固性皮肤病等80多种功能性和器质性病变均有显著疗效。其能激发人体干扰素，提高人体免疫功能，对癌症早期患者的治疗和术后恢复都有很好的作用。

3. 中度风呼吸法

中度风呼吸法是一种自然行功，具有消炎、去热、防癌、防病之效，可预防和治疗肝炎、肺炎、肾炎、肠炎、支气管炎、关节炎、神经衰弱、感冒发热、月经不调、肺结核、青光眼（严重心脏病除外）等。

第七节　饮食疗法

一、概述

（一）食疗的概念

饮食疗法又称食疗或食治，是利用食物影响机体功能，从而获得健康或愈疾防病的一种方法。食物本身具有"养"和"疗"两方面的作用。食疗在狭义上等同于食治，是指单用食物或药用食物以治疗疾病。广义的食疗则包括食养、食治与药膳的含义。

（二）食疗与心理健康

食疗利用食物性味方面的偏颇特性，有针对性地用于某些病证的治疗或辅助治疗，以调整阴阳，使之趋于平衡，促进身心疾病的康复。

这种自然疗法与服用药物相比迥然不同，它不像药物那样易让人厌服而难以坚持，人们容易接受，可长期运用，对于心理疾病的调理治疗尤为适宜。

通过平衡饮食可以保持心理的健康状态：情绪不稳定的人往往是酸性食物摄入过

多，缺乏维生素 B 和 C，应多吃含钙丰富的大豆、菠菜、牛奶、花生、橙、芝麻，以及含磷丰富的栗子、杏、葡萄、虾、蟹、鸡肉、土豆、蛋黄等食物，使酸碱平衡，以增强主见性和稳定情绪。遇事易激、难以控制情绪的人，多吃些海产品，如贝、虾、蟹、鱼和海带；常吃一些含 B 族维生素的食物，如大蒜、油菜、土豆、茄子、南瓜、黄花菜、莲藕、鲢鱼、草鱼、鲲鱼、豆芽、香蕉、苹果、玉米等。顽固而呆板的人，多为偏吃肉类及高脂食物使血中尿酸增加所致。饮食首先减少肉类食物，多吃鱼、蔬菜（以绿色和黄色为主），减少盐的摄入量，改变常食泡面、清凉饮料及不吃早餐等习惯。优柔寡断的人，可能缺乏氨基酸和维生素，故应建立以肉类为中心的饮食习惯，同时大量食用水果、蔬菜，特别是多吃富含维生素 A、维生素 B 和维生素 C 的食物，偶尔可吃一些辣味。常感焦虑不安的人，应从安定神态着手，多补充些钙质、B 族维生素、维生素 C 等含量丰富的食物，还应多吃些动物性蛋白质，菜不宜过咸。豆制品中含有大量 B 族维生素，对心情沮丧和抑郁症有显著疗效。土豆、麦麸面包和蔬菜能使人心情愉快，燕麦中含有使人愉快的物质。依赖性重的人，多为糖分吃得过多所致。饮食应注重节制甜食，如蛋糕、可乐、果汁等，多吃些碱性食物、含钙丰富的食物和含维生素 B_{11} 的食物，以增强独立性和耐受力。怕交际的人多为表现为神经质且冷漠，如能将其性格改变为爽朗，怕交际的毛病便会迎刃而解。饮食最好蜜糖加果汁，少量饮酒。胆小怕事的人，可多吃些辣椒、鱼干和萝卜。失眠、恐惧、抑郁和健忘的人，可多吃干果、蔬菜和甲壳类动物肉。精神紧张、疲乏、无精打采的人，不妨多吃些柠檬和生菜、土豆、带麦麸的面包、燕麦等。

（三）食物颜色与五脏的关系

中医学认为，脏和腑是根据内脏器官的功能不同而加以区分的。脏包括心、肝、脾、肺、肾（五脏），主要指胸腹腔中内部组织充实的一些器官，其共同功能是贮藏精气。精气是指能充养脏腑、维持生命活动不可缺少的营养物质。中医食疗以中医药学理论为基础，核心是辨证论治，应结合脏腑、经络、诊法和治则内容，选择相应的食物进行防治，"养""疗"结合，强调辨证施食，个体调整。

1. 白色养肺

白色食物入肺，偏重于益气行气，具有养肺的功效。白色是指主食米、面及杂粮，用以果腹和提供热量的食物。人体生长发育所需热量的 60% 以上是由这类食物供给的。白色食物还包括白菜、菜花、冬瓜、竹笋、茭白、白萝卜、白木耳、甘蔗以及鲜奶、鱼肉等。大多数白色食物，蛋白质比较丰富，经常食用既能消除疲劳，又可促进疾病康复。特别是高血压、高血脂、心脏病、脂肪肝等患者，食用白色食物十分有益。

2. 黄色养脾

黄色食物入脾胃，能增强脾脏之气，促进和调节新陈代谢。黄色的食物有大豆、土豆、红薯、芋头、南瓜、玉米、燕麦、花生等。其能提供优质的蛋白质、脂肪、维生素和微量元素，固护脾胃，促进胃肠蠕动，有效治疗或缓解便秘。发挥健脾作用的食物，有的需炒成黄色，如白色的生米仁只有炒成黄色后，维生素 A 和 D 的含量较丰富。维生素 A 能保护胃肠道、呼吸道黏膜，减少胃炎、胃溃疡等疾病的发生；维生素 D 有促进钙、磷元素吸收的作用，有助于壮骨强筋，预防儿童佝偻病、青少年近视、中老年骨质疏松症等。

3. 红色养心

红色食物进入人体后可以入心、入血，大多具有益气、生血、补阳，促进血液、淋巴液生成循环的作用。红色食物能为人体提供丰富的优质蛋白质、脂肪和许多无机盐、维生素及微量元素。身体偏心虚、阳虚，红色食物能大大增强心脏和气血功能。胡萝卜、番茄、西瓜、山楂、红枣、草莓、樱桃、荔枝、红苹果等具有极强的抗氧化性，所富含的番茄红素、丹宁酸等的抗氧化性比其他颜色食物强 4 ～ 8 倍，可以抵御自由基对细胞膜的侵袭，保护细胞膜具有抗炎作用，对心脑血管、血液淋巴免疫功能颇有益处。根据对人体健康的有益程度，食物排列为鱼肉、鸡肉、牛肉、羊肉、猪肉等。热量高、脂肪多的红色食物不宜多吃，易导致阳气亢奋，血压增高，动脉硬化。

4. 绿色养肝

绿色（含青色、蓝色）食物入肝，具有疏肝、强肝功能，能消除疲劳，预防肝疾。绿色包括各种新鲜蔬菜和水果，能够提供人体所需的维生素、纤维素和矿物质等营养素。绿色果蔬中含有丰富的叶酸，叶酸是人体新陈代谢过程中极重要的维生素之一，能防止胎儿神经发育畸形（无脑脊柱分裂等），有效清除血液中过多的同型半胱氨酸，保护心脏健康。绿色食物是享有"生命元素"称号的钙元素的最佳来源，钙与肝二者在某种程度上有相通之处，进食绿色食物既能补钙又能养肝。青椒、鲜枣、猕猴桃、菠菜、芹菜、油菜、黄瓜、甘蓝、花椰菜、西兰花等含有维生素 C，可以增强机体的抗病能力，对长时间操作电脑、吸烟的人尤为重要。

5. 黑色养肾

黑色（含紫色、绿褐色）食物入肾，有强化肾脏之用，能够保健养颜、抗衰老、防癌等。黑色食物如乌鸡、甲鱼、海带、紫菜、黑豆、黑米、荞麦、黑木耳、黑芝麻及各种食用菌等，含有维生素和微量元素，以及优质蛋白质等，保健和药用价值相当高，能够明显减少动脉硬化、冠心病、脑中风等疾病的发生率，对流感、气管炎、咳嗽、慢性肝炎、肾病、贫血，以及白发、少白头等均有较好的辅助作用。黑色食物还有利于营养细胞，防止血中胆固醇沉积，促进脂溶性维生素的吸收。如黑米含有 18 种人体必需的氨基酸、蛋白质、碳水化合物、钙、铁、锰、铜、锌、钴、硒等，维生素 B_1、B_2 是普通米的 2 ～ 7 倍，蛋白质含量比普通大米高 6.8%，可显著提高人体血色素和血红蛋白的含量，促进儿童生长发育，有助于病体康复。

二、食疗的基本原则

（一）辨证施膳

辨证施治是中医治疗疾病的指导原则，即根据病情的寒热虚实，结合患者体质采用相应的治疗。中医学认为，临床病证不外乎虚证、实证、寒证、热证。根据中医理论"虚者补之""实者泻之""热者寒之""寒者热之"的治疗原则，虚证患者根据阴阳气血之虚的不同，分别辅以滋阴、补阳、益气、补血食物治之；实证患者根据不同实证表现，辅以祛除实邪的食物，如清热化痰、活血化瘀、攻逐水邪等；寒证患者，辅以温热性质的食物治之；热证患者，辅以寒凉性质的食物治之。辨证施膳时，还必须考虑个体的体质特点。如肥胖之人多痰湿，宜多吃清淡化痰食物；形体消瘦之人多阴虚血亏津少，宜多吃滋阴生津食品。

（二）全面膳食

饮食内容上尽可能做到多样化，荤素食、主副食、正餐与零食合理搭配。人体所需的各种营养素包括蛋白质、脂肪、糖类、维生素、矿物质、水和纤维素七大类。这七大类营养素分别存在于不同种类的食物中，如粮食类含有丰富的糖类，蔬菜、水果含有大量的维生素、矿物质和纤维素，鱼、肉、奶、蛋是蛋白质的良好来源。全面膳食也是现代营养学的基本观点。

（三）饮食有节

饮食有节是指每天进食宜定时、定量、不偏食、不挑食。其有两层含义：一是指进食的量，二是指进食的时间。饮食定量主要强调饮食要有限度，保持不饱不饥，尤其不暴饮暴食，否则会使肠胃功能紊乱，导致疾病发生。相反，进食过少，脾胃气血化生乏源，人体生命活动缺乏物质基础，日久会导致营养不良及疾病的发生。

饮食定时是强调进食时间要有一定规律且符合生理需要。我国传统的进食方法是一日三餐，即早、中、晚三餐，这与食物在胃中停留和传递的时间有关。一日三餐中，以早餐好、午餐饱、晚饭少为原则，因为人的阴阳气血运行，在昼夜中有盛衰的不同。

（四）三因制宜

食疗需遵循三因制宜原则，即因时、因地、因人制宜。

因时制宜是指食疗应根据春、夏、秋、冬四时气候的变化灵活运用，不能一成不变。中医理论认为，五脏春应肝、夏应心、长夏（夏末秋初）应脾、秋应肺、冬应肾。在六气方面，春应风、夏应暑（火热）、长夏应湿、秋应燥、冬应寒。

因人制宜即按照不同人群的不同特点制定食疗方案。中医学自古就有少年慎补、老年慎泻的训诫。小儿的饮食应少温补，多样化，富营养，易消化，尤其注重呵护脾胃，补后天之本。青年人脏腑功能旺盛，各器官组织处于鼎盛时期。中年时期适当补养，不但能使身体强壮，还可防止早衰，食疗时选用具有补肾、健脾、疏肝等功效的食物，可达到抗疲劳、抗早衰、活血补肾强身的作用。

三、分类与特点

(一) 药膳

药膳是以食物为主体，配以滋补或其他具有特定功效的药物为原料，经精心烹调而成的膳食，目的是养生保健，辅助疾病治疗，包括药粥、药羹等。

1. 药粥

粥用米加水煮制而成，再加入药物便称药粥，亦可将适量药汁兑入粥中服用。药粥具有食物和药物的双重效果。药粥种类繁多，风味各异，常用的著名药粥方有两三百款，可灵活对症选用。药粥可作早餐食用，既可充饥，又有食疗作用。

2. 药羹

羹又称汤，是以肉、蛋、奶、海味等为主体原料制成的较稠厚的汤液，可作为正餐，亦可作为佐餐食用。药羹不仅能够疗病健身，还是一种美味佳肴。

(二) 药茶

药茶又称"代茶饮"，是指含有茶叶或不含茶叶的药物，经粉碎混合而成的粗末制品（有些药物不经粉碎亦可）。茶叶与中药配合，或"以药代茶"，即成为药茶。药茶具有饮用方便、针对性强、疗效确切等优点，应用非常广泛。常用的著名药茶有 200 多种。如清热降暑茶、清热降压的苦丁茶、止咳化痰的清暑橘红茶、滋补肝肾的杞菊茶、化湿醒脾的苏藿茶、补精壮阳的淫羊藿茶、清热利尿的苦荆茶等。

(三) 药酒

药酒是中药与酒相结合的一种液体剂型，用浸泡法或酿制法制备。一般使用 50°～ 60°的白酒或低度酒制备。中医学认为，酒能通血脉，去寒气，行药势。药酒历史悠久，两千多年前的《素问》就有使用"醒药"的记载，常用的药酒有 400 余种，如枸杞酒、人参酒、鹿茸酒、健美酒等。药酒对不能饮酒或肝肾功能差的人不宜。药酒以地道中药材为原料，配方独到，疗效奇妙，取缓效，宜少服，不可多饮滥饮。

近年来，采用食疗的疾病大致包括糖尿病、代谢综合征、肾移植术后、腹膜透析、心血管疾病、肥胖、结肠直肠癌、恶性脑瘤、癫痫、高脂血症、克隆恩病、类风湿性关节炎、遗传性代谢病、慢性肾衰、癌症、肠淋巴管扩张症、绝经期综合征、特应性皮炎、膀胱结石、肾病综合征、牛皮癣、昏睡病、肾功能不全、高血压等。在国外，饮食疗法已从以往的为了减少糖、蛋白或脂肪等摄入为目的转向通过纠正饮食习惯、改变饮食结构、制定健康饮食处方而预防与治疗疾病。这种由限制患者饮食到让患者积极摄取食物要素预防治疗疾病的转变，反映出国外对药食同源思想的认同与重视。

第八节　音乐疗法

一、概述

1. 音乐疗法的概念

音乐疗法是以心理治疗的理论和方法为基础，运用音乐特有的生理、心理效应，使求治者在音乐治疗师的共同参与下，通过各种专门设计的音乐行为，经历音乐体验，达到消除心理障碍、恢复或增进心身健康的目的。

2. 音乐疗法的历史

中医音乐疗法的历史可以追溯到遥远的古代。从距今七八千年前的新石器时代如仰韶文化、马家窑文化、龙山文化等出土的文物中可以发现一些已经具有音乐舞蹈行为的图案，并且可以意会到其中的保健治疗意义。《吕氏春秋·古乐篇》云："昔陶唐阴康氏之始，阴之滞伏而湛积，水道壅塞，不行其原；民气郁阏而滞著，筋骨瑟缩不达，故作为舞以宣导之。"陶唐即帝尧时期，由于气候和居处阴湿，民众多患筋骨挛缩之痹证，帝尧便率众以舞蹈来宣导气血，疏通经络。原始歌舞实际上就是一种音乐运动疗法，有着舒解郁气、畅达筋脉、调理心身等方面的作用，并且易于普及与施行。

春秋战国时代，中国古代文明全面繁荣发展，进入到了百家争鸣时期，形成了以《乐记》《吕氏春秋》的音乐理论和《黄帝内经》的五音学说为集中代表的早期中医音乐疗法的思想体系。中医音乐疗法在秦汉、两晋、隋唐、金元时期一些史家典籍、乐论诗歌及医家著作中均有记载和论述。明清时期已不再着重于音乐的生成等基础问题，而是趋向于论述音乐对人体身心健康的调节作用，并有在临床上具体应用的医案记载。近二十多年来，随着我国心理治疗的发展和对中国传统医学的再认识，在整体医学模式从生物医学模式向生物 – 心理 – 社会医学模式转变的时代背景下，大量国内外学者越来越关注和研究中医传统音乐疗法已经成为新的研究热点和领域。

二、音乐疗法的机理

（一）平衡阴阳

中医音乐疗法理论基础的源头是阴阳五行学说。乐理、医理同源，均是在中国传统哲学之阴阳五行的基础之上建立的。中医音乐疗法属八法之中的"和"法，强调阴阳平衡、五脏相因、情志相胜、三因制宜，主张利用不同的音乐类型去平衡机体的阴阳，从而达到调节人体气机升降、脏腑畅达、神志摄养等作用。音乐本身就是一种和合之气，它能和合人体之阴阳，起到《黄帝内经》所云的"阴平阳秘，精神乃治"作用。

（二）五行相配

中医音乐疗法的五行归类是根据宫、商、角、徵、羽（分别对应 1、2、3、5、6）

的五音表现为基础，五音应五脏，并结合五行对人体体质人格的分类，根据五脏的生理特点，分别给予不同调式的音乐以协调脏腑功能和气血运行。

1. 土乐

宫为长夏音，属土主化。土乐以宫调为基本调式，风格悠扬沉静，淳厚庄重。根据五音应五脏的理论，宫音入脾，能够调节脾胃之气的升降，具有养胃健脾的作用。可用于治疗脾胃虚弱、升降紊乱、恶心呕吐、水谷不化、消瘦乏力等病证。

2. 金乐

商为秋音，属金主收。金乐以商调为基本调式，风格高亢雄伟，悲壮嘹亮。根据五音应五脏的理论，商音入肺，能够调节肺气的宣发和肃降，具有养阴保肺的作用。可用于治疗肺气虚衰、气血耗散、咳嗽气喘、悲伤不已等病证。

3. 木乐

角为春音，属木主生。木乐以角调为基本调式，风格悠扬畅达，生机盎然。根据五音应五脏的理论，角音入肝，能够促进全身气机的疏通，具有疏肝解郁、养阳保肝的作用。可用于防治肝气不舒、月经不调、心情抑郁、精神不悦等病证。

4. 火乐

徵为夏音，属火主长。火乐以徵调为基本调式，风格热烈欢快，活泼轻松。根据五音应五脏的理论，徵音入心，能促进心气充沛，具有养心助阳的作用。可用于防治神疲气衰、精神恍惚、心阳不振、肢寒畏冷等病证。

5. 水乐

羽为冬音，属水主藏。水乐以羽调为基本调式，风格凄切哀怨，行云流水。根据五音应五脏的理论，羽音入肾，能促进全身气机的潜降，具有滋阴补肾的作用。可用于治疗虚火上炎、腰酸腿软、肾精不固、小便不利等病证。

（三）调节情志

音乐与天地万物相通的同时也和人的情志相通，因此，音乐可以调节人的情志状态。不同类型的音乐会在润物无声中对人的心理、情感、思想产生不同程度的影响。中医学认为，七情（喜、怒、忧、思、悲、恐、惊）是人体脏腑生理和精神活动对内外环境变化产生的情志反应，过于突然、强烈或持久不解的七情反应超越了人体生理和心理的适应和调节能力，可导致脏腑精气损伤，功能失调，或人体正气虚弱，脏腑精气虚衰，对情志刺激的适应和调节能力低下，引发或诱发疾病时则称之为"七情内伤"。

三、治疗原则

中医音乐疗法治疗的总原则是了解生物－心理－社会三者之间的联系，诊治疾病强调整体观，全面把握自然环境和社会环境的相关因素，结合患者的个体情况进行辨证论治，达到"调阴阳"的宗旨。

1. 确定病性病位

五音应五脏，乐也有归经。《灵枢·邪客》云："天有五音，人有五藏；天有六律，人有六府……此人之与天地相应者也。"临床应用时需对被治疗者进行辨证分析，明确被治疗者的病性病位，根据五音对脏腑的调节作用，选用角调、徵调、宫调、商调、羽调五种不同的调式编辑一组乐曲或歌曲进行治疗。

2. 确定治法，选择合适的音乐表现形式

中医音乐治疗有正治和反治之分。正治是"反情以和其志"，即用与被治疗者情绪相反的乐曲去改变其原有的心境状态，这是中医情志相胜理论的具体体现。反治是"比类以成其行"，即使乐曲与被治疗者当时的情绪同步，以消除格拒，调整偏颇，顺应心理，达到反佐的目的。

3. 个体化治疗

进行中医音乐治疗的时候，需结合被治疗者的气质、性格、文化、趣味、民族、职业、年龄等各方面特点，有的放矢地进行个体化综合治疗。由于每个患者的病因病机不尽相同，文化背景及对乐曲的理解和接受能力各异，因此，同一首曲目在不同患者身上的效果会有不同差异。所以治疗时要仔细观察被治疗者对乐曲的反应，随症而转，因人而变，不能机械生硬，要体现中医辨证论治的特点。

四、乐曲举例

（一）天韵五行乐

中国音乐学院基于五行理论并结合现代音乐疗法，根据不同患者体质或证型而编制的《天韵五行乐》，目的在于通过优雅平和、清新自然的旋律引导患者调适心理和生理的不正常、不平和状态，使其心情放松，气血和畅，达到保护心身健康和康复的作用。该组乐曲运用了阴阳五行理论，共有五个调式，分别代表五行，对应五脏；每个调式分为阳韵和阴韵两个部分，阳韵用于补益脏虚，阴韵用于清泻脏实，可以进行辨证施治。

（二）五音处方

根据肝阳上亢类型患者易怒的特点，给予如《小胡笳》《江河水》《汉宫秋月》《双声恨》和《病中吟》等商调式或悲情感人的乐曲聆听，以制怒。根据阴虚阳亢类型患者，给予如《二泉映月》《寒江残雪》《平沙落雁》《潇湘水云》《小河淌水》等羽调式或舒缓轻柔的乐曲，以滋阴潜阳。其他乐曲如《光明行》《霸王卸甲》《战台风》《赛龙夺锦》等，可以升发调畅气机。而如《梅花三弄》《阳春白雪》《霓裳曲》《满庭芳》《忆多娇》等和缓温煦的乐曲，则可以帮助释放或安抚患者气急愤怒的情绪。总而言之，要根据患者的具体表现和心理特点对证施乐。

目前，中医音乐疗法在临床应用的范围非常广泛，涉及的病种较多，其中以精神科疾病最为多见。如精神分裂症、抑郁症、失眠、神经症、阿尔茨海默症（AD）、高血压、人流术、胎教以及恶性肿瘤等均有应用中医音乐疗法配合治疗的。音乐在调节患者情绪、优化情感效应、减轻躯体症状、增强免疫功能、提高机体自我调解能力、改善患者生活质量等方面均有显著的效果。中医音乐疗法是在中国传统文化体系理论指导下辨证施乐、进行调理心身平衡的疗法，在治疗心身疾病方面有着广阔的应用前景。应当在把握音乐疗法精神心理效应的前提下，在继承传统中医音乐疗法的基础上，结合现代音乐治疗技术和研究方法，帮助患者更好地接受和理解音乐，使音乐疗法在临床上取得更好的疗效。

第九节　运动疗法

一、概述

运动疗法（movement therapy）又称体育疗法、医疗体育，是运动在医学中的应用，是以运动学、生物力学和神经发育学为基础，以改善躯体、生理、心理和精神的功能障碍为主要目标，以作用力和反作用力为主要因子的治疗方法。

二、运动疗法与心理治疗

人的身体与心理有密切的关系，身体的健康状况会影响人们的心态和心理健康水平。反之，心理健康状况也会对身体有一定影响，不良的心理健康状况会导致身体异常甚至患病。运动疗法能促使身体正常、健康地发展，为心理发展提供坚实的物质基础。体育活动能直接地给人带来愉快和喜悦，降低紧张与不安，从而调节情绪，改善和促进心理健康。体育活动中的情感体验强烈而又深刻，成功与失败、进取与挫折共存，欢乐与痛苦、忧伤与憧憬相互交织，人际间的感情表现也相互感染、融合。这种丰富的情感体验，有利于情感的成熟，有利于情感自我调节的发展。由于体育运动是通过自身运动实现的，所以不仅能够增强体质，对促进心理健康也具有积极的作用。体育活动可以通过手势、表情、身体的动作等进行交往，随着活动直接或间接地沟通和交流，在不自觉中会产生亲近感，并获得较强的自信心。这些都能培养人际交往能力，使人际关系得到改善。

20 世纪 20 年代，美国的教育心理学家 Griffith 首先将心理学原理应用于体育运动。目前，运动心理学已得到较快发展。运动疗法作为一种新型的心理治疗技术现已广泛应用于临床。国内外许多精神科医生均将运动疗法用于焦虑、心境障碍等疾病的治疗。一般认为，运动可以减轻不安和抑郁。运动时血液中的内啡肽增加，有镇痛作用，可减轻痛苦，增加幸福感。运动疗法通过体育训练的方式能够改善患者行为退缩、意志减退、情感淡漠等精神衰退症状。配合药物治疗，能够提高疗效，延缓衰退，提高患者的生活质量。

抑郁症既有生物学方面的因素，又有心理、社会方面的因素，符合生物 – 心理 – 社会医学模式。抑郁症患者极易产生精神抑郁、悲观失望等，这些负性情绪可削弱人体功能。患者参加运动，积极主动锻炼，可以扭转消极情绪带来的影响。运动还可提高机体的反应能力，较好地适应各种因素给机体所造成的应激状态。看到自己参加运动并从中获益，患者会对治疗恢复信心，有助于疾病的康复。

三、运动疗法的选择与运用

运动形式需因人而异，必须根据个人的生活习惯、社会背景、居住环境和病情而酌情选择，项目不必单一，可以组合、交换，注意避免过度激烈紧张的剧烈运动。运动项目可选择中低强度的有氧耐力运动，如健步走、慢跑、走跑结合、骑车、游泳、太极拳、健身体操、各种球类和呼吸运动中的调息法、迎气法等。

步行是一种方便、安全又有效的锻炼方式，也是唯一能终身坚持的锻炼方式，几乎适合所有人群。步行是一种静中有动、动中有静的健身方式，可以缓解神经、肌肉紧张。据专家测定，当烦躁、焦虑情绪涌向心头时，以轻快的步伐散步15分钟左右，即可缓解紧张，稳定情绪。

慢跑已成为肥胖症、孤独症、忧郁症和虚弱等病证的辅助治疗手段。

骑车是一种周期性有氧运动，可以调节自主神经功能，使身体器官中的生理功能达到协调平衡。这种良性刺激会使全身放松，代谢旺盛，身心愉悦。骑车有温柔的按摩功效，用脚掌蹬踏板时，无形中按摩了足底穴位，尤其是涌泉穴。涌泉穴乃历代养生学家强调的重要保健穴位，是肾经的起点，长久按摩可达到活血化瘀、调理脏腑、祛病除邪和增强新陈代谢的作用。

坚持游泳能够振奋精神，培养兴趣，减轻学习和工作压力，排解不良心绪，具有锻炼身体、愉悦身心的作用。游泳能增强心血管、呼吸、体温调节、抗病能力等身体功能的功效，起到健形美体、锻炼意志与调节心理等综合作用。

健身体操以徒手、持轻器械和利用器械为主要手段，以健身、健美和发展运动技能为主要内容，能够塑造健美体态，培养良好的心理品质，增进身心健康，提高文化艺术修养。

球类运动中的羽毛球对敌对、恐惧症状有较好的改善作用。网球运动对抑郁、恐惧和精神性疾病的改善具有积极作用。排球运动对躯体化、焦虑症状的改善有积极作用。足球运动对躯体化和恐惧症状有较好的改善作用。

太极拳是我国宝贵的文化遗产。它的创编是结合古代导引吐纳气功之术和经络学说，并不断汲取其他各家学说的精华而成，蕴涵着丰富的中国传统文化，尤其是传统养生文化的精髓。太极拳符合现代人定义的健康概念，即人的躯体、心理、精神健康上的需要。太极拳强调松静、自然，以意识指导动作，要求"意到身随""内外相合"，可以使人进入无忧无虑、无我无他的闲适境界，可以消除心理疲劳，调节急躁、易怒情绪，使人情绪开朗、乐观向上地投入到生活和工作中。

呼吸运动是一种节律性运动，是由许多呼吸肌的协同动作完成的，通过深、长、细、匀的呼吸运动，达到心理平衡。调息法和迎气法属于呼吸运动，可用于虚弱性、功能性慢性病治疗，如失眠、心悸、焦虑、神经衰弱、内分泌失调、更年期综合征、肠功能混乱、胃肠神经症、慢性胃炎、胃及十二指肠溃疡等。无病者可保健养生。

第十节　中医外治疗法

一、概述

随着科技的发展，结合传统疗法和现代仪器，外治内容更加丰富，创造出各种新外治疗法，如运用器械、激光、电磁、超声、射线、微量元素等进行外治的方法，治疗各种疾病有显著疗效。从理论上讲，各种外治方法都离不开穴位、经络理论，离不开中医的脏腑、津液、气血学说。在中医理论指导下形成的新外治疗法，代表着中医外治法的发展方向。外治法的主要治疗机理为经络学说、藏象学说、气血精津液学说。

二、常用外治法

外治法是运用药物、器械和手术等，直接作用于患者体表某部或病变部位以达到治疗目的的一种治疗方法。很早以前，中医学就采用外治法治疗疾病。如《礼记》云："头有疮则沐，身有疡则浴。"外治法是与内治法相对而言的法则。《理瀹骈文》云："外治之理，即内治之理。外治之药，即内治之药。所异者法耳。"指出外治法与内治法在给药途径上有所不同。外治法将药物直接作用于皮肤和黏膜，使之吸收，从而起到治疗作用。随着人们对外治法认识的提高，外治法已广泛用于临床各科。与内治配合，效果更好。随着科学技术的发展，有些外治法（如针灸、推拿等）已形成了专门学科。外治法操作简单方便，治疗效果理想，无毒副作用，已被人们广泛接受，不仅具有与内治法同等重要的地位，而且某些方面还优于内治法。常用外治法有灸法、耳针及耳压豆疗法、敷脐疗法、熨脐疗法、热熨疗法、拔罐疗法、熏洗疗法、推拿疗法、针刺疗法腧穴贴敷疗法等。其他还有鼻嗅法（如菊花枕、开关散等）、喷吹法、贴膏药、腧穴注射疗法、气味法等。

【本章小结】

中国古代医家一贯重视心理因素在治疗中的能动作用。若只考虑机体的病理变化，不考虑人体精神意识的异常状态，不采取机体与精神心理的配合治疗（即身心同治）则疾病难以治愈。中医临床心理疗法形式多样，总结归纳古代著名医家经验，主要有情志相胜、顺情从欲、移精变气、开导解惑（祝由疗法）、暗示诱导等。中医心理治疗的辅助方法有方药疗法、针灸疗法、推拿疗法、气功疗法、饮食疗法、音乐疗法、运动疗法和中医外治法。

中医历史源远流长，博大精深，拥有完善而系统的理论体系，诞生了许多行之有效、具有中医特色的心理治疗方法。

【思考练习题】

1. 举例论证心理疾病的病因病机。

2. 简述情志相胜法的分类，结合生活实际举例说明。

3. 阐述开导解惑中语言疏导的四步法。

4. 运用暗示诱导法有哪些注意事项？

5. 试述常用的方药疗法，举例加以说明。

6. 试述气功疗法的功效、分类和注意事项。

7. 试述各类气功功法的适应证。

8. 试述常用的推拿疗法和注意事项。

9. 简述饮食疗法的分类与特点，举例说明。

10. 论述常用的外治疗法与作用机制。

第五章 常见心理疾病的中医诊治 ▷▷▷▷

【学习目标】

1. 掌握郁证、不寐、百合病、梅核气、癫狂等心理疾病的病因病机、诊断和治疗。
2. 熟悉脏躁、心悸等心理疾病的病因病机、诊断和治疗。
3. 了解胃脘痛、胁痛、闭经、绝经前后诸证、不孕症等心理疾病的病因病机、诊断和治疗。

【案例导引】

梅核气的诊治

张某，女，51岁，平素经常头晕，寐少纳差。近觉吞咽不利，咽部有堵塞感，疑为食管癌。经钡餐造影示，食管、胃肠无器质性病变。又疑为喉癌，五官科检查未发现异常。服中药汤剂症状不减，乃就诊于余。患者感咽中不适，如有物梗阻，咳之不出，咽之不下，如噎如隔，胸中窒闷，胁痛，咳嗽咳痰，舌淡，苔薄白，脉弦涩。治宜调气解郁，祛痰活血，拟癫狂梦醒汤加减。

处方：桃仁18g，制香附12g，青皮6g，柴胡10g，制半夏10g，木通9g，陈皮6g，白茯苓12g，赤芍10g，厚朴12g，苏叶6g，炙甘草12g。服3剂而咽中舒适，食可下咽，又连服5剂而愈。

[资料来源：李怀民.癫狂梦醒汤临证新用.甘肃中医学院学报，2006（2）：42-43.]

思考：简述梅核气的症状表现，思考该病应如何诊疗。

中医心理学是中医研究心理因素在防治疾病过程中发展起来的一门新兴学科，也是研究中医认识事物的"心法"。它立足于东方思想文化背景，以中医理论为指导，积极汲取现代科学，尤其是现代心理学和精神病学的营养，创造性地研究心理因素在疾病发生、发展及变化过程中所起的作用，并将其理论应用于病因、病机、四诊、辨证、治疗和养生等各个环节，它与中医各科有着广泛的联系。

心理疾病主要表现为心理异常，也可伴有躯体症状而表现为形神俱病。心理疾病的诊断与普通疾病有所不同，它既要对患者脏腑气血的异常变化作出诊断，又必须对心理状态作出判断，需综合考虑"形病"与"神病"之间的先后因果关系。临证中对心理疾病的全面诊断，需了解心理病证判别要点，综合应用中西医学及心理学诊断方法。

中医所论的心理疾病包括两类：一类是情志刺激太过所致的以神志症状为主的一类疾病，如郁证、脏躁、不寐、癫狂等。另一类是情志刺激太过所致的以形体症状为主的一类疾病，属西医学的心身疾病范畴，涉及范围较广，包括内、外、妇、儿各科的多种疾患，如哮喘、噎膈、泄泻、阳痿、痛经等。心身疾病是指主要或完全由社会、心理因素引起，与情绪有关而主要表现出身体症状的躯体疾病。这些疾病通常都有形态基础，即在生理功能或组织结构上有具体而明确的损害。中医心理学研究的范围较广，包括一切由情志引发或诱发的疾病，既有功能性疾病又有器质性疾病，心身疾病只包括由心理、社会因素引起的器质性疾病，范围较窄。

第一节　郁证

一、概述

《黄帝内经》时期虽无"郁证"之名，但有较多关于情志致郁的论述。如《素问·举痛论》云："思则心有所存，神有所归，正气留而不行，故气结矣。"《灵枢·本神》云："愁忧者，气闭塞而不行。"《灵枢·本病论》有"人忧愁思虑即伤心""人或恚怒，气逆上而不下，即伤肝也"等论述。汉代张仲景在《金匮要略·妇人杂病脉证并治》中记载了脏躁和梅核气两种郁证，指出其多发于女性，提出的治疗方药半夏厚朴汤、甘麦大枣汤沿用至今。

金元时期较明确地将郁证作为独立病证加以论述。如《丹溪心法·六郁》已专列郁证为一篇，提出气、血、火、食、湿、痰六郁之说，创立了六郁汤、越鞠丸等治疗方剂。明代虞抟《医学正传》首先使用郁证作为病证名称。自此之后，医家逐渐把情志致郁作为郁证的主要内容。如《古今医统大全·郁证门》言："郁为七情不舒，遂成郁结，既郁之久，变病多端。"《景岳全书·郁证》将情志之郁称为因郁而病，着重论述了怒郁、思郁、忧郁三种郁证的证治。《临证指南医案·郁》所载病例均属情志之郁，治则涉及疏肝理气、平肝息风、清心泻火、健脾和胃、化痰涤饮、益气养阴等法，用药灵活，充分注意到心理治疗对郁证的意义，提出"郁证全在病者能移情易性"。清·王清任着重强调血行郁滞致郁证的病机，临床治郁多以活血化瘀为法。

中医所讲的"郁"有广义、狭义之分。广义之郁包括外邪、情志等因素所致的郁在内；狭义之郁单指情志不舒为病因的郁。明代以后的医籍中记载的郁证多单指情志之郁而言。

二、病因病机

郁证的病因总属情志所伤，发病多与肝相关，其次涉及心、脾。肝失疏泄、脾失健运、心失所养、脏腑阴阳气血失调是郁证的主要病机。

1. 情志失调，损伤脏腑

七情过极，刺激过于持久，超过机体的调节能力，导致情志失调，尤以悲、忧、恼、怒最易致病。恼怒伤肝，肝失条达，气失疏泄，而致肝气郁结。气郁日久化火，则为火郁；气滞血瘀则为血郁；谋虑不遂或忧思过度，久郁伤脾，脾失健运，食滞不消而蕴湿、生痰、化热等，又可成为食郁、湿郁、痰郁、热郁。

2. 体质偏颇，郁之内因

体质素弱，复加情志刺激，肝郁抑脾，饮食渐减，生化乏源，日久必气血不生，心脾失养，或郁火暗耗营血，阴虚火旺，心病及肾，而致心肾阴虚。如《杂病源流犀烛·诸郁源流》所说："诸郁，脏气病也。其源本于思虑过深，更兼脏气弱，故六郁之病生焉。"

本病初起多实，日久转虚或虚实夹杂。以气、血、湿、痰、火、食六郁邪实为主，但病延日久则易由实转虚，或因火郁伤阴而导致阴虚火旺、心肾阴虚之证；或因脾伤气血生化不足，心神失养，而导致心脾两虚之证。预后一般良好，但必须重视情志调护，避免精神刺激，防止病情反复难愈。

三、诊断

郁证因情志不舒、气机郁滞而致病，以抑郁善忧、情绪不宁或易怒善哭为主症。根据其临床表现，郁证多见于西医学的神经衰弱、抑郁症、焦虑症、更年期综合征等。

诊断依据：

1. 忧郁不畅，精神不振，胸闷胁胀，善太息。或不思饮食，失眠多梦，易怒善哭等。

2. 有郁怒、多虑、悲哀、忧愁等情志所伤史。

3. 经各系统检查和实验室检查可排除器质性疾病。

4. 应与癫病、狂病鉴别。

四、中医治疗

（一）辨证论治

1. 肝气郁结证

证候：精神抑郁，情绪不宁，胸部满闷，胁肋胀痛，痛无定处，脘闷嗳气，不思饮食，大便不调，苔薄腻，脉弦。

治则：疏肝解郁，理气宽中。

方药：柴胡疏肝散。

组成：柴胡、陈皮、川芎、香附、枳壳、芍药、炙甘草。

2. 气郁化火证

证候：性情急躁易怒，胸胁胀满，口苦而干，或头痛，目赤，耳鸣，或嘈杂吞酸，大便秘结，舌红，苔黄，脉弦数。

治则：疏肝解郁，清肝泻火。

方药：丹栀逍遥散。

组成：白术、柴胡、当归、茯苓、甘草、牡丹皮、山栀、芍药。

3. 气滞血瘀证

证候：精神抑郁，性情急躁，头痛，失眠，健忘，胸胁疼痛，或身体某部有发冷或发热感，舌质紫暗，或有瘀点、瘀斑，脉弦或涩。

治则：活血化瘀，理气解郁。

方药：血府逐瘀汤。

组成：当归、生地黄、桃仁、红花、枳壳、赤芍、柴胡、甘草、桔梗、川芎、牛膝。

4. 痰气郁结证

证候：精神抑郁，胸部闷塞，胁肋胀满，咽中如有物梗，吞之不下，咳之不出或咳嗽有痰，或痰出不咳，或兼胸胁刺痛，舌淡红，苔白腻，脉弦滑。

治则：行气开郁，化痰散结。

方药：半夏厚朴汤。

组成：半夏、厚朴、茯苓、生姜、苏叶。

5. 心神内扰证

证候：精神恍惚，心神不宁，多疑易惊，悲忧善哭，喜怒无常，或时时欠伸，或手舞足蹈，骂詈喊叫等，舌质淡，脉弦。

治则：甘润缓急，养心安神。

方药：甘麦大枣汤。

组成：炙甘草、小麦、大枣。

6. 心脾两虚证

证候：多思善疑，头晕，心悸胆怯，失眠，健忘，神疲，纳差，面色不华，舌质淡，苔薄白，脉细弱。

治则：健脾养心，补益气血。

方药：归脾汤。

组成：白术、当归、茯苓、黄芪、远志、龙眼肉、酸枣仁、人参、木香、炙甘草。

7. 心阴亏虚证

证候：心绪不宁，虚烦神疲，心悸健忘，失眠，多梦，梦遗健忘，五心烦热，盗汗，口舌生疮，舌红少苔，脉细数。

治则：滋阴养血，补心安神。

方药：天王补心丹。

组成：酸枣仁、柏子仁、当归、天冬、麦冬、生地黄、人参、丹参、玄参、茯苓、五味子、远志肉、桔梗、石菖蒲、党参、朱砂。

8. 肝肾阴虚证

证候：情绪不宁，急躁易怒，眩晕，耳鸣，或头痛且胀，面红目赤，目干畏光，视物不明，舌干红，脉弦细或数。

治则：滋阴养肾，清热疏肝。

方药：滋水清肝饮。

组成：生地黄、当归身、白芍、枣仁、山茱萸、茯苓、山药、柴胡、山栀、牡丹皮、泽泻。

（二）心理治疗

郁证发病与情志密切相关，故而调摄精神、稳定情绪是治疗及预后的关键所在。在治疗过程中，可针对病因病机及症状特点运用言语开导、移精变气以及暗示疗法等进行心理疗法，以提高临床疗效。

1. 言语开导

言语开导作为郁证患者心理治疗的主要手段，首先要求医生在开导过程中要善于倾听，富于同情心，耐心细致询问病因病情，鼓励、引导患者吐露真情，并向患者耐心解释郁证之成因，说明情志在郁证形成过程中的重要性，使患者尽量在日常工作与生活中做到调摄精神，避免因情绪导致病情加重或恶化。

2. 移精变气

根据患者诉说的发病原因，分析病情，将患者内心思虑的焦点转移分散，解除其思想负担，稳定其情绪，达到调整气机、精神内守之目的。如果患者过多地将注意力放在疾病上，情绪低落，一般建议多参加社会活动、体育运动，增加业余爱好，充实生活。

3. 暗示疗法

部分患者依从性强，可通过医生的积极暗示而不药自愈。即医者对郁证的心理因素进行分析，消除患者的抑郁情绪，增强其治病的信心，给予积极的心理暗示。病情好转后，有意识地教会患者自我暗示，以巩固疗效。

（三）针灸治疗

郁证易导致心失所养，心神惑乱，而出现多种多样的临床表现。因此，发作时可根据具体病情选用适当的穴位进行针刺治疗，并结合心理干预控制发作，减轻症状。一般可选内关、神门、后溪、三阴交、水沟、百会、内关、太冲、神门等穴位。根据具体症状，随症加减，癔症性瘫痪者，上肢加曲池、合谷；伴下肢抽动者，配阳陵泉、昆仑；伴喘促气急者，配膻中。

第二节　不寐

一、概述

《黄帝内经》中将不寐称为"不得卧""目不瞑"，认为是邪气客于脏腑，卫气行于阳，不能入阴而致。《素问·逆调论》有"胃不和则卧不安"之说。

汉·张仲景的《伤寒论》和《金匮要略》中将其病因分为外感和内伤两类，提出"虚劳虚烦不得眠"隋·巢元方在《诸病源候论·大病后不得眠候》中曰："大病之后，脏腑尚虚，营卫不和，故生于冷热。阴气虚，卫气独行于阳，不入于阴，故不得眠。若心烦不得眠者，心热也。若但虚烦而不得眠者，胆冷也。"指出不寐由脏腑功能失调与营卫不和所引发。

唐·孙思邈的《千金翼方》选用温胆汤治疗火病后虚烦不眠，其遣方用药之根本病机也为胆冷、胆寒不得眠也。王焘的《外台秘要》指出："虽复病后仍不得眠者，阴气未复于本故也。"阐明热病后阴血耗损也是引起不寐的常见原因之一。宋代许叔微的《普济本事方》从肝论述了不寐的病因病机，曰："平人肝不受邪，故卧则魂归于肝，神静而得寐。"

至金元时期，张子和在《儒门事亲》中首次将不寐作为单独一症而不是附于伤寒、虚劳之后进行论述，此举为后世对于不寐病证认识的发展与深化奠定了良好基础。明·汪绮石结合自己的临床经验，提出不寐初起多由心肾不交所致。认为心主血而藏神，肾主志而藏精，并以心肾功能及其相互关系阐释了精、气、神三者之间的关系，提出了"安神必益其气，益气必补其精"的治疗法则，对于虚证不寐的辨证治疗经验至今仍有重要的临床意义。清·张聿青认为，不寐证病机总不离阴阳水火之交济，而阴阳水火不能交济，或由于上下相离，即阳火不降，阴水不升，除心肾之虚外又多与肝胆之气的升降有关；或由于上下交通之路被阻，多由腑气不通或湿痰中阻，其枢在胃，并据此提出了"降气、潜阳、通腑、化痰"的不寐证治疗方法，至今仍广泛地指导着临床实践。

二、病因病机

人之寤寐由心神所控，而营卫阴阳的正常运作是保证心神调节寤寐的基础，每因饮食不节，情志失常，劳倦、思虑过度及病后、年迈体虚等因素，导致心神不安，神不守舍，不能由动转静而致不寐病证。不寐的病因虽多，但盖因情志失畅、劳逸失度，久病体虚、饮食不节等导致机体阴阳失交、阳不入阴而成。

1. 情志不遂，肝胆失职

恼怒伤肝，肝失条达疏泄之职，郁而化火，或酒食不节，浊热聚于肝，蕴积化火。猝然受惊，气陷胆伤，决断无权而出现惊恐不能入睡。如《沈氏尊生书·不寐》言："心胆俱怯，触事易惊，梦多不祥，虚烦不眠。"

2. 思虑太过，劳伤心脾

思虑劳倦，伤及心脾，脾气虚弱，充血生化之源不足，血不养心，心神不安而出现不眠。如《类证治裁》所言："思虑伤脾，脾血亏损，经年不寐。"且烦劳伤心，心火独盛或热病后期，余热未清，心神不守而出现不眠、多梦。

3. 饮食不节，脾胃失和

饮食不节或嗜食肥甘，聚湿酿痰，痰蕴化而为热；或邪热侵袭入里，灼津炼液成痰。

4. 素体虚弱，肾精亏虚

劳倦内伤，肾阴匮乏于下，不能上济于心，心火独亢于上，不能下交于肾，心肾水火不能相济出现入睡困难，如《古今医统》所言："有因肾水不足，真阴不升而心阳独亢，亦不得眠。"

三、诊断

不寐通常称"失眠""不得卧"等，是以经常不能获得正常睡眠，或入睡困难，或睡眠时间不足，或睡眠不深，严重者彻夜不得眠为特征的疾病。

诊断依据：

1. 轻者入寐困难或寐而易醒，醒后不寐，重者彻夜难眠。
2. 常伴有头痛、头昏、心悸、健忘、多梦等症。
3. 经各系统和实验室检查未发现异常。

四、中医治疗

（一）辨证论治

1. 肝火扰心证

证候：不寐多梦，甚则彻夜不眠，急躁易怒，伴头晕头胀，目赤耳鸣，口干而苦，不思饮食，便秘溲赤，舌红苔黄，脉弦而数。

治则：疏肝泻火，镇心安神。

方药：龙胆泻肝汤加减。

组成：龙胆草、黄芩、栀子、泽泻、车前子、当归、生地黄、柴胡、甘草、生龙骨、生牡蛎、磁石。

2. 痰热内扰证

证候：心烦不寐，胸闷脘痞，泛恶嗳气，伴口苦，头重，目眩，舌偏红，苔黄腻，脉滑数。

治则：清热化痰，和中安神。

方药：黄连温胆汤加减。

组成：半夏、陈皮、茯苓、枳实、黄连、竹茹、龙齿、珍珠母、磁石。

3. 心脾两虚证

证候：不易入睡，多梦易醒，心悸健忘，神疲食少，伴头晕目眩，四肢倦怠，腹胀便溏，面色少华，舌淡苔薄，脉细无力。

治则：补益心脾，养血安神。

方药：归脾汤加减。

组成：人参、白术、甘草、当归、黄芪、远志、酸枣仁、茯神、龙眼肉、木香。

4. 心肾不交证

证候：心烦不寐，入睡困难，心悸多梦，伴头晕耳鸣，腰膝酸软，潮热盗汗，五心烦热，咽干少津，男子遗精，女子月经不调，舌红少苔，脉细数。

治则：滋阴降火，交通心肾。

方药：六味地黄丸合交泰丸加减。

组成：熟地黄、山茱萸、山药、泽泻、茯苓、牡丹皮、黄连、肉桂。

5. 心胆气虚证

证候：虚烦不寐，触事易惊，终日惕惕，胆怯心悸，伴气短自汗，倦怠乏力，舌淡，脉弦细。

治则：益气镇惊，安神定志。

方药：安神定志丸合酸枣仁汤加减。

组成：人参、茯苓、甘草、茯神、远志、龙齿、石菖蒲、川芎、酸枣仁、知母。

（二）心理治疗

1. 言语疏导

详细了解患者深层次的心理问题，分析引起失眠的原因，针对引起失眠的各种原因进行解释疏导，使失眠患者逐渐理解失眠的原因和性质，树立其战胜疾病的信心，消除心理障碍，增强适应能力，重建顺应社会和自身特点的行为模式。

2. 认知－行为疗法

该疗法对失眠的治疗主要针对导致失眠的因素，通过健康睡眠卫生习惯教育，是患者建立科学的睡眠观念，改变非适应性睡眠方式，减少自主唤醒和认知唤醒，以及关于睡眠的不良信念和态度，从而达到治疗的目的。主要方法有刺激控制疗法、睡眠限制疗法、认知疗法和放松疗法。

（1）刺激控制疗法　该方法认为，睡眠的过程能够使患者建立一种对卧床时间和睡眠环境之间的条件反应。治疗的核心是训练患者把睡眠与卧床时间、睡眠环境等因素重新建立联系，恢复卧室作为诱导睡眠信号的功能，减弱与睡眠不相容活动的联系，减少对睡眠内源性唤醒的刺激，使患者易于入睡，主要包括睡眠教育、自我监测和特殊指导等。

（2）睡眠限制疗法　主要针对必要的睡眠时间调整卧床时间。卧床时间被限制后，造成轻度的睡眠剥夺，以增加睡眠的压力，进而提高睡眠效率（总睡眠时间/卧床时间×100%），即减少患者卧床期间的非睡眠时间，提高睡眠有效率。此疗法主要适用于心理生理性失眠。

（3）认知疗法　主要针对负性自动思维和错误认知进行纠正，即运用心理学方法，发现并纠正患者睡眠状态的心理认知（信念、预期和归因等）和不适当的认知进程（过度自我关心、担忧等）。患者多因在失眠这一既定前提下，产生疲劳感和情绪改变等过度不适，进而触发恐惧和焦虑等情绪反应，最终导致形成与正常睡眠之间的矛盾而出现慢性失眠。对特定的不合理睡眠认知进行矫正，通过认知重构技术，如再归因训练、假设检验、再评价、注意转移等技术，使患者重新形成更具适应性的态度。

（4）放松疗法　主要是为了减轻患者的心身功能紊乱症状，降低心理或生理唤醒水平。放松疗法对难以维持和难以集中注意力的患者效果不明显。放松疗法包括认知或冥想放松法、腹式呼吸放松法、渐进性肌肉放松法等。

（三）针灸治疗

1. 针刺治疗

本病的治疗重在安神，主穴为印堂、四神聪、安眠、神门、照海、申脉，结合辨证配穴。肝郁气滞者，配肝俞、太冲；心脾两虚者，配心俞、脾俞；肝肾阴虚者，配肝俞、太溪。采用补法或平补平泻法，针刺手法不宜过强，每日针1次，留针30分钟，10次为1个疗程。

2. 耳穴贴压

用探测针在耳部相应穴位按压找到敏感点，以胶布粘贴王不留行子对准耳穴贴压。采用辨证论治原则，分型选穴治疗。心脾两虚型取心、神门、枕、脾、交感；阴虚火旺型取心、神门、交感、肾、脑点；脾胃不和型取心、神门、枕、脾、胃；肝火上扰型取肾、肝胆、交感。每日按压穴位2～3次（睡前1次），逐穴按压20分钟，隔日更换，每次按压一侧耳穴，两耳交替使用，3日为1个疗程。

3. 灸法治疗

灸法是应用艾绒制成的艾炷、艾条等在穴位上或患处烧灼或熏灼，借其温热效能，通过经络作用治疗疾病的一种方法。不寐的灸治法有很多种，如艾条灸的温和灸或雀啄灸、艾炷灸的直接灸或隔姜灸、艾绒或温灸器的温针灸等。一般多选心俞、照海、百会、涌泉等穴为主穴，配以辨证论治，多有良效。

第三节　百合病

一、概述

百合病的病名，首见于张仲景的《金匮要略·百合狐惑阴阳毒病脉证并治》，其中对百合病的症状有具体描述："百合病者，百脉一宗，悉致其病也。意欲食，复不能食，常默然，欲卧不能卧，欲行不能行；饮食或有美时，或有不用闻食臭时；如寒无寒，如热无热；口苦，小便赤，诸药不能治，得药则剧吐利。如有神灵者，而身形如和，其脉微微。"对于百合病的病因病机，张仲景认为该病以阴虚为本，阴虚内热，加之邪气内扰而发病。隋代巢元方在《诸病源候论·伤寒百合候》中对于百合病的病因病机有所论述，"伤寒百合病者……皆因伤寒虚劳，大病之后不平复，变成斯病也"，认为本病由热病后余邪未尽而引起。

明·赵以德在《金匮方论衍义》中指出，百合病多"情志不遂，或因离绝菀结，或忧惶煎迫"所致。指出百合病的病因多为强烈的精神刺激所致，其描述的病因与西医学的精神疾病相同。清代医家对百合病的认识比前人更为深入，基本抓住了百合病的实质。如清·尤在泾认为，本病见症虽多，"全是恍惚去来，不可为凭之象"，唯"口苦、小便赤、脉微数"为凭。张璐《张氏医通》亦认为，本病多由思虑伤脾，脾阴受困，厥阴之火尽归于心，扰及百脉而致病。王孟英《温热经纬》则谓本病多系余热逗留肺经，但不一定皆在疫病之后，"凡温、暑、湿、热诸病之后皆有之"，其病理机制为"肺主魄，魄不安则如有神灵"。张璐对病久气阴两伤者，于仲景治法之外另立生脉散一方，并谓养心宁神之品亦可针对病情进行加减；热盛者兼用左金丸以折之。王孟英则主张以平淡之剂清其余热。

二、病因病机

百合病病位在心、肺，涉及范围广。究其源，大多为邪热内伏。病因为外感热病，余热未尽，或思虑无穷，所愿不遂，或久病积劳，津亏血燥等。病机特点为邪热灼伤心肺，肺阴伤而治节失司，心阴亏虚，虚热内扰而心神失守，百脉失调而脏腑不和。本病实少虚多。

1. 外感热病，余热留恋

外感热病，或壮热虽退而余热未清，阴液耗损，或误治汗吐下后，丢失津液更伤阴血。温热之邪扰心灼肺，肺阴既伤则治节无权，心阴不足无以养神。肺朝百脉，百脉通于心。如《医宗金鉴》所说"百脉周于身，脉病则身病，故身形如和不和"，而出现恍惚无凭，来去无定之症。又如《金匮要略浅注补正》云：百合病"伤寒余邪，留连阳经，而浸淫于各腑之阴"，心肺之阴被灼，内有郁结之热，故口苦、尿赤而脉数。

2. 情志郁结，郁火内扰

清代《百合病赘言》云："百合病为心神涣散之病，主要由情志刺激而致。"平素多虑，忧思难解，抑郁寡欢，情怀不乐，或境遇不谐，怅恨难释，郁火内生，灼伤心肺。《张氏医通》中有"平时思虑伤脾，脾虚受困，而厥阳之火尽归于心，扰其百脉致病，病名百合"之说，阐述了五志之火均伤心肺之阴而引起本病。

3. 久病积劳，津亏血燥

大病久病或久虚积劳，易损诸脏元气。气为血帅，元气亏虚，致津血运行乏力，津亏液少或阴虚血燥，心肺无以滋养，神魄失守，百脉无以濡润，虚热内生，脏腑不和，诸症由生。《张氏医通》指出："百合病……百脉一宗，举身皆病……由大病虚劳之后，脏腑不调所致。"

三、诊断

百合病是一种精神恍惚，萎靡，自言自语，行卧、饮食、寒热均不能自主，以及口苦、尿黄、脉象微数为主要临床表现的疾病。多见于西医学的神经衰弱、癔病、精神分裂症以及感染性疾病后机体功能失调的综合征等，凡具有本病特点者，均可参考本病辨治。

诊断依据：

1. 精神症状明显，患者主诉较多，但无客观体征可查。在出现精神恍惚、默默无语、欲行不能行、欲卧不能卧、如寒无寒、如热无热、食欲时好时差等莫可名状的自觉症状的同时，兼有口苦、尿赤、脉微细数等症。

2. 多继发于急性热病之后，或因较长时间情志失畅而发病。

3. 病程较长，病势缓慢。

4. 一般体格检查及实验室检查无异常发现。

四、中医治疗

（一）辨证论治

1. 阴虚内热

证候：精神、饮食、行动有异于常人，时而饮食不纳，时而又觉饮食甘美，或意欲进食，一旦食至却又不能食；常沉默寡言，甚或不通问答；或欲卧而不能卧，或欲行而不能步；或自觉发冷或发热，实则无寒无热；口苦，舌红，小便短赤，脉微数。

治则：清心润肺。

方药：百合地黄汤加味。

组成：百合、生地黄等。

2. 痰热内扰

证候：精神、行动、饮食皆失常态；头痛而服，心中懊恼，卧寝不安，面红，舌尖红，苔薄黄微腻，脉滑数。

治则：清化痰热。

方药：苇茎汤加减。

组成：苇茎、桃仁、冬瓜仁、薏苡仁。

3. 心肺气虚

证候：精神、行动、饮食皆若不能自主，自汗、头昏、短气、乏力，少寐或多寐而睡不解，舌淡、有齿痕，脉弱、两寸脉来模糊。

治则：益气安神。

方药：甘麦大枣汤。

组成：甘草、浮小麦、大枣。

（二）心理治疗

1. 暗示疗法

针对困扰患者诸多躯体症状，采用医疗性暗示疗法，给予无实际药效药物的同时，结合言语暗示进行治疗。向患者讲解百合病产生的原因、症状，与心理因素的关联性，通过言语暗示诱导，使其对病情有所了解，知晓控制心理状态的重要性，从而消除不必要的担忧或对病情的恐惧。

2. 宣泄疗法

宣泄疗法的引导患者详细诉说与症状相关的诱发事件，尽情发泄其感受，释放不良情绪，缓解困惑及痛苦。

（三）针灸治疗

1. 体针治疗

本病以养心安神为主。根据辨证，选取所属经脉原穴或背俞穴，毫针刺，补法或平补平泻法，或针灸并用。取穴：神门、三阴交；心肺气虚配心俞、肺俞、厥阴俞；心肾不交配心俞、肾俞、太溪；痰热内扰配肺俞、脾俞、丰隆。

2. 耳针治疗

取耳穴神门、心、肺、脑、下脚端。方法：每次取 2～3 穴，捻转中刺激，留针两分钟。

（四）推拿治疗

1. 取穴

百会、身柱、至阳、命门、膻中、中脘、气海、心俞、肺俞、肝俞、肾俞、足三里、环跳、三阴交、太冲、涌泉。以推法、揉法、按法（包括点法、压法）为主。

2. 操作

①患者俯卧，术者站其右侧。术者双手掌根部在患者脊柱两侧从肩部开始，由上而下呈直线按推至两侧足跟，反复 3～5 遍；双手掌在脊柱两侧按揉背、腰部 5～6 遍；双手掌根部相叠，沿督脉路线按揉 5～6 遍；指压身柱、至阳、命门，指揉压心俞、肝俞、脾俞、肾俞、肺俞；然后手掌或肘部按揉臀部，指压环跳，揉拿大、小腿后侧，压涌泉。

②患者仰卧，术者双手掌从患者两侧锁骨下开始，沿足阳明胃经路线向下按推至足尖 5～6 遍；手掌按揉胸大肌，指压膻中；波形揉捏腹部 5～6 遍，两手拇指齐压中脘与气海；揉拿大腿内外侧，指压足三里、三阴交、太冲。

③患者正坐，术者指压患者百合、风府、风池，拇指与其他四指分开捏肩井数遍，两手拇指齐压曲池与合谷。每次治疗 4 分钟，每天 1 次。

第四节　梅核气

一、概述

梅核气作为病名首见于宋·朱肱的《南阳活人书》。云:"梅核气……塞咽喉,如梅核絮样,咯不出,咽不下。"指患者自觉咽中似有异物梗阻,咳之不出,咽之不下,但无吞咽受阻的病证。

早在张仲景时期,虽未明确提出此病名,但《金匮要略·妇人杂病脉证并治》指出:"妇人咽中如有炙脔,半夏厚朴汤主之。"后人多宗其法,以此方治疗梅核气。隋·巢元方在《诸病源候论·妇人杂病证候》中云:"此是胸膈痰结,与气相搏,逆上咽喉之间,结聚状如炙肉之炙脔也。"唐·孙思邈在《备急千金要方》中也有同样的描述:"胸满,心下坚,咽中贴贴如有炙肉,吐之不出,吞之不下。"

明·孙一奎的《赤水玄珠·咽喉门》云:"梅咳气者,喉中介介如梗状。"龚信的《古今医鉴·梅核气》云:"梅核气者,窒碍于咽喉之间,咳之不出,咽之不下,核之状者是也。始因喜怒太过,积热蕴隆,乃成厉痰郁结,致斯疾耳。"指出本病因情志郁结、痰气凝滞所致。清·陈修园在《女科要旨·杂病》更是明确指出:"俗谓之梅核气,多得于七情郁气。"同一时期,沈金鳌在《杂病源流犀烛》中云:"七情气郁结成痰涎,随气积聚,坚大如块,在心腹间,或塞咽喉如梅核粉絮状,咯不出、咽不下。"

对于梅核气的症状及病机认识,自汉初以降,历代医家虽对此有所论述及发展,但无逾藩篱者,即梅核气由七情所伤,内关五脏,多由情志抑郁、痰气交阻于胸膈、咽喉所致。

二、病因病机

本病多由情志不畅,肝气郁结,循经上逆,结于咽喉,或乘脾犯胃,运化失司,津液不得输布,凝结成痰,痰气结于咽喉引起。初起多以肝郁为主,易兼化火伤阴,多属实证,病久易由实转虚,而变生诸症。

1. 七情不节,肝失畅达

情志不遂,郁怒伤肝,肝气不得疏泄,气机不畅,循经上逆咽喉,壅聚咽喉而发本病。或妇人经断前后,肝气失疏泄条达,使气滞痰凝而发梅核气。

2. 思虑过度,劳伤肺脾

思虑过度,悲哀伤肺,思则伤脾,加之饮食不节,劳倦失度,或先天禀赋不足,素体脾虚,后天生化乏源,致肺脾两伤,肺失宣降,脾失健运,水湿内停,聚湿生痰,上循咽喉而发。

三、诊断

梅核气是因情志波动、气机不畅所致,以咽中似有梅核阻塞感为特征的疾病。多见于西医的咽喉神经官能症。

诊断依据：

1. 以咽中似有梅核或炙脔，或其他异物梗塞感，并随情志波动而发作为主要症状。
2. 一般见于成人，女性多见。
3. 检查咽喉、食道及其他器官，均无器质性病变。

四、中医治疗

（一）辨证论治

1. 肝郁气滞证

证候：咽喉有异物感，咽之不下，咳之不出，吞咽无妨，情志不畅加重，伴精神抑郁，胸胁胀满，舌质暗，苔薄，脉弦。

治则：疏肝理气，行气导滞。

方药：柴胡疏肝散。

组成：柴胡、川芎、陈皮、枳壳、白芍、香附、甘草。

2. 肺热阴虚证

证候：咽喉略红微痛，干咳少痰，烦热盗汗，舌红，苔薄黄，脉细。

治则：滋阴润肺，清热化痰。

方药：养阴清肺汤。

组成：生地黄、麦冬、玄参、贝母、牡丹皮、薄荷、白芍、甘草。

3. 脾虚痰聚证

证候：咽喉梗阻，痰多而黏，咳吐不出，胸闷不畅，舌苔厚腻，脉弦滑。

治则：健脾理气，降逆化痰。

方药：半夏厚朴汤。

组成：厚朴、苏叶、生姜、半夏、茯苓。

（二）心理治疗

1. 暗示疗法

与患者交谈，进行仔细检查，让患者相信自己并无严重或难治性疾病，以语言暗示所用药物疗效肯定，服用后会很快有明显效果，使患者能够较积极地接受治疗。该法对因心理或情志导致而药物治疗无效者，可采用食管镜检查的暗示，消除其疑病心理，往往效果良好。

2. 移情易性

梅核气患者性格多抑郁焦虑，多愁善感，疑病倾向明显，为此应多引导患者参加各种文体活动，调畅情绪，将注意力转移到日常生活中，如根据个人兴趣爱好选择读书、绘画等富有生活乐趣的活动，或鼓励患者参加体育锻炼及有益身体健康的活动，如太极拳等，不仅能够强体，还能怡情，分散患者对疾病的注意力，忘记异物感的存在，收到事半功倍之效。

（三）针灸治疗

主穴：天突、合谷、照海。

配穴：痰气互结者，加膻中、丰隆、足三里；肝郁气滞者，加内关、阳陵泉、太冲。

操作：选用30号1.5寸毫针快速刺入皮下，直刺约0.2寸。当针尖超过胸骨柄内缘后，调节针尖向下，沿胸骨柄后缘、气管前缘缓慢刺入0.5～1寸，捻转得气后不留针。合谷、膻中、内关、阳陵泉、太冲行常规针刺泻法，针照海、足三里用补法，行针2分钟后留针30分钟，留针期间每隔10分钟行针1次，以增强针感。每日1次，10天为1个疗程。

（四）推拿治疗

按摩胸、背部，点按中脘穴，掐、捏肝、胃二经诸穴，能使上逆之气得以下降，畅通胸腔郁滞的气机，再按摩咽喉部，通畅气道，消除异物感，使体内之气得以恢复正常运行，从而消除症状。

①医者站于患者侧后，一手掌置于患者肩部，另一手置于背部上方大椎穴处，自上而下沿背部揉摩至下方，到至阳穴止，均匀而有节律地反复操作3～5分钟。

②嘱患者仰头，暴露咽喉部，医者站其前侧以一手掌置守患者后脑部，另一手置于咽喉部，由上而下及由下而上按摩各3分钟。

③医者立于患者头顶前方，以两手拇指分置胸骨旁两侧俞穴处，其余两手指环抱胸部两侧，沿肋间隙自内向外分推至腋中线，由上向下至季肋5分钟。施以点按法按压中脘穴20余次。

第五节　癫狂

一、概述

癫、狂属于中医精神情志疾病范畴，二者虽有不同，但常并称。癫和狂都是精神错乱的疾病。癫狂病的病名最早出自《灵枢·癫狂》："癫疾始生，先不乐，头重痛，视举，目赤，甚作极，已而烦心……狂始发，少卧不饥，自高贤也，自辨智也，自尊贵也，善骂詈，日夜不休。"

"癫"字始见于《黄帝内经》。根据症状描述，是一种以发作性神志异常为主要表现的疾病，后世称为"痫"，现多称"癫痫"，以"不荣、头重痛、视举目赤、烦心"为发作先兆，可出现发作性跌仆，意识不清，四肢抽搐，角弓反张，呕多痰沫，甚则发作如狂。因病因不同，可出现"骨癫疾""筋癫疾""脉癫疾"等不同的挛急症状。唐初孙思邈《备急千金要方·卷十四》中风癫既有"治风癫掣，口眼张大，口出白沫，或作声或死，不知人方"的癫痫病之表现，又有"默默而不声，或复多言而漫说，或歌或哭，或吟或笑，或眠坐沟渠，吠食粪秽"等今之阴癫的表现。此一名而二实，乃为后代以癫专指"沉默痴呆，静而多喜"之始。

癫、狂、痫三病证，自秦汉至金元时期，经常混称，不甚明晰。金元诸家以后，癫、狂、痫三者逐渐区分开来。明代孙一奎在《医旨绪余·癫狂痫辨》中对癫证、狂证、痫证进行准确的描述；王肯堂对癫、狂、痫三证从症状上进行明确的鉴别。《证治准绳·癫狂痫总论》曰："癫者或狂或愚，或歌或笑，或悲或泣，如醉如痴，言语有头无尾，秽洁不知，积年累月不愈""狂者病发之时，猖狂刚暴，如伤寒阳明大实发狂，骂詈不避亲疏，甚则登高而歌，弃衣而走。""痫病发则昏不知人，眩仆倒地，不省高下，甚而瘛疭抽掣，目上视，或口眼斜，或口作六畜之声。"至此，癫、狂、痫三证截然分开。

"狂"作为病，始于先秦，直至《黄帝内经》时期，不拘病性之阴阳、病状之动静皆称为"狂"。如《素问·阳明脉解》有"阳盛则四支实，实则能登高也……热盛于身，故弃衣欲走也"。《素问·腹中论》又有"石之则阳气虚，虚则狂"，可谓阴阳之盛皆可为狂的例证。《黄帝内经》之狂实际包括后世癫和狂两种病证。因于忧饥及少气者属虚证，而表现为妄行、骂詈不休诸症者则为实证。换言之，《黄帝内经》之"狂"先以"阴静"为特点，续以"阳躁"为特点，其实"阴静"阶段即为后世的"癫"证，"阳躁"阶段即为后世的"狂"证。如《灵枢·癫狂》云"狂始生，先自悲也，喜忘、苦怒、善恐"，又云"狂者多食，善见鬼神，善笑而不发于外"，乃属阴属静之象。而"狂始发，少卧不饥，自高贤也，自辨智也，自尊贵也，善骂詈，日夜不休……狂言、惊、善笑、为歌乐，妄行不休者，得之大恐"乃属阳属动之象。《灵枢·九针》云"邪入于阳，则为狂……邪入于阳，转则为癫疾……阳入之于阴，病静；阴出之于阳；病喜怒"，具有了阴静为癫、对狂之属阴者称为"癫"的寓意。可见今之狂与癫，在《黄帝内经》中均称为"狂"病。

明确提出阳狂、阴癫者，为《难经》。《难经·二十难》："重阴者癫，重阳者狂。"《难经·五十九难》则辨别"癫"与"狂"。云："狂之始发，少卧而不饥，自高贤也，自辨智也，自贵倨也，妄笑好歌乐，妄行不休是也。癫疾始发，意不乐，直视僵仆。"先秦至《黄帝内经》所谓狂者，实则包括今之阴癫、阳狂二病，自《难经》以后所谓狂者，与今之狂病无异。隋代巢元方在《诸病源候论》中提出"风狂"之名，此后许多医家沿用这一病名。金元诸家以后，癫、狂、痫三者逐渐被区分开来。明代丁凤在《医方集宜·癫狂心风》中提出"狂病"之名。孙一奎的《医旨绪余·癫狂痫辨》对癫证、狂证、痫证进行了准确的描述。王肯堂在《证治准绳·杂病》癫狂痫总论中对癫、狂、痫三证从症状上进行了明确鉴别，狂证作为一个相对独立的疾病被承认，癫、狂、痫混淆不清的局面从此结束。

二、病因病机

1. 气机郁滞，阻闭心窍

气是人体生命活动的动力和源泉。如果气失条达，气机郁滞，日久可导致郁而化火，或聚津为痰，或血滞为瘀，从而形成火、痰、瘀等病理产物，以致上扰心神，蒙蔽心窍，出现精神失常之癫狂病证。如《精神病广义》云："五志之火，因七情而起，郁而成痰，故为癫痫狂妄之证……盖痰迷为癫，气结为痰故也。"《杂病源流犀烛》云："气运于血，血本随身气以周流，气凝则血亦凝矣。"可见，癫狂病是由于平素易怒伤肝，肝失疏泄，导致气机失调，气郁日久，则进一步形成气滞血瘀，或痰气交阻，或郁而化火，阻闭心窍而发。

2. 痰热相感，迷乱心神

唐代医家孙思邈总结癫证皆由痰热相感而动风所致。如《备急千金要方·风眩第四》曰："夫风眩之病，起于心气不定，胸上蓄实，故有高风面热之所为也。痰热相感而动风，风心相乱则闷瞀，故谓之风眩。"《丹溪心法·癫狂篇》云："癫属阴，狂属阳……大率多因痰结于心胸间。"指出癫狂病的发病与"痰"有关，并首先提出"痰迷心窍"之说。朱氏不仅把"痰"作为癫证的主要病理产物，而且认为"痰"引起的癫证既有虚证也有实证。虚者由"血气俱亏，痰客中焦，妨碍升降"而致；实者因"积痰郁热随动而迷乱心神"而成，且癫证有虚和实的不同转归。此后，不少医家均踪此说。明代《景岳全书·癫狂痴呆》谈到，"癫病多由痰气，凡气有所逆，痰有所滞，皆能塞闭经络，格塞心窍"。以"元神"受扰之癫证、狂证最与痰邪密切相关。因癫与狂虽缘于情志损伤，但只有与痰邪相合才能为患，气只有与痰相裹才能成癫，火只有与痰相凝才能病狂。《证治要诀·癫狂》云："癫狂由七情所郁，遂生痰涎，迷塞心窍。"《临证指南医案·癫痫》云："狂由大惊大恐，病在肝、胆、胃经，三阳并而上升，故火炽则痰涌，心窍为之闭塞。癫由积忧积郁，病在心、脾、包络，三阴蔽而不宣，故气郁则痰迷，神志为之混淆。"

3. 阳盛火热，心神昏乱

《黄帝内经》将"火热"之邪作为致狂的主要因素。《素问·病能论》云："有病狂怒者，此病安生？岐伯曰：生于阳也。"《素问·生气通天论》曰："阴不胜其阳，则脉流薄疾，并乃狂。"《素问·宣明五气》和《灵枢·九针论》皆认为"邪入阳则狂"。《素问·阳明脉解》曰："阳盛则使人妄言骂詈……故妄走也。"指出阳盛是狂病的主要病机。金元时期，关于癫狂的病因病机，突出强调了情志的作用。金代医家刘完素运用"运气造化自然之理"，阐述了情志过极、化火生热的病机变化。《素问玄机原病式·狂越》曰："多喜为癫，多怒为狂。然喜为心志，故心热甚则多喜而为癫也。"《素问玄机原病式·谵妄》亦曰："火为阳，故外清明而浊昧。其主动乱，故心火热甚则肾水衰，而志不精一，虚妄见闻，而自为问答，则神志失常，如见鬼神也。"明代医家张景岳发展张子和的情志理论，认为情志郁结，最易化火而发狂。他在《景岳全书·癫狂痴呆》中言："凡狂病多因于火，此或以谋为失志，或以思虑郁结，屈无所伸，怒无所泄，以致肝胆气逆，木火合邪，是诚东方实证也。此其邪乘于心，则为神魂不守，邪乘于胃，则为暴横刚强。"可见，胃、肝、胆三经实火上升扰动心神，皆可发为狂证。

4. 血瘀

由于血瘀使脑气与脏腑之气不相连接而发狂。若头脑发生血瘀气滞，使脏腑化生的气血不能正常濡养元神之府，或因血瘀阻滞脉络，气血不能上荣脑髓，则可导致灵机混乱、神志失常而发为癫狂病。张仲景在《伤寒论》中有蓄血发狂的记载，应属血瘀一类。清代王清任在《医林改错》中指出："癫狂一症，哭笑不休，詈骂歌唱，不避亲疏，许多恶态，乃气血凝滞，脑气与脏腑气不接，如同做梦一样。"开瘀血学说之先河。

三、诊断

癫证俗称"文痴"，起病缓，初期以情感障碍为主，表现为情感淡漠，生活懒散，少与人交往，进一步发展可出现思维障碍，情绪低下，沉默寡言，直至生活能力丧失，精神恍惚，言语错乱，终日忧郁苦闷，喃喃自语，或低声歌唱，或面壁，好居暗处，自悲自咎，不欲见人，多疑，痴呆，喜怒无常，如醉如梦，不知廉耻秽洁，行为反常（如平时好说，病则沉默不语；平时寡言少语，病则喋喋不休），症见舌苔白厚、脉滑弱或弦细数。

狂证俗称"武痴"，起病急，初期以情绪高涨为主，多见兴奋多语，夜不能寐，躁动不安，喜冷饮，喜动恶静。病情进一步发展可出现刚暴易怒，神智失常，狂喜怒骂，自高自夸，妄想谵语，好歌好舞，少食不眠，日夜不休，或哭或笑，打人毁物，持刀行凶，不避亲疏，不畏水火，逾墙上屋，力大逾常。症见大便干燥、小便赤涩、舌苔黄厚、脉洪滑数有力等。

四、中医治疗

（一）辨证论治

1. 阳盛火热

证候：火盛气实，兴奋狂躁，叫闹不休，目睛发红，便秘溺赤，舌质红，脉数有力。

治则：泻其有余，清热泻火为主，兼以涤痰镇静。

方药：清热泻火选黄连、大黄、龙胆草、芦荟、知母等；涤痰选胆南星、天竺黄、竹沥、瓜蒌、礞石等；镇静选铁落、朱砂、龙骨、磁石等。

2. 气滞伤正

证候：面色㿠白，舌淡、苔白润，脉沉细，表情淡漠，思维贫乏，呆滞嗜睡，懒散畏缩，形寒怯冷。

治则：补其不足，温阳益气，兼豁痰宣窍。

方药：生铁落饮、右归饮加减。

组成：附片、肉桂、党参、白术、巴戟天、仙茅、枣皮、仙灵脾、石菖蒲、远志等。

3. 血瘀神乱

证候：情绪不稳，啼笑无常，症状反复或周期性加重，舌暗红或有瘀斑，脉弦涩。

治则：理气活血，豁痰宣窍，安神宁心。

方药：癫狂醒梦汤加减。

组成：郁金、柴胡、丹参、当归、桃仁、红花、瓜蒌、龙骨、牡蛎等。

（二）心理治疗

1. 认知疗法

以平等的身份、真挚的感情、诚恳的态度对待患者，建立信任关系，运用心理治疗的会谈技术，如共情、面质、无条件积极关注等，引导患者倾诉内心真情，尽可能从患者最易动心处入手，努力接触其内在矛盾，尤其是认知与客观现实的矛盾。

2. 情志相胜法

元代朱丹溪创设了以人事制之之法，即以情胜情，似现代的精神疗法。朱丹溪在《丹溪心法》中指出："五志之火，因七情而起，郁而成痰，故为癫痫狂妄之证，宜以人事制之，非药石所能疗也，须诊察其由以平之……喜伤于心者，为癫为痫，以恐胜之，以怒解之。忧伤于肺者，为痫为癫，以喜胜之，以思解之。思伤于脾者，为癫为痫为狂，以怒胜之，以喜解之。恐伤于肾者，为癫为痫，以思胜之，以忧解之。惊伤于胆者为癫，以忧胜之，以怒解之。悲伤于心包者，为癫，以恐胜之，以怒解之。"这是对《黄帝内经》中"以情胜情"理论的发展。

（三）针刺治疗

此病多因痰结、气滞、瘀血、郁火等蒙蔽心窍或扰乱心神所致。针刺取印堂、百会、神门、丰隆、足三里、太冲、三阴等穴。肝气郁结型加期门、阳陵泉、肝腧穴，心脾两虚型加脾腧、心腧穴，阴虚火旺型加太溪、肾腧穴。毫针针刺，平补平泻法或泻法，每日1次，每次留针30分钟，7次为1个疗程。

第六节　脏躁

一、概述

脏躁之病名首见于《金匮要略·妇人杂病脉证并治》。云："妇人脏躁，喜悲伤欲哭，象如神灵所作，数欠伸，甘麦大枣汤主之。"若发生在妊娠期，称"孕悲"；若发生在产后，称"产后脏躁"。

关于"脏躁"，早在《黄帝内经》一书中就有类似的描述。如《灵枢·本神》云："心主脉，脉舍神，心气虚则悲，实则笑不休。"《灵枢·口问》云："悲哀忧愁则心动，心动则五脏六腑皆摇。"

对于脏躁的解释，历代医家见解各异。晋·王叔和《脉经·平咽中如有炙腐喜悲热入血室腹满证第六》言："妇人脏躁，喜悲伤，欲哭，象如神灵所作，数欠，甘草小麦汤主之。"《备急千金要方·妇人方上》言："女人嗜欲多于丈夫，感病倍于男子，加以慈恋爱憎，嫉妒忧患，染着坚牢，情不自抑，所以为病根深，疗之难瘥。"指出女性情志疾病病重难治，且发病率高。《妇人良方》强调以"燥"为基本病机，方用淡竹茹汤治疗，以补甘麦大枣汤之不足。对于"脏"字，尤在泾认为，脏躁乃"子宫血虚，受风化热"而成。《医宗金鉴·订正金匮要略》认为："脏，心脏也，心静则神藏。若为七情所伤，则心不得静，而神躁扰不宁也，故喜悲伤欲哭，是神不能主情也。象如神灵所凭，是心不能神明也。"陆渊雷在《金匮要略今释·妇人杂病·甘草小麦大枣汤方》条下引《类聚方广义》并云："脏，子宫也……赵氏以为肝肺，徐氏以为五脏，《金匮》以为心脏，惟沈氏、尤氏以为子宫，与歇斯底里之西说正合……"

二、病因病机

脏躁病位在心，其发生与患者体质因素有关，以七情损伤为发病诱因。病理基础在于素体阴血亏虚，五脏失养，且具有易发此病之性格特征，就病证而言，当属虚。因情志为患，内扰脏气，气机郁结，易生痰、火，而呈虚实夹杂、本虚标实之证。本病与西医癔病的情感爆发（即癔症性激情发作）颇为相似。

1. 禀赋不足，素体阴虚

肝肾阴虚，脏阴不足，兼房劳过度，肾阴耗伤，不能上奉于心，水火不济，心肾不交，心火独亢，火盛神动，而致神志不宁。

2. 产后病后，阴血亏虚

多产伤血，或产后、病后阴血亏虚，致心血大亏，心失所养，心神不安而神气自乱。如《沈氏女科辑要笺正》所说："此血少而心气不安，神虚气馁，故多悲伤。"

3. 忧思劳倦，损伤心脾

忧愁思虑则伤心，劳倦过度则伤脾。心血耗伤，则神不守舍；脾气亏虚，则生化乏源；心不藏神，则神气自乱。若脾失健运，水湿内停，凝为痰浊，痰气内扰心神，而致精神惑乱。

4. 情志过极，心失所养

由于所愿不遂，精神紧张，家庭不睦，遭遇不幸，忧愁悲哀，或愤恨恼怒等精神因素，致肝失条达，气机不畅。气郁日久化火，邪火扰动心神，而致心神逆乱。

三、诊断

脏躁是以神情抑郁、烦躁不宁、悲伤欲哭等为主要表现的心神疾病，可发生于女性各个时期，与体质因素关系密切。本病与更年期综合征有所不同，后者发生于更年期，是因内分泌失调和自主神经功能紊乱所产生的一系列证候群，可见阴阳失调的多种症状。本病与百合病相似，但脏躁以哭笑无常、悲伤欲哭为主，百合病以沉默寡言、抑郁少欢为主。

诊断依据：

1. 精神症状明显，患者主诉较多，主要症状包括情绪不稳定、烦躁不宁、喜怒无常、易激惹、忧郁、紧张、焦虑、多疑、情感脆弱、悲伤欲哭、呵欠频发、注意力不集中，健忘等。

2. 可伴有乍寒乍热、阵发性面部潮红、汗多、手颤肢麻、失眠多梦、头痛眩晕、胸闷心悸、食欲不振、月经紊乱、便秘等，亦可见血压波动，以收缩压偏高等表现。

3. 本病女性多见，多在绝经期缓慢起病，也可见中青年。

4. 患者平素性格多内向，情绪易受他人影响，病情发展常与外界环境和情志因素刺激相关。

四、中医治疗

（一）辨证论治

1. 心血亏虚

证候：精神不振，或情志恍惚，或情绪激动，无故悲伤，不能自控，或哭笑无常。同时伴有心中烦乱，睡眠不安，心悸神疲，口干，大便干结，舌红或嫩红，脉细数或细弦。

治则：养心安神。

方药：甘麦大枣汤加酸枣仁、龙眼肉、合欢花。

2. 心脾两虚

证候：善思多虑，胸闷心悸气短，失眠健忘，面色萎黄，头晕，神疲，倦怠，易汗，乏力，食欲不振，便溏或伴月经减少，或淋沥不断，舌淡，苔薄，脉弦细或细濡。

治则：补益心脾，宁心安神。

方药：归脾汤加减。

3. 心肾不交

证候：心悸怔忡，心烦不宁，失眠多梦，腰膝酸软，健忘易惊，精神恍惚。见于绝经期妇女或伴月经紊乱，经期先后不定，经血渐少，舌红，苔少，脉沉弦细或细数。

治则：滋阴降火，交通心肾。

方药：黄连阿胶汤合琥珀养心丹。

4. 肝肾不足

证候：哭笑无常，呵欠频作，夜寐易惊，甚则意识不清，精神恍惚。伴头晕耳鸣，心烦易怒，懊侬不安，口干喜饮，手足心热，腰膝酸软，小便黄，大便干结，舌红，苔薄白或薄黄，脉弦细数。

治则：滋肾清肝，养心安神。

方药：百合地黄汤合滋水清肝饮。

5. 肝郁化火

证候：精神抑郁，急躁易怒，烦躁心悸，胸胁胀满，目赤耳鸣，口苦口干，经期紊乱，小便黄，大便干结，舌苔薄黄，脉弦数。

治则：疏肝解郁，清肝宁心。

方药：龙胆泻肝汤加味。

6. 痰气内扰

证候：烦躁不宁，喜怒无常，哭笑无主，头痛头重，时觉恶心欲吐，胸闷闭塞，脘痞不舒，舌质淡红，苔白厚腻，脉弦滑。

治则：涤痰宁心。

方药：导痰汤加小麦、冬瓜仁。

（二）心理治疗

1. 心理支持

向患者讲解脏躁产生的原因、症状及与心理因素的关联性，尤其是与其自身的性格缺陷。对周围人和家属做好解释工作，尽量减少对患者的精神刺激。检查患者的现实或移情性人际关系，以及情绪或行为的过去和当前模式，帮助患者维持、重建自尊或提高自信、自我功能和适应技能。通过对患者的直接观察而支持患者的防御（应对困难处境的方式），减轻患者的焦虑、抑郁，增加患者的适应能力。

2. 暗示治疗

针对困扰患者的诸多躯体症状，采用医疗性暗示疗法，给予无实际药效药物的同时结合言语暗示进行治疗。通过言语暗示诱导，使其对病情有所了解，明白把握和控制自己心理状态的重要性，从而消除不必要的担忧或对病情的恐惧。进行言语暗示时，言语简短肯定，较易奏效。亦可利用某些药物（如静脉注射葡萄糖酸钙或皮下注射生理盐水），或物理刺激，再加言语暗示以强化，精神症状严重者应进行精神科专科治疗。

（三）针灸治疗

1. 心脾两虚

针刺合谷、内关、三阴交、神门，用补法；太冲、中脘，温针灸。

2. 心肾不交

针刺合谷、太冲、太渊、照海，平补平泻法刺之；心俞、肾俞、涌泉、百会悬灸三壮。

3. 肝郁化火

针刺合谷、太冲、涌泉、三阴交，泻法刺之。

（四）食养疗法

1. 甘草大枣粥

甘草10g，大枣30g，粳米100g，白糖适量。将甘草洗净切碎，与大枣、粳米煮粥，后入白糖。日分两次服。用于心神失养之脏躁。

2. 百合地黄粥

百合 15g，地黄 10g，粳米 100g。地黄洗净切片，入百合与粳米同煮粥。日分两次服。用于肝肾阴虚之脏躁。

3. 鲜竹沥粥

鲜竹沥 30g，地龙粉 1～2g，粳米 100g。先煮粳米，粥成入鲜竹沥水、干地龙粉。日服 1～2 次。用于夹痰之脏躁。

第七节 心悸

一、概述

早期中医学中虽没有明确提出"心悸"这个病名，但《黄帝内经》已有类似症状的记载，如《素问·举痛论》云："惊则心无所依，神无所归，虑无所定，故气乱矣。"并认为其病因有宗气外泄、心脉不通、突受惊恐、复感外邪等，对心悸脉象的变化也有深刻认识。

心悸的病名，首见于汉代张仲景的《金匮要略》，称之为"心动悸""心下悸""心中悸"及"惊悸"等，并认为其主要病因有惊扰、水饮、劳及汗后受邪等，如《金匮要略·惊悸吐衄下血胸满瘀血病脉证治》篇有"寸口脉动而弱，动则为惊，弱则为悸"的论述，并记载了心悸时表现的结、代、促脉及其区别，提出了基本治则，并以炙甘草汤等为治疗心悸的常用方剂。

唐代孙思邈在《备急千金要方》中又提到了"心忪""忪悸"等症状，应与"心悸"相同。至宋代，陈言在《三因极一病证方论》中开始将惊悸与忪悸区分，并一直延续后世。

元朝《丹溪心法》提出"心悸"应责之虚与痰的理论。《丹溪心法·惊悸怔忡》云："惊悸者血虚，惊悸有时，以朱砂安神丸。"又云："怔忡者血虚，怔忡无时，血少者多，有思虑便动属虚，时作时止者，痰因火动也。"

明代《医学正传·惊悸怔忡健忘证》对惊悸、怔忡的区别与联系有详尽的描述，曰："怔忡者，心中惕惕然动摇而不得安静，无时而作者是也；惊悸者，蓦然而跳跃惊动，而有欲厥之状，有时而作者是也。"

《景岳全书·怔忡惊恐》认为，怔忡由阴虚劳损所致，且"虚微动亦微，虚甚动亦甚"。

清代《医林改错》重视瘀血内阻导致心悸怔忡，记载了血府逐瘀汤每多获效。

二、病因病机

中医学认为，本证的发生常与平素体质虚弱、情志所伤、劳倦、汗出受邪等有关。平素体质不强，心气怯弱，或久病心血不足，或忧思过度，劳伤心脾，使心神不能自主，则发为心悸；或肾阴亏虚，水火不济，虚火妄动，上扰心神而致病；或脾肾阳虚，不能蒸化水液，停聚为饮，上犯于心，心阳被遏，心脉痹阻而发心悸。

三、诊断

心悸是指患者自觉心中悸动、惊惕不安甚至不能自主的一类病证。发生时，患者自觉心跳快而强，并伴有心前区不适感。此症可见于多种疾病过程中，多与失眠、健忘、眩晕、耳鸣等并存，各种原因引起的心脏搏动频率、节律发生异常均可导致心悸。

诊断依据：

1. 自觉心搏异常，或快或缓，或跳动过重，或忽跳忽止，阵发性或持续不解，神情紧张，心慌不安，不能自主。

2. 伴有胸闷不舒、易激动、心烦寐差、颤抖乏力、头晕等症。中老年患者可伴心胸疼痛，甚则喘促，汗出肢冷，或见晕厥。

3. 可见数、促、结、代、缓、沉、迟等脉象。

4. 常由情志刺激，如惊恐、紧张、劳倦、饮酒、饱食等因素而诱发。

5. 血常规、血沉、抗"O"、T_3、T_4 及心电图、X线胸部摄片、测血压等检查，有助于明确诊断。

四、中医治疗

（一）辨证论治

1. 心虚胆怯

证候：心跳心慌，时作时息，善惊易恐，坐卧不安，甚则不能自主。兼见气短神疲，惊悸不安，舌淡，苔薄，脉细数。

治则：镇惊定志，养心安神。

方药：安神定志丸加减。

组成：远志、石菖蒲、茯神、茯苓、朱砂、龙齿、党参。

2. 心血不足

证候：心悸头晕，动则尤甚，健忘，面色不华，倦怠乏力，唇甲色淡，舌淡红，苔薄，脉细弱。

治则：补血养心，益气安神。

方药：归脾汤加减。

组成：白术、当归、白茯苓、黄芪、龙眼肉、远志、酸枣仁、木香、甘草、人参。

3. 心阴亏虚

证候：心烦少寐，头晕目眩，梦遗健忘，口舌生疮，舌红，少苔，脉细数。

治则：滋阴清火，养心安神。

方药：朱砂安神丸合天王补心丹加减。

组成：朱砂、黄连、当归、甘草、酸枣仁、柏子仁、当归、天冬、麦冬、生地黄、人参、丹参、玄参、茯苓、五味子、远志肉、桔梗。

4. 心阳不振

证候：心悸怔忡善惊，多梦失眠健忘，神志痴呆，自汗，胃纳不佳，脉细而弱。

治则：温补心阳，安神定悸。

方药：桂枝甘草龙骨牡蛎汤合参附汤加减。

组成：桂枝、甘草、牡蛎、龙骨、人参、附子、青黛。

5. 心脉瘀阻

证候：心痛时作，气短乏力，胸闷，咳痰，舌暗，脉沉细或结代。

治则：活血化瘀，理气通络。

方药：血府逐瘀汤加减。

组成：当归、生地黄、桃仁、红花、枳壳、赤芍、柴胡、甘草、桔梗、川芎、牛膝。

6. 水饮凌心

证候：胸闷气短，形寒肢冷，下肢浮肿，舌淡，脉沉细。

治则：振奋心阳，化气行水。

方药：苓桂术甘汤加减。

组成：茯苓、桂枝、白术、炙甘草。

7. 心阳暴脱

证候：心悸，气息微弱，面色苍白，四肢厥冷，冷汗淋漓，舌质淡白，脉微欲绝。

治则：回阳固脱。

方药：参附汤加减。

组成：人参、附子、青黛。

（二）心理治疗

1. 宁神静志疗法

痰火扰心患者常因惊恐恼怒的精神刺激而产生急躁情绪，可采用宁神静志疗法，通过澄心寡欲，努力养成冷静、有涵养的性格，从而清心安神，保持心情愉快，避免情志内伤，如此可使患者紧张急躁的情绪得以松弛，减少发病。

2. 语言开导疗法

心虚胆怯患者善惊易恐，可通过语言开导，使其树立坚定信心、不畏强暴的精神，这对心悸的预防和治疗有积极的意义。

3. 情境疗法

适当改善患者的生活与工作环境，保持环境安静，慎于起居，对巩固疗效亦很重要。

第八节　胃脘痛

一、概述

胃脘痛之名始见于《黄帝内经》。《素问·六元正纪大论》说："木郁之发，民病胃脘当心而痛，上支两胁，膈咽不通，食饮不下。"《素问·至真要大论》云："厥阴司天，风淫所胜，民病胃脘当心而痛。"《黄帝内经》对胃痛病因病机的论述，为后世医家研究和治疗胃痛奠定了基础。

唐代孙思邈《千金要方·心腹痛》有九种心痛之说。九种心痛：虫心痛、注心痛、风心痛、悸心痛、食心痛、饮心痛、冷心痛、热心痛、去来心痛。这里所说的心痛，实际上包括了胃痛；九痛之说是对心胃痛根据病因和临床表现作出的归类。

宋代方书多宗《千金要方》之说。严用和的《济生方》更进一步指出，九种心痛"名虽不同，而其所致皆因外感六淫，内沮七情，或饮啖生冷果食之类，使邪气搏于正气，邪正交击，气道闭塞，郁于中焦，遂成心痛"。

金元时期，李东垣在《兰室秘藏·卷二》立"胃脘痛"一门，拟草豆蔻丸、神圣复气汤、麻黄豆蔻丸三方；论其病理，则谓多系饮食劳倦而致脾胃之虚，又为寒邪所伤而致。

朱丹溪《丹溪心法·卷四》明确指出，前人所谓"心痛"，实指胃脘痛，其病以中焦脾胃病变为主。"脾病者，食则呕吐，腹胀喜噫，胃脘痛，心下急"。"胃病者，腹胀，胃脘当心而痛，上支两胁，膈咽不通，食饮不下"。

王肯堂《证治准绳·杂病》认为，历代方论将心痛、胃痛混同一门，原因在于"胃脘痛处在心下，故有当心而痛之名"。李中梓的《医宗必读·卷八》指出：心在胸中，胸痛的位置在心之上，胃脘痛则在心之下；胃脘痛还兼有"或满，或胀，或呕吐，或不能食，或吞酸，或大便难，或泻利，面浮而黄，本病与客邪必参杂而见。"

二、病因病机

胃脘痛发生的原因有病邪犯胃、肝胃不和和脾胃虚寒等方面。

1. 病邪犯胃

外感寒邪，邪犯于胃，或过食生冷，寒积于中，皆使胃寒而痛。尤其是脾胃虚寒者，更易感受寒邪而痛发；又加饮食不节，过食肥甘内生湿热，或食滞不化，可以发生热痛或食痛。

2. 肝胃不和

忧郁恼怒伤肝，肝气失于疏泄，横逆犯胃而致胃脘疼痛。肝气郁结，进而可以化火。火邪又可伤阴，均可使疼痛加重，或病程缠绵。

3. 脾胃虚寒

素体虚弱，劳倦过度，饥饱失常，久病不愈，均可损伤脾胃阳气，使中气虚寒而痛。

胃脘痛的病因虽不同，但发病有一共同特点，即"不通则痛"。病邪阻滞，肝气郁结，均使气机不利，气滞而作痛；脾胃阳虚，脉络失于温养，或胃阴不足，脉络失于濡润，致使脉络拘急而作痛。气滞日久不愈，可致血脉凝涩，瘀血内结，则疼痛更为顽固难愈。

三、诊断

胃痛又称胃脘痛，是由外感邪气、内伤饮食情志、脏腑功能失调等导致气机郁滞、胃失所养、以上腹胃脘部疼痛为主症的病证。本病证以胃脘部疼痛为主症，常兼泛恶、脘闷、嗳气、大便不调等。胃痛是临床常见病证，西医学的急、慢性胃炎，消化性溃疡，胃痉挛，胃下垂，胃黏膜脱垂症，胃神经官能症等疾病，以上腹部疼痛为主要表现时，均可参考本节辨证论治。肝炎、胆囊炎、胰腺炎、肺炎、阑尾炎、心肌梗死、肾盂肾炎等疾病出现胃痛时，应结合相关检查予以排除。

诊断依据：

1. 胃脘部疼痛，常伴有食欲不振、痞闷或胀满、恶心呕吐、吞酸嘈杂等。

2. 发病常与情志不遂、饮食不节、劳累、受寒等因素有关。

3. 起病或急或缓，常有反复发作病史。

4. 上消化道 X 线钡餐透视、纤维胃镜及病理组织学检查等可见胃及十二指肠黏膜炎、溃疡等病变。

四、中医治疗

（一）辨证论治

1. 寒邪客胃

证候：胃痛暴作，甚则拘急作痛，得热痛减，遇寒痛增，口淡不渴，或喜热饮，苔薄白，脉弦紧。

治则：温胃散寒，理气止痛。

方药：良附丸。

2. 饮食停滞

证候：暴饮暴食后，胃脘疼痛，胀满不消，疼痛拒按，得食更甚，嗳腐吞酸，或呕吐不消化食物，其味腐臭，吐后痛减，不思饮食或厌食，大便不爽，得矢气及便后稍舒，舌苔厚腻，脉滑有力。

治则：消食导滞，和胃止痛。

方药：保和丸。

3. 肝气犯胃

证候：胃脘胀满，攻窜作痛，脘痛连胁，胸闷嗳气，喜叹息，大便不畅，得嗳气、矢气则舒，遇烦恼郁怒则痛作或痛甚，苔薄白，脉弦。

治则：疏肝理气，和胃止痛。

方药：柴胡疏肝散。

4. 肝胃郁热

证候：胃脘灼痛，痛势急迫，喜冷恶热，得凉则舒，心烦易怒，泛酸嘈杂，口干口苦，舌红少苔，脉弦数。

治则：疏肝理气，泄热和中。

方药：丹栀逍遥散合左金丸。

5. 瘀血停滞

证候：胃脘疼痛，痛如针刺刀割，痛有定处，按之痛甚，食后加剧，入夜尤甚，或见吐血、黑便，舌质紫暗或有瘀斑，脉涩。

治则：活血化瘀，理气止痛。

方药：失笑散合丹参饮。

6. 脾胃湿热

证候：胃脘灼热疼痛，嘈杂泛酸，口干口苦，渴不欲饮，口甜黏浊，食甜食则冒酸水，纳呆恶心，身重肢倦，小便色黄，大便不畅，舌苔黄腻，脉象滑数。

治则：清热化湿，理气和中。

方药：清中汤。

7. 胃阴亏虚

证候：胃脘隐隐灼痛，似饥而不欲食，口燥咽干，口渴思饮，消瘦乏力，大便干结，舌红少津或光剥无苔，脉细数。

治则：养阴益胃，和中止痛。

方药：益胃汤合芍药甘草汤。

8. 脾胃虚寒

证候：胃痛隐隐，绵绵不休，冷痛不适，喜温喜按，空腹痛甚，得食则缓，劳累或食冷或受凉后疼痛发作或加重，泛吐清水，食少，神疲乏力，手足不温，大便溏薄，舌淡，苔白，脉虚弱。

治则：温中健脾，和胃止痛。

方药：黄芪建中汤。

（二）心理治疗

1. 言语开导法

肝气犯胃型胃痛多与情志不遂有关。治疗时要认真分析患者的性格、气质特点，弄清精神情感状态，找出致病的心理因素，予以开导劝说，使患者心情愉快、开朗，肝胃和调。

2. 凝神静志法

对长期从事高度紧张工作者，或性格内向、多愁善感之人，可采用凝神静志法治疗，提高患者的认知水平，宁神静志，调摄精神，保持心理平衡，松弛和调节性情，减轻疼痛，降低发病率。

第九节　胁痛

一、概述

胁痛的病名始见于《黄帝内经》。《素问·缪刺论》云："邪客于足少阳之络，令人胁痛不得息。"《素问·脏气法时论》云："肝病者，两胁下痛引少腹，令人善怒。"同时，《黄帝内经》还有胠胁痛、季胁痛、胸胁痛和胁下痛之称法。

东汉时期，张仲景对胁痛有了进一步认识，在《伤寒论》中，结合《黄帝内经》的观点提出，胁痛表现为"胸胁苦满""胁下痞硬""胁下硬满"等症状。东汉末年华佗的《华氏中藏经》丰富了胁痛的症状，描述其为"胁下坚痛"。

隋唐时期，各医家在继承前人的基础上，无论在胁痛的病因病机上，还是辨证论治方面皆有较大发展，如《诸病源候论》云："胸胁痛者，由胆与肝及肾之支脉虚为寒气所乘故也。"阐明胁痛发病的脏腑为胆、肝、肾。《备急千金要方》专设"肝胆篇"，且在病因上提出胁痛有肝实热和肝虚寒两个方面，并用"两胁下痛""胁下坚满"等描述其症状。

宋金时期，众多学术流派形成百家争鸣的局面。宋代严用和在《严氏济生方》中云："夫胁痛之病……肝脏既伤，积气攻注攻于左则左胁痛；攻于右则右胁痛；移逆两胁则两胁俱痛。"此提及左胁痛、右胁痛，但未明确说明二者病因之分。关于病因，严氏认为主要为情志所伤。金代张子和在《儒门事亲》中用"两胁刺痛"描述胁痛。元代以前，胁痛多以部位和症状命名。

明清两代对胁痛病名的阐述不但丰富全面，而且具有一定的深度。如明朝张介宾在《景岳全书》中提出当分"外感胁痛"和"内伤胁痛"。李梴在《医学入门》中明确提及病因病机不同，"左胁痛""右胁痛"治法不同。同时，他又提出"干胁痛"之说。清代尤怡《金匮翼》中谈到"肝郁胁痛""肝虚胁痛""肾虚胸胁痛""肝火胁痛""污血胁痛"。此外，还有"运气胁痛""感冒胁痛""产后胁痛""胎前胁痛""惊伤胁痛""妊娠胁痛""肺邪胁痛""房劳胁痛""跌仆痛""食积胁痛""经来胁痛""肝气胁痛""风寒胁痛""火病胁痛"等名称。这一时期，胁痛主要以病因病机命名。

二、病因病机

胁痛致病原因很多，内因为情志不畅，饮食不调，久病体虚或劳欲过度；外因以外感湿热之邪为主。胁痛病位在肝、胆，与脾、胃、肾相关。病机为肝气郁滞，络脉不和，有虚实之分，以实证为多。实证以气滞、血瘀、湿热为主，又以气滞为先；虚证为阴血亏损、肝失所养之证。胁痛初病在气，日久气滞转为血瘀，或气滞血瘀并见；实证日久，化燥伤阴，故临床可见虚实夹杂之证。

三、诊断

胁痛是指以一侧或两侧胁肋部疼痛为主要表现的病证。胁，指侧胸部，为腋以下至第十二肋骨部的总称。胁痛可见于西医的急、慢性肝炎，胆囊炎，胆系结石，胆道蛔虫，肋间神经痛等。

诊断依据：

1. 一侧或两侧胁肋疼痛为主要临床表现。

2. 疼痛可表现为刺痛、胀痛、隐痛、闷痛或窜痛。

3. 有反复发作病史。

4. 结合血常规、肝功能、胆囊造影、B超等实验室检查，有助于明确诊断。

四、中医治疗

(一) 辨证论治

胁痛辨证应辨在气在血、属虚属实之不同；治疗原则以疏肝和络止痛为主，分型论治。

1. 肝气郁结

证候：胁肋胀痛，走窜不定，甚则引及胸背肩臂，疼痛因情志变化而增减，胸闷腹胀，嗳气频作，得嗳气而胀痛稍舒，纳少口苦，薄白，脉弦。

病机：肝失条达，气机郁滞，络脉失和。

治则：疏肝理气。

方药：柴胡疏肝散加减。

组成：柴胡、陈皮、芍药、枳壳、炙甘草、川芎、香附等。

2. 肝胆湿热

证候：胁肋胀痛或灼热疼痛，口苦口黏，胸闷纳呆，恶心呕吐，小便黄赤，大便不爽，或兼身热恶寒，身目发黄，舌质红，苔黄腻，脉弦滑数。

病机：湿热蕴结，肝胆失疏，络脉失和。

治则：清热利湿。

方药：龙胆泻肝汤加减。

组成：龙胆草、栀子、黄芩、柴胡、生地黄、车前子、泽泻、木通、当归、甘草等。

3. 瘀血阻络

证候：胁肋刺痛，痛有定处，痛处拒按，入夜痛甚，胁肋下或见积块。

病机：瘀血停滞，肝络痹阻。

治则：祛瘀通络。

方药：血府逐瘀汤加减（当归、生地黄、桃仁、红花、甘草、枳壳、赤芍、柴胡、川芎、桔梗、怀牛膝等）或复元活血汤加减（柴胡、当归、桃仁、红花、穿山甲、大黄、天花粉、甘草、黄酒等）。

4. 肝络失养

证候：胁肋刺痛，悠悠不休，遇劳加重，口干咽燥，心中烦热，头昏目眩，舌红，少苔，脉细弦而数。

病机：肝肾阴亏，精血耗伤，肝络失养。

治则：养阴柔肝为主。

方药：一贯煎加减。

组成：北沙参、麦冬、生地黄、枸杞子、当归、川楝子等。

（二）心理治疗

1. 以情胜情法

对性情急躁、肝胆湿热患者，可采用以情胜情中的喜胜怒疗法，用喜悦愉快的情绪克制过于愤怒的情绪或由过度愤怒导致的症状，患者情绪好转，病情自然减轻。

2. 语言开导法

肝气郁结的患者总是被不良情感的阴影笼罩着，医者应语言开导，引导其自我解嘲，帮助患者转变观念，从忧思恼怒的情绪中解脱出来，使忧虑不良心境尽快消除。

3. 宁神静志法

肝胆湿热的患者往往急躁易怒，可以通过静坐、静卧或静立以及自我控制调解等方式，抛除杂念，宁神静志，调摄精神，保持心理平衡，这对疾病的治疗有着重要的作用。

第十节 闭经

一、概述

闭经是妇科常见病证，属妇科疾病中疑难病之一，有原发性闭经和继发性闭经之分。凡女子年满 16 周岁月经尚未来潮伴第二性征发育，或年满 14 周岁月经未潮且无第二性征发育称原发性闭经；以往已有月经来潮，之后因某种原因非生理性月经停止 6 个月以上，或根据自身月经周期计算停经 3 个周期以上者称继发性闭经。中医学称"女子不月""月事不来""经闭""经水不通"等。

闭经一词最早见于《黄帝内经》。《素问·阴阳别论》曰："二阳之病发心脾，有不得隐曲，女子不月。"指出情志不畅、所思不遂可以导致闭经。《素问·评热病论》云："有病肾风者……月事不来。"又云："月事不来者，胞脉闭也。"《灵枢·水胀》曰："石瘕生于胞中，寒气客于子门，子门闭塞，气不得通，恶血当泻不泻，衃以留止，日以益大，状如怀子，月事不以时下。"指出胞宫内的癥瘕之疾阻滞气血运行，可导致月事不来。《素问·腹中论》篇有"血枯经闭"之名，并记载了治疗血枯经闭的第一张妇科方药——四乌鲗骨一藘茹丸。

汉·张仲景在《金匮要略·妇人杂病脉证并治》篇记载有"妇人之病，因虚、积冷、结气，为诸经水断绝"。此"经水断绝"即闭经之意，并指出导致闭经的一些病因。晋·皇甫谧的《针灸甲乙经·卷之十二》记载了针刺某些穴位治疗闭经的方法。隋·巢元方的《诸病源候论》有"月水不通候"的描述，详细论述了闭经的病因病机，提出"风冷邪气客于胞内，伤损冲任"，对闭经病因的认识由此前的内因扩展到了外因。唐·孙思邈的《备急千金要方·卷四》记载了多张治疗闭经的方药，如大泽兰丸等，至今仍为临床常用。宋·陈自明的《妇人大全良方·卷之一》比较全面地论述了宋及宋以前治疗闭经的方药。金·李东垣的《兰室秘藏·妇人门》有"血枯经绝"之病名。明·张景岳的《景岳全书·妇人规》有"血枯经闭"和"血隔经闭"的病机及治疗之别。明·陈文昭的《陈素庵妇科补解·调经门》论述了导致闭经的各种病因病机，认为"七情郁结，损伤脏腑"是导致女子闭经的原因之一。清·肖慎斋的《女科经论》认为，"妇人……经闭不通之证，先因心事不足，心气亏损"，闭经之因为心气虚。清·傅山的《傅青主女科》认为，闭经乃心、肝、脾之气郁所致；又指出，"经水出诸肾""经水早断，似乎肾水衰涸"，提出虚证闭经当从肾论治。清·张璐的《张氏医通·卷十》强调了理气对治疗闭经具有重要意义。

总之，闭经自《黄帝内经》记载以来，历代医家从病名、病因病机到辨证论治进行了不断的临床观察和实践研究，逐渐形成了一系列较为系统、完整的理论和切实有效的治疗方案。

二、病因病机

闭经的病因病机较为复杂，因"经水出诸肾""女子以肝为先天"，肾藏精，肝藏血，故闭经与肾、肝关系密切。其次涉及心、脾之脏。肾精亏损，肝失疏泄，脾失健运，心失所养，使胞脉、冲任气血失调是闭经的主要病机。闭经分虚实两个方面，虚者多因精血不足，血海亏虚，无经血可下；实者多因邪气阻隔，冲任不通，胞脉受阻，血不得下行。

临床常见的分型有肾气不足、肝肾亏损、气血虚弱、阴虚血燥、气滞血瘀、寒凝血瘀、痰湿阻滞。

1. 肾气不足

先天禀赋不足，房劳多产，久病大病，致精气不充，冲任二脉亏损，血海空虚，无血以下，而导致闭经。

2. 肝肾亏损

先天禀赋虚弱，肝血肾精衰少，肾精虚损，冲任二脉亏损，血海空虚，无血以下，导致闭经。如《素问·腹中论》曰："若醉入房中，气竭肝伤，月事衰少不来也。"

3. 气血虚弱

素体脾虚，饮食劳倦，忧思不节，劳累过度，损伤脾胃，耗血伤精，冲任亏损，血海空虚，无血以下，而导致闭经。《兰室秘藏》曰："妇人脾胃久虚，或形羸气血俱衰，而致经水断绝不行。"

4. 阴虚血燥

素体阴虚，失血伤阴，或久病耗血，或过食温燥，营血耗损，血海涸竭，无血以下，而导致闭经。

5. 气滞血瘀

素性抑郁，或七情内伤，肝气郁结，气滞则血瘀，冲任受阻，胞脉血行不畅，经血不得下行而致闭经。《济阴纲目》曰："盖人有隐情曲意，难以舒其衷者，则气郁而不畅，不畅则心气不开，脾气不化，水谷日少，不能变见气血，以入二阳之血海矣，血海无余，所以不月也……"

6. 寒凝血瘀

经期、产后外感风冷寒湿，或过食生冷，血为寒凝，瘀滞不行，阻滞冲任，胞脉血行不畅，经血不得下行而致闭经。

7. 痰湿阻滞

肥胖妇人，痰湿内盛，或脾虚失运，痰湿内生，痰湿阻滞冲任胞脉，闭塞子宫而经闭不行。朱丹溪曰："经不行者，非无血也，为痰所碍而不行也。"

三、诊断

闭经多因先天肾精亏虚，情志不舒，气机郁滞或忧愁思虑，心阴暗耗，脾运失司而致病。闭经根据临床表现，可分为原发性闭经和继发性闭经，原发性闭经多见于遗传、先天发育异常，继发性闭经多见于西医学的中枢神经、下丘脑－垂体的功能失调，卵巢早衰，甲状腺及肾上腺的病变等。

诊断依据：

1. 凡女子年满 16 周岁伴第二性征发育，或年满 14 周岁无第二性征发育月经尚未来潮者即为原发性闭经；或以往已有月经来潮，以后又停止 6 个月以上，或根据自身月经周期计算停经 3 个周期以上者即为继发性闭经。

2. 全身检查：身体发育情况等；妇科检查：注意内外生殖器的发育，有无畸形等；实验室检查：性腺六项检查，甲状腺功能检查，肾上腺功能检查，17-羟、17-酮，垂体兴奋试验，染色体等；其他检查：基础体温测定，B 超检查，诊断性刮宫，宫颈黏液涂片检查，子宫造影，宫腔镜检查，腹腔镜检查，CT 或 MRI 检查蝶鞍部排除垂体病变。

3. 应与早孕、自然绝经相鉴别，排除生理性停经。

四、中医治疗

（一）辨证论治

1. 肾气不足

证候：月经初潮来迟，或月经后期量少，经色淡或暗、质稀，渐至闭经，腰酸腿软，头晕耳鸣，或四肢不温，夜尿频多，大便不实，舌淡，苔白，脉沉细或沉迟。

治则：补肾益气，养血调经。

方药：大补元煎。

组成：人参、熟地黄、山茱萸、杜仲、当归、山药、枸杞子、炙甘草。

2. 肝肾亏损

证候：月经后期量少，渐至闭经，腰膝酸软，头晕耳鸣，足跟作痛，阴部干涩，带下甚少，舌淡红，苔薄或少，脉沉细弱。

治则：滋肾养肝，养血调经。

方药：左归丸。

组成：熟地黄、山茱萸、山药、枸杞子、龟板胶、鹿角胶、菟丝子、川牛膝。

3. 气血虚弱

证候：月经后期、稀发、量少色淡而渐闭经，神疲乏力，气短懒言，舌淡胖有齿痕，苔白腻，脉缓弱。

治则：健脾益气，养血调经。

方药：人参养荣汤加减。

组成：人参、黄芪、熟地黄、茯苓、白术、陈皮、五味子、白芍、当归、远志、炙甘草、肉桂。

4. 阴虚血燥证

证候：月经由量少渐至闭经，五心烦热，潮热汗出，两颧潮红，舌红，苔少，脉弦数或细数。

治则：养阴清热，活血调经。

方药：加减一阴煎。

组成：熟地黄、生地黄、白芍、知母、麦冬、地骨皮、炙甘草。

5. 气滞血瘀证

证候：月经闭止，精神抑郁，烦躁易怒，胸胁胀满，少腹胀痛，舌紫暗或有瘀点，脉沉弦或涩而有力。

治则：行气活血，祛瘀通经。

方药：血府逐瘀汤。

组成：当归、生地黄、桃仁、红花、赤芍、枳壳、柴胡、川芎、桔梗、牛膝、甘草。

6. 寒凝血瘀证

证候：月经突然闭止，小腹疼痛拒按，得热痛减，四肢不温，舌紫暗，苔白，脉沉紧。

治则：温经散寒，活血调经。

方药：温经汤。

组成：当归、川芎、芍药、人参、桂心、莪术、牡丹皮、牛膝、甘草。

7. 痰湿阻滞证

证候：月经后期、稀发、量少而渐闭，形体肥胖，神疲倦怠，胸胁满闷，或呕恶痰多，或面浮足肿，或带下量多色白，舌淡胖，苔白腻，脉滑。

治则：豁痰除湿，活血通经。

方药：丹溪治湿痰方。

组成：苍术、法半夏、白术、茯苓、滑石、香附、当归、川芎。

（二）心理治疗

临床可见闭经患者常有情志不畅之病史，女子以肝为先天，肝经郁积、精神紧张等均可导致心肝功能失调而引起闭经，说明闭经发病与情志密切相关，因而调摄精神、稳定情绪是治疗闭经的一种重要手段。在治疗过程中，应针对其病因病机及症状特点运用相应的心理治疗方法，以提高临床疗效。

1. 语言疏导法

对闭经患者进行心理治疗，要求医生耐心开导患者，仔细询问病情，巧妙运用语言，引导患者吐露真情，向患者耐心解释闭经的成因，说明情志在闭经形成过程中的重要性，使患者明白与疾病有关的道理，鼓励患者消除悲观情绪，在日常工作、生活中做到调摄精神，积极与医生配合，树立战胜疾病的信心，达到治疗的目的。

2. 移精变气法

根据患者诉说的发病原因，分析病情，转移或分散患者内心思虑的焦点，解除其思想负担，稳定情绪，调整气机，使患者精神内守。对患者过多地关注疾病，情绪低落，药物治疗效果不明显，建议多参加社会活动和体育运动，增加业余爱好，充实生活。病情好转后，教会患者自我暗示，以巩固疗效。

（三）针灸治疗

针灸治疗闭经历史悠久，《针灸甲乙经·卷十二》中就有记载："月水不来而多闭……水泉主之。""女子不下月水，照海主之。""经闭不通，中极主之。""妇人少腹坚痛，月水不通，带脉主之。"古代治疗闭经以针刺和灸法为主，现代常用的方法还有电针、头针、耳针以及灸法等。

1. 体针治疗

一般选关元、中极、三阴交、血海等穴位。同时结合辨证配穴，肾气不足者，配肾俞、太溪；肝肾亏损者，配肝俞、太溪；气血虚弱者，配足三里、气海；阴虚血燥者，配行间、太溪；气滞血瘀者，配肝俞、太冲；寒凝血瘀者，配中脘、地机；痰湿阻滞者，配足三里、丰隆。虚证用补法，实证用泻法，虚实夹杂用平补平泻法。针刺手法不宜过强，每日针1次，留针30分钟。

2. 耳穴贴压（耳针）

选穴：子宫、卵巢、内分泌、神门、交感、皮质下等穴。用火柴头在耳部相应穴位上按压找到敏感点，用揿针或胶布粘贴王不留行对准耳穴贴压。临床可辨证选穴治疗。每次按压一侧耳穴，每日按压选定穴位2～3次（睡前1次），逐穴按压20分钟，隔日更换，两耳交替使用。

3. 灸法治疗

灸法和针灸并用用于闭经作用明确。《针灸逢源》云："妇人经闭泻合谷。"选穴：中极、关元、三阴交、归来、气海、血海、肾俞等穴位为主穴，配以辨证论治；虚证配肝俞、脾俞、膈俞、足三里；实证配太冲、丰隆、合谷、内关。1次取4～6穴，每穴灸15～30分钟，每日1次。

第十一节　绝经前后诸证

一、概述

妇女一般在"七七"之年月经终止，称"绝经"或"断经"。绝经前后诸证是指妇女在绝经前后出现月经紊乱、烘热汗出、烦躁易怒、头晕目眩、失眠心悸、腰膝酸软、手足心热、面目浮肿、尿频失禁等与绝经有关的症状，又称"经断前后诸证"。本病相当于西医学的围绝经期综合征、绝经综合征。

中医古籍中对该病无单独记载，但对妇女在绝经前后这一时期出现的与之有关的病因病机、临床症状和治疗方面的论述较多，散见于"脏躁""百合病""心悸""郁证""不寐""眩晕""年老血崩""年老经断复来"等病证。《素问》云："七损七益。谓女子七七数尽，而经脉不根据时者，血有余也，不可止之。"汉·张仲景《金匮要略·妇人杂病脉证并治》云："妇人脏躁，喜悲伤欲哭，象如神灵所作，数欠伸。"明·张景岳《景岳全书·妇人规》云："妇人于四旬外，经期将断之年，多有渐见阻隔，经期不至者……若素忧郁不调之患，而见此过期阻隔，便有崩决之兆。"

1964年著名中医专家卓雨农提出了"绝经前后诸证"这一病名，全国高等医药院校教材《中医妇科学》第二版开始收录本病，此后许多现代妇科专家对本病进行了专篇论述，如《哈荔田妇科医案医话选》《百灵妇科》《裘笑梅妇科临床经验选》等。

二、病因病机

中医学认为，人体的生长、发育、衰老的过程由肾主宰。妇女七七绝经之年，肾精亏虚，天癸将竭，冲任二脉逐渐亏虚，在这种特殊的生理状态下，妇女如果受到内外因素的影响，导致肾的阴阳失衡，脏腑气机失调，便会发生"绝经前后诸证"。

本病以肾虚为本，常见的分型有肾阴虚、肾阳虚、肾阴阳俱虚，以肾阴虚居多。肾是五脏阴阳之本，如肾阴阳失调，可导致多脏病理改变，常累及心、肝、脾等脏器功能，从而引发一系列病理变化，出现诸多证候，临床上又可兼有肝肾阴虚、阴虚肝旺、心肾不交、脾肾阳虚等病理变化，致使本病症状错综复杂。

1. 肾阴虚

肾阴素虚，精亏血少，经断前后，天癸将竭，精血衰少；或忧思不解，积念在心，营阴暗耗；或房事不节，精血耗伤，肾阴更虚，真阴亏损，冲任衰少，脏腑失养，遂致经断前后诸症。

若肾阴不足，因肝肾乙癸同源，导致肝阴的亏虚，易出现肝肾阴虚，致经断前后诸症。若肾阴不足，肾水亏虚，不能上济心火，则心火偏亢，出现心肾不交，水火不济，致经断前后诸症。又肾阴不足，则肝易郁滞，肝郁日久化火，肝火扰心，心肝火旺，心火亢盛，致经断前后诸症。

2. 肾阳虚

素体肾阳虚衰，经断前后，肾气更虚；或房事不节，损伤肾气，命门火衰，冲任失调，脏腑失于温煦，遂致经断前后诸症。

先后天互相充养，若肾阳虚衰，则火不暖土，导致脾肾阳虚，遂致经断前后诸症。

三、诊断

绝经前后诸证多发生在 45～55 岁之间，以月经紊乱、潮热、汗出和情绪改变为最早出现的典型特异性症状。由于肾的阴阳失衡，脏腑功能失调，绝经前后诸证患者会出现诸多错综复杂的临床表现。本病相当于西医学的围绝经期综合征、绝经综合征。

诊断依据：

1. 绝经前后出现月经频发、月经稀发、不规则阴道流血，闭经；烘热从胸前开始涌向头部、颈部和面部，继而汗出，汗出热退，发作无规律，持续时间长短不一；情绪改变表现为烦躁易怒，或无故悲伤啼哭，自己无法控制。头晕目眩，失眠心悸，腰膝酸软，手足心热，面目浮肿，阴道干涩，尿频失禁等与绝经有关的症状。

2. 妇科检查：阴道和子宫情况，实验室检查：性激素检查 FSH↑、LH↑、E↓，阴道脱落细胞检查。

3. 应与眩晕、心悸、水肿等内科疾病，癥瘕之疾（妇科良恶性肿瘤）鉴别。月经失调注意与妊娠性疾病相鉴别。

四、中医治疗

（一）辨证论治

在诊治过程中，重视情志因素的关键性。

1. 肾阴虚证

证候：绝经前后，月经紊乱，月经提前量少或量多，或崩或漏，经色鲜红；头目晕眩，耳鸣，头部面颊阵发性烘热，汗出，五心烦热，腰膝酸疼，足根疼痛，或皮肤干燥、瘙痒，口干便结，尿少色黄；舌红少苔，脉细数。

治则：滋肾益阴，佐以潜阳。

方药：六味地黄丸。

组成：生龟板、生牡蛎、石决明、熟地黄、山药、山茱萸、牡丹皮、茯苓、泽泻。

兼症：

肝肾阴虚：头晕耳鸣，腰膝酸软，两目涩痛，两胁胀痛，口苦吞酸，外阴瘙痒，舌红少津，脉弦细。

治则：滋肾养肝。

方药：一贯煎或杞菊地黄丸。

一贯煎：沙参、麦门冬、当归、生地黄、川楝子、枸杞子。

杞菊地黄丸：熟地黄、山药、山茱萸、牡丹皮、茯苓、泽泻、菊花、枸杞子。

阴虚肝旺：头晕目眩，耳鸣耳聋，腰膝酸软，烦躁易怒，手足心热，面色红赤，舌红，苔薄黄，脉弦有力。

治则：育阴潜阳，镇肝息风。

方药：镇肝熄风汤。

组成：生赭石、生龟板、生龙骨、生牡蛎、怀牛膝、白芍、玄参、天门冬、川楝子、生麦芽、茵陈、甘草。

心肾不交：心烦失眠，心悸易惊，头晕健忘，腰膝酸软，甚者情志异常，舌红苔少，脉细数。

治则：滋阴补血，养心安神。

方药：黄连阿胶汤合百合地黄汤。

黄连阿胶汤：黄连、黄芩、白芍、阿胶、鸡子黄。

百合地黄汤：百合、生地黄。

2. 肾阳虚证

证候：经断前后，经行量多，经色淡黯，或崩中漏下；精神萎靡，面色晦暗，腰脊冷痛，小便清长，夜尿频数，或面浮肢肿；舌淡，或胖嫩边有齿印，苔薄白，脉沉细弱。

治则：温肾扶阳，填精养血。

方药：右归丸。

组成：熟地黄、山药、山茱萸、枸杞、鹿角胶、菟丝子、杜仲、当归、肉桂、附子。

兼症：

脾肾阳虚用健固汤加山药、补骨脂、仙灵脾。

健固汤：人参、白术、茯苓、巴戟天、薏苡仁。

3. 肾阴阳俱虚证

证候：经断前后，月经紊乱，量少或多；乍寒乍热，烘热汗出，头晕耳鸣，健忘，腰背冷痛；舌淡，苔薄，脉沉弱。

治则：阴阳双补。

方药：二仙汤合二至丸加菟丝子、何首乌、生龙骨、生牡蛎。

二仙汤：仙茅、仙灵脾、巴戟天、知母、黄柏、当归。

二至丸：女贞子、旱莲草。

（二）心理治疗

绝经前后诸证属于女性功能性疾病，对生存质量及生殖健康具有很大影响，应从生物－心理－社会医学模式进行综合治疗。

1. 移情易性法

绝经前后诸证患者性格多易怒易忧，表现为烦躁易怒、多愁善感和抑郁焦虑的心理特点，因此，应多引导鼓励患者参加各种轻松的文体活动，如根据个人兴趣爱好选择如读书、唱歌、散步、听音乐、绘画等富有生活乐趣的活动等，或鼓励患者在公园做一些体育锻炼及有益身体健康的轻松活动，如太极拳等，鼓励患者多与朋友沟通，互相倾诉，调畅情绪，通过多种方式分散患者对疾病的注意力，忘记异物感的存在。

2. 宣泄疗法

采用宣泄疗法，引导其述说详细与症状相关的诱发性生活事件内容，尽情发泄对此的感受和体验，使其释放情绪，缓解困惑及痛苦达到治疗的目的。

3. 放松疗法

通过放松疗，减轻患者的心身功能紊乱症状，降低患者的心理或生理唤醒水平。具体方法包括认知或冥想放松法、腹式呼吸放松法、渐进性肌肉放松法等。即劝导患者思想放松，情绪乐观，行深呼吸，每次 10 分钟，每日两次。但对于难以维持和难以集中注意力者，这种方法效果不好。

4. 言语疏导

详细了解患者深层次的心理问题，倾听患者内心积虑，加以认知治疗方法，消除疑虑。分析引起失眠的原因，针对引起失眠的各种原因进行解释疏导，进行医学知识的讲解及心理保健教育，使失眠患者逐渐理解失眠的原因和性质，树立战胜疾病的信心，消除心理障碍，增强适应能力，重建顺应社会和自身特点的行为模式。

5. 暗示疗法

针对困扰患者诸多躯体症状，采用医疗性暗示疗法，在给予无实际药效药物的同时结合言语暗示进行治疗。向患者讲解脏躁产生的原因及症状与心理因素的关联性，通过言语暗示诱导，使患者对病情有所了解，明白把握和控制自己心理状态的重要性，从而消除不必要的担忧或对病情的恐惧。

（三）针灸治疗

1. 针刺治疗

本病的治疗重在调理肾之阴阳。针刺治疗经断前后诸症具有很好疗效。

选穴：肾俞、三阴交、足三里、关元、中极、百会。

若肾阴虚，加内关、太溪、子宫、照海、阴谷等穴；肾阳虚，加气海、命门、腰阳关、神阙等穴；肾阴阳俱虚，加大椎、气海、中脘、曲池、命门、太溪、神阙等穴；心肾不交、心悸失眠者，加内关、心俞、神门、太溪等穴；肝肾阴虚、肝阳上亢、烦躁易怒、头晕目眩，以及情志不宁等，加太冲、行间、太溪、风池、涌泉、肝俞等穴；脾肾阳虚、面浮肢肿、纳呆、便溏，加气海、脾俞、神阙、中脘等穴。配合加用灸法。均采用补法或平补平泻法，针刺手法不宜过强，留针 30 分钟，每日针 1 次。

2. 耳穴贴压

耳穴贴压可作为经断前后诸症的辅助疗法之一。选穴时用火柴头在耳部相应穴位上按压找到敏感点，用揿针或以胶布粘贴王不留行对准耳穴贴压。临床上耳穴贴压多取双侧内分泌、交感、神门、内生殖器、肾、肝、卵巢、丘脑等穴，可辨证选穴。每日按压所选穴位 2 ～ 3 次（睡前 1 次），逐穴按压 20 分钟，每次按压一侧耳穴，两耳交替使用，隔日更换，3 日为 1 个疗程。

3. 灸法治疗

灸法可作为经断前后诸症的辅助疗法之一。本病可用温和灸、直接灸或隔姜灸，或用温针灸等。一般多选神阙、照海、气海、关元、子宫、百会、内关、三阴交、太冲、足三里、神门、合谷、涌泉、命门、背俞等穴，配以辨证论治。

第十二节　不孕症

一、概述

不孕症是指夫妇同居，有正常性生活，未避孕 1 年以上而未能受孕者。从未有过妊娠者称为原发性不孕症，曾有过妊娠史，以后未避孕又连续 1 年以上而未再妊娠者称为继发性不孕症。

不孕一词在中医古籍中的最早记载见于《易经·九五爻辞》。云："妇三岁不孕。"不孕症一词则首见于《素问·骨空论》。云："督脉者……此生病……其女子不孕。"此段条文不仅提到不孕症病名，而且还最早论述了督脉为病导致不孕的病机理论。在古典医籍中对不孕症还有许多称谓，如《诗经》《山海经》中载有"无子"的病名，《素问》亦有"无子"之称，《脉经》有"年少得此为无子，中年得此为绝产"。

《金匮要略·妇人杂病脉证并治》记载了调经种子的一张名方温经汤。《神农本草经》在紫石英条下记载有："女子风寒在子宫，绝孕十年无子。"晋·皇甫谧在《针灸甲乙经·妇人杂病》云："女子绝子，衃血在内不下，关元主之。"最早提出血瘀不孕的机理，其中有"绝子"之名，"绝子"即不孕症之别名。隋·《诸病源候论》设有"无子候"，提出了"断绪"病名，明确阐述了不孕症发病的诸多病因，其中月经不调是不孕的主要原因，"阴阳之气不和，经血之行乖候。"为后世治疗不孕以"调经为要"提供了依据。唐·《千金要方·求子》首先提出"凡人无子，当为夫妻具有五劳七伤、虚羸百病所致"，指出不孕的原因与夫妻双方均有关，且因虚导致，并且提出"全不产""断绪"分类。《备急千金要方》中称不孕为"断绪""全不产""不孕绝产"等。宋·《妇人大全良方》内设有"求嗣门"，对不孕症病机的论述基本遵崇巢元方之说。

金元·朱丹溪在《格致余论·受胎论》中首先提出"女涵男"的真假阴阳人不能生育。又在《丹溪心法·子嗣》中指出："若是肥盛妇人，禀受甚厚，恣于酒食之人，经水不调，不能成胎，谓之躯脂满溢，闭塞子宫。"首次提出痰湿可致不孕的机理及治法，对不孕症的研究作出了很大贡献。朱震亨云："求子之道，莫如调经。"明·万全在《广嗣纪要》指出"五不女"和"五不男"不能生育。又在《万氏妇人科·种子章》指出："女子无子，多因经候不调，药饵之辅，尤不可缓。若不调其经候而与之治，徒用力于无用之地。此调经为女子种子紧要也。"提出了调经的重要性。明·张景岳《妇人规·子嗣类》认为，七情内伤是导致不孕的原因，提出不孕症应辨证论治。明·薛立斋在《薛氏医案》中明确提出"妇女之不孕，亦有因六淫七情之邪，有伤冲任"的观点。清《傅青主女科》重视从肝肾治疗不孕症，影响久远。王清任《医林改错》重视活血化瘀法，以少腹逐瘀汤治疗不孕症，有"种子"第一方之称。

现代妇科专家对不孕症论述较多，如罗元凯教授认为，精神因素，如思虑过度、心情紧张，或情绪忧郁，肝气不舒，均可导致气血运行不畅而不孕。哈荔田教授认为，种子当先调经，孕育的生理病理与肝、脾、肾三脏的功能盛衰具有密切关系。韩百灵教授认为，在不孕症的辨证分型中以肝郁型居多，韩老自拟百灵调肝汤以疏通气机，调经种子。

总之，历代医家从病名、病因病机到辨证论治，对不孕症作了大量的临床观察和实践研究，逐渐形成了一系列较为系统完整的理论和切实有效的治疗方案。

二、病因病机

不孕症病位在胞宫、冲任，其病因复杂。《医宗金鉴·妇科心法要诀》云："女子不孕之故，由伤其任、冲也。"《女科要旨·种子》云："妇人无子，皆由内有七情之伤，外有六淫之感，或气血偏盛，阴阳相乘所致。"《石室秘录·子嗣论》提出："女子不能生子有十病……十病为何？一胞胎冷也，一脾胃寒也，一带脉急也，一肝气郁也，一痰气盛也，一相火旺也，一肾水衰也，一督任病也，一膀胱气化不利也，一气血虚而不能摄也。"其病机特点为肾气不足，冲任、子宫的功能失调或脏腑气血失和。肾在妇女的生殖功能方面起着主导作用，而其关键在于肾藏精的功能。本病以本虚标实、虚实夹杂多见。

临床常见的分型有肾虚、肝郁、痰湿、血瘀。

1. 肾虚

先天禀赋不足，或房劳过度，或孕产过多过频，或大惊卒恐，损伤肾气，冲任虚衰，胞脉失于温煦，不能摄精成孕；或伤肾中真阳，命门火衰，不能化气行水，寒湿滞于冲任，湿壅胞脉，不能摄精成孕；或经期摄生不慎，涉水感寒，寒邪伤肾，损及冲任，寒客胞中，不能摄精成孕；或房事不节，耗伤精血，肾阴亏损，以致冲任血少，不能凝精成孕；甚则阴血不足，阴虚内热，热伏冲任，热扰血海，以致不能凝精成孕。南齐褚澄《褚氏遗书·求子论》云："合男子多则沥枯虚人，产乳众则血枯杀人。"

2. 肝郁

"妇人之病，多起于郁，诸郁不离于肝"。暴怒伤肝，情志不畅，或心情紧张，肝失疏泄，气机郁结，气血不调，冲任不能相资，以致不能摄精成孕。《素问·玉机真脏论》曰："百病皆生于气。"《景岳全书·妇人规》指出："产育由于血气，血气由于情怀，情怀不畅则冲任受伤，冲任受伤则胎孕不受。"

3. 痰湿

素体肥胖，或恣食膏粱厚味，痰湿内盛，阻塞气机，冲任失司，躯脂满溢，闭塞胞宫；或忧思伤脾，脾失健运，或饮食不节，痰湿内生，湿浊流注下焦，滞于冲任，湿壅胞脉；或肝气不舒，气机不畅，水湿内停，郁而成痰，痰湿留滞于胞宫，胞脉受阻，都可导致不能摄精成孕。

4. 血瘀

因妇人多忧郁，气机不畅，气滞则血瘀，或经期产后（包括人流术后），调摄不慎，感受寒热邪气，寒凝热灼成瘀，或不禁房事，邪与血结，瘀血阻于胞宫，两精不能结合，以致不孕。

三、诊断

不孕症是一种由多种疾病引起的一个症状，以月经失调或带下异常或腹痛等为主要临床表现的疾病。西医学的排卵功能障碍、子宫内膜异位症、生殖器炎症、免疫因素及某些良性肿瘤等引起的不孕均可参考本病辨治。

诊断依据：

1. 女子结婚后夫妇同居 1 年以上，配偶生殖功能正常，未避孕而不受孕者，称"原发性不孕"。如曾生育或流产后，无避孕而又 1 年以上不再受孕者，称"继发性不孕"。

2. 多有月经不调、带下病、异常胎产史、结核病史或受到情志损伤等。

3. 检查

（1）妇科检查　注意内外生殖器的发育，有无畸形、炎症及肿瘤等。

（2）实验室检查　宫颈黏液涂片检查，阴道细胞学检查，诊断性刮宫，激素测定，性交后试验，抗精子抗体试验。

（3）其他检查　基础体温测定，B 超检查，输卵管通畅试验，CT 检查蝶鞍部排除垂体病变，腹腔镜检查。

四、中医治疗

（一）辨证论治

不孕症的发病主要是肾气不足，冲任、子宫的功能失调或脏腑气血失和。肾藏精，主生殖，肾中之精气旺盛是妇女孕育的本源。肝藏血，主疏泄，肝气条达则血脉流通，肾精肝血相互滋生，血海按时盈溢，月事以时下，乃能摄精受孕，故治疗不孕症有"调经种子"之说。女子不孕不仅与肾主生殖功能密切相关，而且离不开肝的疏泄功能。叶氏提出"女子以肝为先天"，临床上情志因素对于不孕症的发生发展受到历代医家的高度重视，如《竹林寺女科秘传·求嗣上》云："妇人思郁过度，致伤心脾冲任之源，血气日枯，渐至经脉不调，何以成胎？"治疗重视疏肝行气之法。

1. 肾虚型

（1）肾气虚证

证候：婚久不孕，月经不调，经量或多或少，头晕耳鸣，腰酸腿软，精神疲倦，小便清长，舌淡，苔薄，脉沉细，两尺尤甚。

治则：补肾益气，填精益髓。

方药：毓麟珠。

（2）肾阳虚证

证候：婚久不孕，月经后期，量少色淡，甚则闭经，平时白带量多清稀，腰痛如折，腹冷肢寒，性欲淡漠，头晕耳鸣，小便频数或不禁，有时便溏，面色晦暗，舌淡，苔白滑，脉沉细而迟或沉迟无力。

治则：温肾助阳，化湿固精。

方药：温胞饮。

（3）肾阴虚证

证候：婚久不孕，月经错后、量少色淡，或经行先期、量少色红，头晕耳鸣，腰酸腿软，眼花心悸，或五心烦热，咽干口渴，舌红，少苔，脉细或细数。

治则：滋肾养血，调补冲任。

方药：养精种玉汤。

2. 肝郁型

证候：婚后多年不孕，月经愆期、量多少不定、色紫红有块，经前乳房胀痛，胸胁不舒，经行少腹疼痛，精神抑郁，或烦躁易怒，舌红，苔薄，脉弦。

治则：疏肝解郁，理血调经。

方药：开郁种玉汤。

3. 痰湿型

证候：婚久不孕，形体肥胖，月经后期、量少色淡，甚或闭经，带下量多，色白质黏无嗅，头晕心悸，胸闷泛恶，苔白腻，脉滑。

治则：燥湿化痰，理气调经。

方药：苍附导痰汤。

4. 血瘀型

证候：婚后多年不孕，月经后期、量少或多、色紫黑、有血块，经行不畅，甚或漏下不止，小腹疼痛拒按，临经尤甚，舌紫黯，或舌边有瘀点，脉弦或涩。

治则：活血化瘀，温经通络。

方药：少腹逐瘀汤。

（二）心理治疗

有研究表明，不孕妇女存在着不同程度的心理困境，患者性格特点表现为孤僻、焦虑、紧张或忧郁等。另有研究表明，不孕症患者运用药物结合心理治疗效果比单纯药物治疗满意，故治疗不孕症心理疗法不可忽视。

1. 言语疏导法

详细了解患者的心理活动，耐心向患者讲解引起不孕症的原因，针对引起不孕症的各种因素进行耐心讲解，使患者知晓不孕症的病因。对病程较长、失去信心的患者，给予同情和关怀，做好深入细致的思想工作，使患者树立战胜疾病的信心，消除心理障碍，增强适应能力，重建顺应社会和自身特点的行为模式，发挥患者内因在治疗中的作用，从身心两方面的平衡入手，以达到整体治疗的目的。

2. 情志相胜法

情志相胜法是根据中医五行相克理论，利用不同情志之间的相互制约关系，运用一种情志纠正相应所胜的另一种失常情志来治疗心理疾病的方法。旨在通过语言、情景或行为冲击等手段，引发"相胜"的情绪治疗，调整患者全身气机，以达到治病的目的。具体方法有以喜制悲忧法、以悲忧制怒法、以怒制思法、以思制惊恐法、以惊恐制喜法。

（三）针灸治疗

古代医家早已认识到通过针灸可以治疗不孕。《针灸甲乙经·妇人杂病》曰："妇人无子，涌泉主之。""大庙绝子，筑宾主之。""女子不孕……然谷主之。"又云："女子绝子……关元主之。""绝子，灸脐中，令有子。"又《千金要方》载："妇人绝嗣不生灸气门穴，在关元旁三寸各百壮；妇人绝嗣不生，胞门闭塞，灸关元三十壮报之。""任主胞胎"，任脉起于胞中，胞宫、胞脉、胞络等生殖器官位于小腹部，所以治疗本病多选用小腹部任脉腧穴，中极、关元、子宫等。《医心方》记载："治无子法，灸中极穴。"又因足三阴经循行经小腹部，故本症多取足少阴肾经、足厥阴肝经、足太阴脾经腧穴，以及三阴交、涌泉、照海、商丘等。《神应经》载："绝子：商丘、中极。"《医学入门》载："三阴交主，妇人月水不调，久不成孕。"

针灸疗法包括针刺法和灸法两部分。

1. 体针治疗

用于促排卵治疗。于月经干净后5天开始针灸治疗。主要穴位为关元、气海、子宫、归来、中极、大赫、三阴交、足三里、肾俞。肾阳虚者，可加命门穴；肾阴虚，加太溪、照海。其中关元、肾俞、气海、大赫、命门、太溪用补法，其他穴位用平补平泻法。采用1.5～2.0寸毫针，常规针刺，得气后留针30分钟，隔日1次。当出现优势卵泡后，针刺关元、气海、足三里、双侧子宫穴和三阴交穴，反复提插捻转，得气后留针30分钟，每天1次。当出现成熟卵泡后，连电针。选用子宫穴、气海穴、关元穴、双侧三阴交穴及子宫上两寸针刺，有向会阴部放射感。子宫及其上两寸加一组电针，每次30分钟。

发现有排卵征象，穴位选取太冲、足三里、地机、腰阳关、肾俞。上述穴位常规针刺，留针30分钟，每天1次。其中太冲穴行泻法，三阴交、肾俞、足三里、腰阳关、子宫、关元各穴用补法，地机行平补平泻。经期停止针灸。

输卵管炎性不孕选关元、中极、子宫、归来、三阴交、足三里、水道、大赫、阴陵泉、肾俞等穴随症加减治疗。脾胃虚者配中脘；肾虚者配肾俞；气滞血瘀者配血海、肝俞；下焦湿热者配曲骨、次髎。方法：经净 2～3 天后每日 1 次，每次选 2～3 穴，留针 30 分钟，5 分钟行针 1 次。或连电针。

2. 灸法治疗

灸法作为不孕症的疗法之一早有记载。《医学入门》有隔物灸神阙穴，治疗子宫寒冷不孕的记载。

灸治不孕症的方法很多，如温和灸、隔姜灸、温针灸等。一般多选中极、神阙穴为主穴，辨证配以子宫、关元、水道、归来、肾俞、命门、腰阳关、三阴交、足三里、地机、太冲等穴治疗。

3. 耳针治疗

选穴时用火柴头在耳部相应穴位按压找到敏感点，用揿针或以胶布粘贴王不留行对准耳穴贴压。耳穴贴压多取神门、心、肺、脑、下脚端。每次 2～3 穴，捻转中刺激，留针两分钟。

（四）推拿治疗

以推、揉、按三法为主。

取穴：背部选穴以华佗夹脊穴；督脉之百会、身柱、至阳、命门穴；胸部以任脉之膻中、中脘、气海为主；足三里、环跳、三阴交、太冲、涌泉为主。

操作方法：患者取俯卧位，医者用双手掌根部相叠，从肩部开始，按揉华佗夹脊穴，由上而下按推至臀部，反复 4～5 遍。医者用拇指用力点按身柱、至阳、命门 3～4 遍，以感觉舒适为主。然后手掌按揉臀部压环跳、涌泉穴。再让患者仰卧，医者点按膻中，揉捏腹部关元、中极、归来穴 5～6 遍，最后点按足三里、三阴交、太冲穴。以上手法每日或隔日 1 次。

（五）外治法

外治法是中医学中重要的治疗方法，用于不孕症的辅助手段由来已久。外治法包括穴位敷贴法、保留灌肠法、中药离子导入法等。

1. 中药保留灌肠法（肛门导入法）

该法是将药液灌入肛内，通过直肠与生殖器、膀胱的静脉丛彼此相通这一原理，使盆腔血液循环中的药物浓度增加，从而起到消散子宫、胞脉瘀积粘连的作用。

2. 中药外敷法

用中药包蒸敷少腹，或中药粉调糊外敷下腹部。该方法对生殖器炎症、输卵管不通等，具有活血化瘀、清热解毒、软坚消癥之效。敷药时，配合理疗仪，或药物表面置一热水袋，使药物的温度维持在 45～60℃之间。

【本章小结】

心理疾病的临床诊疗应在遵循传统"四诊"及治则治法的基础上，吸纳西医学的先进技术和方法，运用多种手段加以鉴别、诊断，为综合治疗心理疾病奠定基础。中医心理学创造性地研究心理因素在疾病发生、发展及变化过程中所起的作用，并将其理论用于病因、病机、四诊、辨证、治疗和养生等各个环节，与中医各科有着广泛的联系。心理疾病主要表现为心理异常，也可伴有躯体症状而表现为形神俱病。临证中对心理疾病的全面诊断，需了解心理病证判别要点，综合应用中西医学和心理学诊断方法。本章介绍了郁证、不寐、百合病、梅核气、癫狂、脏躁、心悸、胃脘痛、胁痛、闭经、绝经前后诸证、不孕症等常见心理疾病的诊治。

【思考练习题】

1. 郁证的诊断依据是什么？
2. 简述不寐的病因病机。
3. 简述百合病的中医治疗原则。
4. 简述梅核气的病因病机。
5. 简述癫狂的诊断和治疗。
6. 概述闭经的病因病机。
7. 简述不孕症的中医治疗原则。

第六章　中医心理养生与保健 ▷▷▷▷

【学习目标】

1. 掌握中医心理养生的方法。
2. 熟悉中医心理养生的原则。
3. 了解传统文化与中医心理养生思想的关系。

【案例导引】

国医大师邓铁涛的养生之道

国医大师邓铁涛是广东人，生于1916年，享年104岁。邓老非常注重养生。他在101岁时仍耳聪目明，思维清晰，言语流利，步履安稳。邓老成功的养生实践，验证并丰富了中医养生理论。

邓老的养生第一要诀是"养心"。他说，"养生必先养心，养心必先养德"。邓老还认为，自己的长寿康健与自己修养德行而逐步达到心胸豁达、乐观开朗有很大关系。对于调神养心，邓老谈及了七情的调节、修习静心功、练字养心神等方法。

1. 重视七情的调节

邓老不断修炼自己的精神世界，逐步做到心胸豁达，使自己保持内心平静，悠然自得，精神愉悦，情绪稳定的状态。邓老一生较乐观，爱开玩笑，也少动怒。

2. 以动促静，修习静心功

邓老通过静坐、入定、冥想等方法使自己获得内心的安静。另外，练太极拳和八段锦也能使心境平和。

3. 寄寓书法，以练字养心神

邓老喜欢练习书法，最初一遇到强烈的情绪波动时便采用持笔写字的方式让自己安静下来，慢慢地只要提起毛笔，便能很快让心情安定下来。

4. 充足睡眠，调神养心

邓老坚持早睡早起，作息规律，注重睡眠质量。

（**资料来源：**李俊德.国医大师谈养生.北京：学苑出版社，2010.）

思考：为什么养生要先养心？

五千年中国文明史，蕴含着丰富的心理学思想。在长期的生活和实践活动中，形成了"形神统一""天人合一"的中国养生和保健思想，具有明显的整体观特点。深入挖掘中国古代文化中的养生和保健思想，能够使古老的中医学思想发扬光大，从而更有效地指导人们养生，更好地促进国民健康。

第一节　传统文化与中医心理养生思想

一、概述

汉语中的"文化"一词由来已久，西汉刘向所作《说苑》中将"文"和"化"二字化为一词。《指武》篇中说："圣人之治天下也，先文德而后武力。凡武之兴，为不服也；文化不改，然后加诛。"这里所说的文化有明显的与武力、武功相对的含义，是文治与教化。西方国家对 culture 一词的认识与英国人类学家爱德华·泰勒在 1871 年的著作《原始文化》（primitive culture）有关。该书出版以前，culture 来自于有栽培、耕作、练习等含义的拉丁文原型 cultura，因而含有改良土壤、栽培植物、饲养牲畜等含义。16 世纪，引申出思想的耕耘，到了 18 世纪形容人在风度、文学、艺术、科学等方面取得的成绩，与古汉语中的意义接近。

《原始文化》一书中对文化进行了界定。文化乃是包括知识、信仰、道德、艺术、法律、习俗和任何人作为一名社会成员而获得的能力和习惯在内的复杂整体。泰勒的论述带来了全新客观的视角，推动了一门崭新的学科——文化学的产生。西方的学者统计发现，1871～1951 年这 80 年间关于文化的定义竟超过 160 个之多，直到今天仍众说纷纭。为便于理解，本书借鉴了张岱年关于文化的论述：文化即总是作为人类在人本身的自然及外部的自然的基础上、在社会活动中创造并保存的内容之总和而存在，又总是作为一种活生生的创造活动而演化。文化是人类在处理人和世界关系中所采取的精神活动与实践活动的方式及其所创造出来的物质和精神成果的总和，是活动方式与活动结果的统一。

简而言之，凡是超越本能的、人类有意识的作用于自然界和社会的一切活动及其结果都属于文化。人类从摆脱动物本能的束缚到拥有创造智慧决定了文化演进的方向和路径。人类走向文明真正的历史是文化史，而文化的实质是"人化"。创造的过程中，主体是人，客体是自然。文化的结构可以分为物质文化、精神文化、行为文化和制度文化。文化在改造自然的同时也在改造着自身，二者对立统一。

文化作为人化的结果是一个由简至繁、由浅入深不断发展进步的过程。这个过程不断地教化着人类本身，具有强大的凝聚力，同时记录着人类的历史和活动，在人类社会广泛传播，全面地为人类服务。

中国文化是世界文化舞台上一颗耀眼的星。从上古时期到殷商西周、春秋战国、秦汉、魏晋南北朝、隋唐、两宋、辽夏金元直至明清，从时间到空间、从形式到内容，经过复杂的融合演变而形成自身独特的一面。独特的语言文字、宗教哲学、文化典籍、科技工艺等众多内容成就了中华民族，因而常冠以源远流长，博大精深。中国传统文化通常指 1840 年鸦片战争以前而言，此时西方文化尚未对中国文化产生很大影响。

《易经·贲卦·象传》云"观乎天文，以查时变；关乎人文，以化成天下"，指出治国理政要把握自然规律，对于人伦社会规律应因势利导。古语说，"一方水土养一方人"。相对的封闭性、独特的地形地貌以及气候等环境因素促进了中国文化的形成。中国几千年自给自足的自然经济是中国文化生存和发展的主要经济基础，农耕与游牧经济并存，农耕经济是主体。这种独特的地理环境及农耕经济产生了中国传统的政治制度——宗法制度。中国传统文化的形成与发展离不开地理环境、经济基础和社会政治结构。文化一旦形成，又会反过来教化这片沃土上的中华子孙。辩证地审视人类文化的产生基础及对人类的作用有利于深刻理解文化的价值。

二、中国传统文化的内容

中国文化内容丰富，从耳濡目染的语言文字到高雅怡情的文学艺术、从百家争鸣的哲学思想到充满智慧的四大发明、从以善为本的传统美德到不成文的民俗风情无不是文化的内容。本章着重介绍与健康较为密切的中国文化。

（一）哲学

中国传统哲学在中国文化中起着主导性作用，中国传统文学艺术、民俗、宗教、教育、科学都深深地烙上了哲学的印记。中国传统哲学萌芽于殷商之际，至今约有三千年的历史，是中国文化的结晶。《尚书·洪范》中的五行学说、《周易》中的八卦无不透露着哲学思想，不仅包含对宇宙、对人生的看法，还有生存的依据。中国传统哲学极其丰富，其中，以儒家、道家、中国佛学、宋明理学影响最为巨大，即便在当代仍为我们带来丰富的人生智慧。

（二）宗教

提起宗教，有些人会把它与烧香磕头、求神拜佛联系起来。这只是宗教的一些外在表现形式，宗教具有丰富的内涵。生产力水平和认识水平的低下是宗教产生的主要原因。当人类意识到与自身相对立的"神"的存在并希望得到其庇护时，原始的人类文化活动便促成了作为一种意识形态的宗教的产生。原始宗教主要包括自然崇拜、图腾崇拜、生殖崇拜、祖先崇拜和上帝崇拜等。《论语》的"未能事人，焉能事鬼；未知生，焉知死"等儒家思想对国人的影响使得宗教信仰在中西方间有着显著的不同。正如梁启超所说："中国古人迷信宗教之心，素称薄弱。"无论了解东方还是西方俨然宗教是一个重要的内容。

中国史籍上常见的"三教"是指儒教、佛教、道教。鲁迅说："中国文化的根底都在道家……以此读史，有许多问题可迎刃而解。"作为本土文化，道教有着不可取代的位置，它促进了科学、医学、艺术、民俗等文化的演进。佛教作为外来宗教，经与传统文化融合，中国化后对中国哲学、文学、艺术等产生了深远影响。儒教是否为宗教虽存在争议，但其浓厚的宗教色彩，特别是宋明理学可谓是准宗教。儒教的入世精神和人文传统在中国社会文明中占据主导地位。

（三）伦理道德

中国传统伦理道德是中国传统文化的核心。不同的国家和地区虽然价值取向不同，但是伦理道德普遍存在。中华民族则将伦理道德推崇至极。儒家、道家、法家、墨家等思想为我们留下了珍贵的伦理道德资源。与欧洲的社会制度转变不同，中国的氏族血缘关系由原始社会保留下来，形成宗族制度，在家族中非常强调"孝"。伦理道德本位的价值取向深受以儒家为典型代表的影响。孔子的"三达德"、孟子的"三达尊"是伦理道德体系的规范体现。其中，仁、义、礼、智、信合称五常，是基本规范。在众多的传统伦理道德规范中既包含有符合当代价值取向的内容，也含有一些封建的腐朽思想。今天我们总结出诸如仁爱孝悌、诚实守信、精忠报国、克己奉公、勤俭廉政等古代道德文明的精华称之为美德。

（四）教育

传统教育既是文化的重要组成部分，又是文化传承和演进的基础。中国古代教育的丰富内容及形式、教育制度和教育思想一代代传承下来，促进了中华民族的发展和社会的演进，塑造了中华儿女的优良美德。中华民族向来视教育为民族生存和发展的命脉。"伏羲教民以猎""神农教民耕作"的记载反映出神话中的人物都十分重视教育。从创办私学第一人的孔子，到隋朝科举制度的正式形成，再到因材施教、温故知新、言传身教、循序渐进的教育思想，今天仍具有很好的借鉴意义。

（五）文学艺术

中国有着"诗国文海"之称，唐诗流传至今的作品有 5.5 万多首。从有文字记载开始，中国古代文学已有三千多年的历史，其中文学作品在古代典籍中比例最大。中国文学中既有上古神话，又有古代诗歌的两大源头——"风骚"；既有散文《论语》，又有专著《荀子》；既有高雅的唐诗宋词，又有内容丰富的元曲和明清小说，这些几乎成为家喻户晓的经典。中国文学中的理性精神和独有的教化传统与西方截然不同。

中国传统艺术门类繁多，如建筑、雕塑、绘画、书法、音乐、戏曲等。这些门类众多的艺术既有雄壮又有秀美，不仅陶冶了古人的情操，提升了审美情趣，也展现出儒道思想对艺术的影响。中国艺术可以概括为一个"和"字，是天人合一、人与社会和谐、人与人和谐，是中国传统艺术的至高追求。

（六）婚姻习俗

班固《白虎通·嫁娶》云："婚姻者何谓也？昏时行礼，故谓之婚也。妇人因夫而成，故曰姻。"中国历经 5000 多年的变迁，婚姻习俗不但丰富多彩，同样极具自身特色。如走婚、抢婚、指腹婚、报婚、赠赐婚等极具特点的婚姻形态；纳彩、问名、纳吉、纳征、请期、亲迎为"六礼"的婚姻礼制；不顺父母去、无子去、淫去、有恶疾去、口多言去、盗窃去等"七去"；有所娶无所归、余更三年丧、前贫贱后富贵的"三不去"离婚制度；同姓不婚、士庶不婚、居丧不婚等婚姻禁忌。虽然今天看来有些封建糟粕的一面，但其中也不乏可圈可点之处。

（七）丧葬习俗

中国传统丧葬礼仪隆重而繁多，具有鲜明特色。丧指的是哀悼死者的礼仪，葬指的是处置死者遗体的方式。现今丧葬习俗中的超度亡灵、烧纸、撒纸钱都是古老习俗的遗留。《礼记·曲礼下》云："天子死曰崩，诸侯死曰薨，大夫死曰卒，士曰不禄，庶人曰死。"体现出中国古代丧葬制度的复杂、等级分明。中国古代丧葬制度包括埋葬制度、丧礼制度、丧服制度。丧葬形式包括土葬、火葬、水葬、天葬、悬棺葬和裸葬等。

（八）衣食住行

服饰会随着社会生活的变迁而不断变化。纵观我国历史上各朝代的服饰有着明显的差异。而不同区域、不同民族、性别等也有较大差异，往往源于服饰的实用性、观赏性、礼仪性及信仰性。正是由于服饰的功能性，决定了中华民族服饰的丰富与绚丽。

中国的饮食习俗包括日常生活的饮食习惯，如一日三餐；节日礼仪的饮食习惯，如中秋节进食月饼；信仰上的饮食习惯，如生育前后的饮食禁忌。饮食习俗不仅包括饭食和菜肴，还包括饮酒、饮茶等。

中国建筑起源于五千至七千万年前，从穴居到建筑居住，经过历史沉淀，形成了自身独有的特点：以木构架、梁柱式为主要结构；对称平面布局；彩绘雕饰丰富多彩；与环境协调统一。

在出行方面，《史记·夏本纪》记载："陆行乘车，水行乘舟，泥行乘橇，山行乘檋。"可见古人已经在使用出行工具。对于步行也有独特的表述，如两脚曰行、徐行曰步、疾步曰走等，均体现了传统文化中人对行的认知。

（九）传统节日

中国文化植根于东亚大陆的自然地理环境。以农耕为主导的经济基础决定了众多中华传统节日的形成。气候因素对于作物的种植具有极其重要的意义，商代历法将一年定为360天、12个月，并按气候划分二十四节气。生产、生活及信仰活动促使了传统节日的产生。我国传统节日颇多，如除夕、端午、中秋、"鬼节"等。众多的传统节日可分为纪念节日、庆贺节日、农事节日、祭祀节日及社交游乐节日等。

三、中医心理养生思想

中国传统文化彼此之间相互影响，同样对中医学的产生和发展起着重要作用。其中，养生保健思想对中医学、对整个中华儿女的繁衍生息起到了不可磨灭的作用。中医心理养生是中医养生不可或缺的部分，与中医学有着共同的渊源。

（一）哲学与中医心理养生

传统文化中起主导作用的哲学思想促进着中华民族的心身健康，对中医学而言具有重要意义。中医学的指导思想与西医学的还原论不同，这种自然哲学思想指导下的医学注重健康的整体性。虽然中西医显得格格不入，但今天西医学所注重的生物 – 心理 – 社会医学模式恰恰是整体性的表现。在中国传统哲学催生下的宗教不断丰富着中医学，同时也包含着与健康、养生等相关内容。研究中医心理养生必须把握中医学的哲学基础、方法论和思维方法。中医的元气理论、阴阳五行理论均以哲学为基础。其中，阴阳五行是中国哲学方法论的核心内容。

（二）儒、释、道与中医心理养生

1. 道教

道教为本土宗教，基本信仰是"道"。道家思想对《黄帝内经》理论体系有深刻影响，起到不可或缺的作用。道家的"天地之道"与中医学"天人合一"思想一致。庄子"天地与我并生，而万物与我为一"的逍遥境界更是不断发展道家思想，"致虚极，守静笃"更是修道所必备的精神境界。此外，道家思想对《神农本草经》等诸多中医著作以及包括孙思邈在内的众多医家都产生深刻影响。

2. 儒教

《论语·先进》云"未能事人，焉能事鬼"，体现了儒家反对神本论，主张注重现实人生的意义，对鬼神之类问题采取敬而远之的态度，有助于人们认识生死，增强主体意识。阴阳五行学说是中医学的基础理论，正是在儒家摒弃鬼神的基础上，努力完善，发展汇合。"阴平阳秘，精神乃治；阴阳离决，精气乃绝。"（《素问·生气通天论》）可看作是儒家中庸思想运用于中医的体现。此外，儒家丰富"天人合一"思想，在心理养生方面注重天人相应。

3. 佛教

佛家提倡"众生平等""慈悲博爱"等积极的观点促进了对健康真理的追求，并以客观的对策和方法推动博爱。《中华大藏经》涉及医理和医药学的经书约400部，体现了佛教的医学价值。佛教六祖慧能提倡"明心见性"，通过此法领悟佛法要领，获得成就。佛教的"四大皆空"、坐禅、内功修炼、晨起诵经均可在不同层面调节性情，促进心理养生。

（三）伦理道德与中医心理养生

宗法制度基础上形成的中国传统文化是以伦理道德为价值取向，中华民族具有无与伦比的传统美德。长幼尊卑、追求仁道、成德建业、厚德载物是道德至上的价值取向体现，在医患关系上最能体现伦理道德。历代医家均极为重视伦理道德，如扁鹊《难经》的六不治、张仲景的《伤寒杂病论》、孙思邈提及的"大医精诚"均是规范行业的体现。诸如"普同一等，皆如至亲之想"的医患理念、"不失人情"的医患关系充分体现了医德。

（四）文学艺术与中医心理养生

纵观整个中医学史，历代中医大家都有很好的文学修养，不仅源于文学偏重于对人的教育，而且古籍往往也有很好的文学价值，包含大量的历史、文学、人文和社科知识。古代文学作品有许多对人类社会环境和心理状态的描述，以及对人类健康与疾病影响的内容。

书法是极具中国特色、独立于世界艺苑之林的一颗璀璨明珠。自古就有"书为心画""医者意也"的说法。书法家认为，字犹如人，有气血精神，有健康美丑。书法家在不断提升艺术水平的过程中，恰如中医学养生或治疗的过程。纵观历史，书法大家长寿者颇多。当代认为书法对心理养生具有积极意义，如陶铸性情，凝神静气，提高认知能力。

音乐在中国的出现和发展早于欧洲。中国音乐的一个重要标准是"乐而不淫，哀而不伤"。中国传统音乐在演奏中讲究安心定神，心内空无杂念。中医学脉诊与弹琴有异曲同工之妙，诊断由心流出，治法亦由心而得，不容半点杂念，即"治神"。

（五）风俗习惯与中医心理养生

衣食住行，在日常生活中与人类的健康息息相关。很多传统节日在长期的文化积淀和凝聚过程中将衣食住行不断升华，既丰富了精神生活又促进了养生。如立春这一天很多地区有吃春饼的习俗。除包含有迎春之意外，还有实际的保健意义。源于春饼由面粉加工而成，《本草拾遗》记载："小麦面补虚，实人肤体，厚肠胃，强气力。"再如清明节又称踏青节，有些地区有采摘香草、青蒿等习惯，如今青蒿的药用价值已为世人所知。中国的传统节日往往与节气、历日有关，伴随农耕自然经济的长期存在而源远流长。

第二节　中医心理养生的原则

所谓养生是保养生命，即延缓衰老，延长寿命。中医学有丰富的养生保健理论。中医养生主张"养生先养心，调形首调神"，重视心理养生，即个体的心理健康。中医学经典著作中有许多精辟的养生篇章，如《素问·上古天真论》《素问·四气调神大论》等都特别强调调摄精神情志的重要性。

中医心理养生理论是在中医学整体观、辩证观的基础上发展起来的，融合了现代心理学的思想，基本原则是围绕人与环境的和谐统一、身心的和谐统一、内在心理过程的和谐统一和动静的和谐统一，突出体现了天人、形神、神情的内在联系。

一、顺天应人，内外相合

中医学将人与环境看作整体来理解，强调"天人合一"。《素问·宝命全形论》说：

"人以天地之气生,四时之法成。"人类生命源于天地,依赖天地而生存就必然受到天地规律的影响和制约。中医学讲"五脏应五时",认为气候变化与人的脏腑活动密切相关。《素问·六节藏象论》指出:"心者……通于夏气。肺者……通于秋气。肾者……通于冬气。肝者……通于春气。"《黄帝内经》明确提出,人体气血阴阳的变化与昼夜变化是同步的,只有顺应四时阴阳变化规律人才能活到天年。《素问·四气调神大论》明确指出:"阴阳四时者,万物之始终也,死生之本也。逆之则灾害生,从之则苛疾不起,是谓得道。"天人相应是中医心理养生的首要原则。

"天人相应",即人要顺应四季寒暑的变化,适应周围的环境。《灵枢·本神》云:"智者之养生也,必顺四时而适寒暑,和喜怒而安居处,节阴阳而调刚柔,如是则僻邪不至,长生久视。"意思是说,明智之人的养生之法,必定是顺应四季的时令,以适应气候的寒暑变化;不过于喜怒,并能良好地适应周围的环境;节制阴阳的偏胜偏衰,并调和刚柔,使之相济,这样病邪就无从侵袭,人就能延长生命。

所谓"顺天应人,内外相合",除了天人相应之外,还要考虑人体自身。中医学讲辩证,认为人年龄有差,性别有异,体质亦有不同,有阴阳二十五人的说法。《灵枢·寿夭刚柔》说"人之生也,有刚有柔,有弱有强,有短有长,有阴有阳",体质不同,相应的生理和心理特点就不同。中医养生上顺天,下应人,要考虑人独特的体质特征。

与个体而言,体质特征是内,天时地利为外。天有四时,地分八方,人生阴阳,个体总处在特定的自然、社会环境中,心理养生要因时、因地、因人的辨证施养,即为顺天应人,内外相合。

二、形神共养,太上养神

形,指人的身体,包括脏腑、经络、气血、津液、精、骨、肉、筋、脉、髓及其生理活动。神,广义指人的心理,包括思维、意识、情感、记忆等内在的精神活动及其外在表现。形与神,即生理与心理的关系。中医学坚持形神一体观。

中医学认为,形为神之质,神为形之主。形为神提供了物质基础,无形则神无以附;神为形之统帅,无神则形不可活,两者相辅相成、相得益彰。《黄帝内经》有多处提及"形"与"神"的关系。如《灵枢·本神》说:"肝藏血,血舍魂""脾藏营,营舍意""心藏脉,脉舍神",阐明了精、气、营、血、脉是精神的物质基础。基于"形"与"神"关系的认知,中医心理养生提出"形神共养"的基本原则。《素问·上古天真论》说:"形体不敝,精神不散。""故能形与神俱,而尽终其天年,度百岁乃去。"只有形神共养,才能终其天年。

中医学历来重视形神共养,如《素问·上古天真论》中说:"精神内守,病安从来。"嵇康在《养生论》中说:"是以君子知形恃神以立,神须形以存,悟生理之易失,知一过之害生,故修性以养神,安心以全身……使形神相亲,表里俱济也。"《医学心悟》说:"人之有生,唯精与神,精神不敝,四体长春。"中医养生方法很多,但从本质上都归为"养神"与"养形"两种,即所谓"守神全形"和"保形全神"。

在"形神共养"中，中医将"养神"放在首务，认为神明则形安。《艺文类聚·养生》中强调"太上养神，其次养形"。中医学认为，"神"是五脏六腑、五官七窍、四肢百骸的主宰。《灵枢·天年》说"失神者死，得神者生也"，高度概括了神对形体的主宰作用。张景岳《类经·藏象类》也指出："虽神自精气而生，然所以统驭精气而为运用之主者，则又在吾心之神。"中医养生观将调神放在首要位置，通过清神、节欲、畅情、养形等方式调神摄生。从心身角度来看，中医学的养生原则是形神共养，太上养神。

【知识链接】

心理因素对生理健康的影响
——来自现代心理学的证据

研究1：社会支持和癌症患者存活时间的实验

86名已经扩散的乳腺癌患者均接受常规的医学治疗。其中50人为实验组，实验组成员额外参加每周1次的小组支持治疗，共进行1年时间。实验组患者聚在一起，讨论她们患病后遇到的各种问题及应对经验。同时她们还有机会表达自己的恐惧和其他强烈情绪，并得到一个被接受的环境。实验结果显示，参加心理治疗的被试平均存活时间为36.6个月，而控制组只有18.9个月。

研究2：人格特征与疾病关系的研究

Friedman和Rosenman区分了两种行为模式，分别被称为A型人格和B型人格。A型人格的特点是极端好胜，富有攻击性，缺乏耐心，有时间紧迫感和怀有敌意，对生活中的某些核心方面感到不满，极富竞争性，且野心勃勃，通常是一个孤独者。B型人格与A型人格刚好相反，他们少有竞争性、较少敌意等。

研究者找到A型人格和B型人格被试者各83人。调查结果显示，两组在冠心病发病率上有明显差异。A型人格组有28%出现明显的冠心病发病迹象，B型人格组只有4%有明显发病迹象，且3人都不具有典型的B型行为。排除年龄、胆固醇水平、血压或吸烟习惯等因素的影响后，A型人格仍然能够独立地预测是否会患冠心病。

研究3：情绪宣泄的健康收益的研究

72名患有风湿性关节炎的患者，一半被安排到宣泄组，连续4天每天用15分钟向录音机倾诉心灵最深处的感受和身边充满压力的生活事件。控制组将同样多的时间用在中性任务上，描述彩色风景画。3个月后，宣泄组比控制组所持续体验的生理功能不良更少。研究者认为，情绪宣泄可以帮助患者缓解与疾病有关的压力，可以减轻疾病症状。

（**资料来源**：理查德·格里格，菲利普·津巴多.心理学与生活.北京：人民邮电出版社，2003.）

三、神情意欲，相辅相应

在"神情意欲"中，神指的是意识、感知、记忆、思维等，即人的认知过程；情即七情，指人的情绪反应；意通志意，指人的意志行为；欲、欲望指的是人的需要。认知过程、情绪反应、意志行为、需要等构成了人的精神心理世界。在中医学整体观念下，人的内在心理过程只有保持协调一致，才能使心理和生理得到健康发展。

人的认知、情绪、行为、需要等因素相辅相成。

1.需要是人心理行为的根本动力，影响着人的认知、情绪和行为。"欲"表征的就是"想要"，具有驱动力，调动人的行为，指向需要的满足。情绪是需要是否得到满足而产生的。《礼记集解》中说："情虽有七，而喜也、爱也，皆欲之别也。怒也、哀也、惧也，皆恶之别也。故情七而欲恶可以该之，故曰欲恶人之大端也。"《左传·昭公二十五年》云："喜生于好，怒生于恶……好物乐也，恶物哀也。"正因为如此，中医心理养生中素有"节欲"的观点：欲望越多，人越难满足，越容易出现负面情绪，从而影响心身健康。

2.认知能调节人的需求、情绪和行为。中医学讲"心主神明"。心神是人生命活动的最高统帅，人所有的生理和心理活动都统一在心神之下。《荀子》中说："欲虽不可去也，求可节也。"要做到节欲，就要改变意识，也就是改变认知。

3.情绪能影响人的认知、行为；行为也能影响人的认知和情绪。孔颖达在解读《礼记》时说，"情动为志，情志一体"，表达的是情绪对行为的驱动作用。每个人在生活中也能感觉到自己的行为会受到情绪的驱使，如暴怒之下可能会口不择言，或者出手伤人。反过来，行为也会影响人的情绪，如人在运动之后往往会产生愉悦的感受，这就是中医心理养生中有动形怡情方法的原因。从情绪与认知的关系看，人心情好的时候，对人、对事都会持乐观积极的态度；在焦虑、紧张的时候，注意力、记忆力、思维能力都会受到影响。

在"神情意欲，相辅相应"的基本原则下，心理养生中值得考虑的一是神、情、意、欲各个方面都是促进心身健康的途径；二是养生中要注意神、情、意、欲的和谐与均衡。

【知识链接】

解读心理健康

从广义上讲，心理健康是指一种高效而满意的、持续的心理状态。从狭义上讲，心理健康是指人的基本心理过程内容完整、协调一致，即认识、情感、意志、行为、人格完整和协调，能适应社会，与社会保持同步。

著名心理学家马斯洛等人提出了心理健康的10条标准。

1. 有充分的自我安全感。

2. 能充分了解自己，并能恰当估价自己的能力。

3. 生活理想切合实际。

4. 不脱离周围现实环境。

5. 能保持人格的完整与和谐。

6. 善于从经验中学习。

7. 能保持良好的人际关系。

8. 能表达和控制自己的情绪。

9. 在集体允许的前提下，有限地发挥自己的个性。

10. 在社会规范的范围内，适当地满足个人的基本要求。

四、动静结合，以静为主

中医心理养生观是以静为主，静中有动，动静结合。

老子在《道德经》中提出"致虚极，守静笃"，是要人们尽量排除杂念，达到心境宁静的状态。《素问·痹论》提出"静则藏神，躁则消亡"，强调内心的"恬淡虚无"。明代万全在《养生四要》中提出，"人之性常静，心常清则神安，神安则精、神皆安，以此养生则寿"。这些都是中医心理养生中"静"的观点。孙思邈坚守了这一原则，淡泊寡欲，修身养性，寿命逾百，并且"视听不衰，神采甚茂"。

对于心理养生中的"动"，华佗认为，"动摇则谷气得消，血脉流通，病不得生"。同时他创编了"五禽戏"。《后汉书·方术列传·华佗传》中记载："吾有一术，名五禽之戏……体有不快，起作一禽之戏，怡而汗出，因以著粉，身体轻便而欲食。普施行之，年九十余，耳目聪明，齿牙完坚。"所以华佗是"动"的倡导者。张子和、苏东坡等人也赞同这一观点，强调要经常运动。

究竟养生宜"静"还是宜"动"呢？"静"指的是心静，"动"指的是身动，两者并不冲突。"形神共养"，心理养生是"动静结合"，"动以养形，静以养神"。"养生需先养心，太上养神"，所以中医心理养生应遵循动以养形、静以养神、动静结合、以静为主的原则。

第三节　中医心理养生的方法

中医心理养生的方法可以从个体内部的心理层面（神、情、意、欲）、生理层面和外部环境几个方面考虑，具体包括清神、节欲、畅情、动形、养性、顺时。

一、清神

清静养神是指通过保持心神清静，情绪稳定，维持心理平衡，从而达到延年益寿的目的。中医心理养生首贵清静。中医学认为，清静则"生化治""肉腠闭拒"，精、气、神"日充以壮"，人则健康长寿。

（一）清神的内涵

1. 淡泊名利

淡泊名利是指要减少物质欲望，即"见素抱朴，少私寡欲"。卢翰在《蓄德录》中说："遇财货则思争夺，遇功名则思排挤，遇势炎则思趋附，遇睚眦则思报复，遇患难则思推避。"当人过度沉浸在谋求个人欲望之时，就会催生贪念和忧思悲恐等负面情绪，劳心伤神，破坏内心的宁静。要想保持内心的宁静，就要"节欲"。卢翰说："凡欲身之无病，必须先正其心，使心不乱求，心不狂思，不贪嗜欲，不着迷惑，则心无病矣。"明朝高濂在养生专著《遵生八笺》中说："无欲则所行自简，又觉胸中宽平快乐。"无欲则会知足，知足则会常乐。所以清神首先要节欲，淡泊名利，减少物质欲望。

2. 心无旁骛

要寻求心境的空明宁静，即"致虚极，守静笃"。即使"少思寡欲"，人也会有各种各样情绪的波动，要有意识地调节自己的状态，使其保持经常性的宁静空明。

3. 合理用脑

合理用脑即"爱养神明"。大脑是心理的物质基础，不能过用、过耗，当适可而止，宜珍惜。尤其是脑力劳动者、伏案工作者和以电脑为主要工作内容的白领。

（二）清神的方法

中医学讲求的"见素抱朴，少私寡欲""致虚极，守静笃""爱养神明"包含内省、入静、健脑等方法。

1. 内省法

孔子言"吾日三省吾身"，说明人对自己有观察、反省和调节的能力。对于欲望，一方面要承认需要存在的意义，学会顺应人的自然需要，做到"饥而食、渴而饮、昼而兴、夜而寝"，回归本性。另一方面也要认识到过度"私欲"对人体的害处，经常内省，考量自己追求的是否是生命所必需的，自我调节，保持内心的宁静。

2. 入静法

入静法源于气功。气功有很多流派，也有很多方法，各自观点不尽相同。总的来说是调心、调息、调身合而一体的心身锻炼技术。其中以调心最为重要。

入静法的基本方法是自然放松身体，选择合适姿势，调节呼吸，集中意念于一点，对外界刺激的感觉减弱，逐渐消除一切意识对象，进入似醒非醒、似知非知的空明境界。

入静法与许多调摄心神的方法有相似之处，如静坐法、观想法、呼吸放松法、冥想放松法、催眠暗示法等。

3. 健脑法

"爱养神明"的保健方法很多，如鸣天鼓、揉眼角、叩齿、咽津、搓脚等，统称健脑法。

（1）鸣天鼓　将双手劳宫穴放于双耳上，用食指轻轻叩击头部的玉枕、风池、脑户等穴，听到"咚咚"的声响。

（2）揉眼角　两大拇指屈着在两眼大角按揉多次。

（3）叩齿　心静神凝，口轻闭，上下牙齿互相轻轻叩击36次，注意不要用力。

（4）咽津　叩齿后随即闭口咬牙，口内如含物，用双腮和舌做漱口动作，舌抵上腭或满口搅动，鼓漱三十几次，口内多生津液。

（5）搓脚　将两手搓热，在两脚心搓擦几十次至百次。

这些方法宜穿插于读书、办公劳作之中。

二、节欲

节欲守神是指通过节制欲望，藏精守神，从而保持心身安康的方法。中医心理养生提出要"心无妄念""勿得多求"。《遵生八笺》中说："有欲则邪得而入，无欲则邪无自而入。"《素问·上古天真论》说："是以志闲而少欲，心安而不惧，形劳而不倦，气从以顺，各从其欲，皆得所愿。"

中医学讲"欲"，一方面是泛指所有的欲望、追求功名利禄等；一方面专指性欲。对于功名利禄，中医学认为当人过度追求时，就会催生贪念和忧思悲恐等负面情绪，不仅劳心伤神，还会影响健康。如彭祖所说："名利败身，圣人所以去之。"对于性欲，李鹏飞在《三元参赞延寿书》中说："欲想一起，欲火炽然，翕撮三焦精气流溢，并从命门输泻而去，可畏哉！"《素问·上古天真论》说："今时之人不然也，以酒为浆，以妄为常，醉以入房，以欲竭其精……故半百而衰也。"所以中医学认为应该"珍惜精气，节戒色欲"。

欲，按照现代心理学的说法是人的需要，需要的主观诉求就是欲望。每个人都有欲望，如渴了要喝水、饿了要吃饭、困了要睡觉，所以需要是客观存在的。正如荀子所讲，"欲虽不可去可节"，所以并不否认需要存在的合理性。如古人"饥而食，渴而饮"，这是正常生理需要的满足。所谓"节欲"，节制的是人"过度"的欲望。尤其在现代社会中，物质极大丰富，信息极大丰富，人们生活在五彩斑斓的环境中，很容易陷入各种感官的享受之中。在这样的时代背景下保持恬淡自然之心尤为困难。节欲要知足常乐，还要节制性欲。

1. 知足常乐

《黄帝内经》云"圣人者……以恬愉为务，以自得为功"，是指人要保持心情的愉悦，要知足。人知有不足，才去求，所以节制欲望，首先要知足。知足不是不思进取，而是不被欲望所扰、所制，所谓"无欲则刚"。知足要"美其食，任其服，乐其俗，高下不相慕"，不被功名利禄的欲望驱使，不被声色感官的欲望驱使，不被攀比嫉妒之心驱使。如《太上老君养生诀》中说："且夫善养生者，要当先除六害，然后可以保性命，延驻百年。何者是也？一者薄名利，二者禁声色，三者廉货财，四者损滋味，五者除佞妄，六者去妒嫉。去此六者，则修生之道无不成耳。"

2. 节制性欲

对于性欲，中医学提出了七个观点：欲不可绝、欲不可早、欲不可纵、欲不可强、欲不可滥、欲有所忌。性是人类繁衍后代、延续种族的重要手段，所以男婚女嫁是自然现象。但中医学强调不宜房事太早，男子破阳太早伤其精气，女子破阴太早伤其血脉，故中国古代有男子三十而娶、女子二十而嫁的提法。对于房事则要节制，纵欲会导致肾精亏损，危害健康。

三、畅情

畅情怡神是指通过调节情绪，保持良好的心理状态，从而达到健康长寿的方法。中医学认为，人有七情，喜、怒、忧、思、悲、恐、惊，为"人人共有之境"，是正常的心理反应。过度过久的情绪会影响五脏的气机运动，导致疾病的发生。《素问·举痛论》说："百病生于气也，怒则气上，喜则气缓，悲则气消，恐则气下，寒则气收，炅则气泄，惊则气乱，劳则气耗，思则气结。"《灵枢·口问》中说："悲哀愁忧则心动，心动则五脏六腑皆摇。"故中医学认为"喜伤心，怒伤肝，思伤脾，忧伤肺，恐伤肾"。智者之养生，重视情绪的调节，"和喜怒而安居处"。

畅情养生的关键在于调节不良情绪，保持愉快的心境。畅情包括以理畅情法、疏导宣泄法、调气畅情法等。

1. 以理畅情法

人常说"发之于情，止之于理"，说明人能够用理性调节自己的情绪和行为。七情包括喜、怒、忧、思、悲、恐、惊，其中"喜、怒、忧、悲、恐、惊"均为情绪情感过程，只有"思"属认知过程。中医学把认知的"思"归入七情之中，充分显示了认知与情绪情感的密切关系。历史记载林则徐在虎门销烟时发现海关关员参与贩烟，十分气愤，摔碎茶杯。但看到"制怒"两个字后就平静下来，这就是用理性来调节自己的情绪。

以理畅情，首先是以理制情，即明辨事理，通过理性克服情感上的冲动，调节自己的负面情绪。如愤怒，情绪激惹、怒火冲天之时，想一想其不良后果，就可理智地控制自己的过激情绪。再如，产生嫉妒情绪时，理性地问问自己，嫉妒的根源是什么、怎么做才能更理性地战胜嫉妒。以理制情和现在心理学的认知情绪调节方法有共同之处，都是通过改变自己的想法从而达到调节情绪和行为的目的。认知理论认为，人们通常将情绪产生的原因归结于所发生的事件，事实上并不如此。个体对所发生事件的认知理解才是产生情绪的根本原因。比如对于失恋这一事件，如果个体觉得失恋表征着有机会再开始新的感情，就会对未来充满期待。如果个体觉得失去了生命中最重要的东西，以后再也不会拥有，就会痛苦甚至绝望。通过改变对事件的看法，从而改变由事件所产生的情绪体验，进而达到情绪调节的目的。

以理畅情还可用提醒法，即利用积极的心理暗示调节情绪。如对于愤怒，可以在自己的床头或案头写上"制怒""息怒""遇事戒怒"等警言，以此作为自己的生活信条，随时提醒自己往往可收到良好的效果。

2. 疏导宣泄法

把积聚、抑郁在心中的不良情绪，通过适当的方式宣达、发泄出去，以尽快恢复心理平衡，称疏泄法。该方法可把积聚在内的不良情绪发泄出去，如愤懑压抑时大声喊叫、唱歌、跑步；悲伤难过时大哭，以把内心的积郁发泄出去。也可以向朋友、亲友等倾诉，把心里的郁闷表达出来。

在众多的疏导宣泄方式中，最提倡的是运动。运动不仅能够有效把不良情绪发散出去，调节机体平衡，还能转移注意力，促进令人愉悦的物质产生，增强生命活力。当情绪压抑、烦躁、愤懑、焦虑时，打打球、爬爬山、打太极等，可使形神舒畅，松静自然，心神安合。

3. 调气畅情法

调气畅情法又叫五官制怒法，根据五脏通于五官的原理，"鼻者，肺之官也；目者，肝之官也；口唇者，脾之官也；舌者，心之官也；耳者，肾之官也"（《灵枢·五阅五使》）。通过对上窍五官的调节活动，达到疏通调理气机、制服怒气的目的。

一周舌搅再说话——缓心气。

当觉得要发脾气，怒气上冲，骂言将要涌出的时候，先将舌尖在口腔中做几次圆周搅舌运动，发怒的语言就不会立即冲口而出了。中医学认为，心开窍于舌，怒则肝气升，心火急，通过搅舌调理，可缓和心气。

二按眼角火不冒——疏肝气。

怒目相视、目睛瞪圆、青筋怒张、两眼冒火是发怒最常见的表现。怒伤肝，肝气通于目，若此时轻按眼角则肝气可缓，肝火可消。做法是大拇指与食指分别轻按大、小眼角，左手按左眼，右手按右眼，连续 5 ～ 10 次，可疏肝导气，肝气舒缓，则怒气渐消。

三拉耳朵上中下——平肾气。

发怒时气血搏击，血热上涌，面红耳赤。此时可用手上、中、下三个方向拉耳郭。先用食指和拇指将耳上部向下压、揉，再将耳中部向耳孔方向压、揉，最后将下耳垂向上提，封住耳孔。如此反复 3 ～ 5 次。因为肾开窍于耳，耳郭的推拿按摩可以使肾气平和。耳朵是五官中最突出、所占面积最大的一官，所以拉动耳郭消怒气的作用最为明显。

四理鼻梁气呼出——通肺气。

用手的食指和拇指顺鼻梁两侧，由上方徐徐向下滑，尽量呼出心中的怒气，反复 5 ～ 10 次，以通肺气。肺开窍于鼻，这样可使肺气开宣，怒气则如釜底抽薪，自然消除。

五捂口唇生理智——消脾气。

用左手或右手手掌捂住口，向左右横抹、抚摩，反复 10 次。脾气开窍于口唇，该动作有助于益脾。在横向左右抚摩中，有了一定冷静思考的时间，有助于以理制怒。

四、动形

动形怡神是指通过强身健体，从而调摄精神，保持健康的心理养生方法。中医学认为，"形神一体"，养生强调"形神共养"，即所谓静以养神，动以养形。

中医学认为，"形"属阴主静，提倡动以养形。《吕氏春秋·尽数》中说："流水不腐，户枢不蠹，动也。形气亦然，形不动则精不流，精不流则气郁。"动形以防精气郁滞。运动还可以增强脾胃功能，有助于气血的化生。除了养形，运动还可以怡情。现代心理学认为，运动可以刺激体内内啡肽的分泌。内啡肽是让人快乐的物质，所以运动可以让人变得快乐，是调节情绪的重要方式。

中医"动形"养生的方式有很多种，如踢毽子、荡秋千、放风筝、跳绳、赛龙舟等民间锻炼方法，以及太极拳、五禽戏、八段锦等锻炼方法。

1. 太极拳

太极拳是以太极、阴阳辩证理念为核心思想，集颐养性情、强身健体、技击对抗等为一体的运动形式。

太极拳将意识、呼吸与动作紧密结合在一起，重意念，讲究精神专注，敛神于内；调气机，讲究呼吸与动作协调；动形体，讲究以意领气，以气运身。

太极拳流派众多，如陈式、杨式、孙式、吴式、武式等，但基本上都是以"掤、捋、挤、按、采、挒、肘、靠、进、退、顾、盼、定"劲法为基本方法，动作讲究徐缓舒畅，动作与呼吸相配，练拳时注重意气运动，以心行气。由于太极拳将意、气、形结合在一起，使人身的精神、气血、脏腑、筋骨均得到濡养和锻炼，达到"阴平阳秘"的平衡状态，所以能起到有病治病、无病健身的作用，使人健康长寿。

2. 五禽戏

五禽戏又称"五禽操""五禽气功""百步汗戏"等，是模仿五种禽兽的动作和神气的锻炼方法，包括虎戏、鹿戏、熊戏、猿戏和鸟戏。练习五禽戏时要全身放松，呼吸均匀，专注意守，动作自然。

虎戏模仿虎扑动的前肢动作，可醒脑提神，强腰壮骨。鹿戏模仿鹿伸转头颈的动作，可明目聪耳，舒筋通络。熊戏模仿熊伏倒站起的动作，可健胃助消，灵活关节。猿戏模仿猿脚尖纵跳的动作，可健脑畅情，强健心肺。鸟戏模仿鸟展翅飞翔的动作，可宣肺理气，怡情减压。

中医学认为，模仿这五种动物的动作，不仅能锻炼四肢的筋骨，还能使五脏六腑得到全方位的运动。现代心理学研究认为，五禽戏有利于舒缓压力，愉悦情绪，提升心理健康水平。如曲桂兰的研究表明，老人练五禽戏四个月后，社会适应、人际关系和情绪都得到了明显提升。也有研究表明，中老年女性习练五禽戏三个月后，正向情绪明显增强，负向情绪明显缓解，心理健康评分显著提高。

3. 八段锦

八段锦是由八种不同动作组成的健身术。八段锦是民间广泛流传的养生健身术，南宋已有《八段锦》专著，后来医家、学者也对其有丰富和改进。八段锦分立功、坐功两部分。

坐式八段锦动作幅度不大，包括叩齿集神、摇天柱、舌搅漱咽、单关辘轳、摩肾堂、双关辘轳、托天按顶、钩攀八个部分，对大脑、颈、肩、腰等部位的保健效果尤为突出，非常适合长期伏案劳作的脑力工作者和中老年人习练。

立式八段锦为徒手定步功法，八式口诀为双手托天理三焦，左右开弓似射雕；调理脾胃须单举，摇头摆尾去心火；五劳七伤往后瞧，两手盘足固肾腰；攒拳怒目增气力，背后七颠百病消。立式八段锦能改善神经体液，调节功能，促进血液循环，对腹腔脏器有柔和的按摩作用，对神经系统、心血管系统、消化系统、呼吸系统及运动器官都有良好的调节作用。

需要强调的是，中医学讲动以养形，原则是要适度适量，贵在持之以恒。

【知识链接】

太极拳对心理和生理影响的实证研究

研究 1

陈庆合等人以 480 名太极拳练习者（大学生 400 人，教师 80 人）为被试者，每天坚持练拳两小时以上。结果所有练习者均有心情愉快的感受；所有学生和 95% 以上的教师有改善睡眠、调节情绪等良好感觉，所有教师和 97.3% 的学生有消除紧张、遇事沉稳等的良好感觉；95.2% 以上的练习者都感到可以缓解生活和工作压力；95.6% 的练习者认为可以改善人际关系。

［资料来源：陈庆合，李曙刚，郑永成，等.太极拳改善训练者心理健康状态的作用.中国临床康复，2006（43）：40-42.］

研究 2

姬瑞敏以 24 名中年女子为观察对象，使用脑电仪、遥测心率表和心理问卷评价受试者在练习二十四式太极拳前后的脑电波、心率和情绪变化。结果表明，练习后被试者 α 波相对功率显著增高，θ 波相对功率显著下降，积极情绪得分水平提高，消极情绪得分降低。脑电和心理评估均显示，二十四式太极拳运动可使被试的身心处于一种放松状态，使情绪状态得到改善。

［资料来源：姬瑞敏.24 式太极拳运动对中年女子练习者的脑电波以及情绪变化的影响.成都体育学院学报，2018（6）：121-126.］

研究 3

寿晓玲等人以 208 例 1 级高血压患者为被试者。研究组和对照组均给予一般日常生活方式干预，研究组进行了 3 个月的二十四式简化太极拳运动锻炼。与对照组相比，研究组的收缩压和舒张压均显著下降，焦虑和抑郁情况也得到显著改善。

［资料来源：寿晓玲，王磊，朱利月，等.太极拳运动对在职高血压患者情绪及心率变异性的影响.中国现代医生，2018（29）：95-99.］

五、养性

养性怡神是指通过提升品性德行，从而达到内心和谐、促进健康的养生方法。中国传统文化历来重视品德修养，认为良好的道德品质有利于长寿。孔子曾说过"仁者寿"，庄子也说过"德全者形全"。孙思邈在《备急千金要方》中说："夫养性者，欲所习以成性，性自为善，不习无不利，性即自善，内外百病，皆悉不生，祸乱灾害亦无由作，此养生之大经也。"现代有关"社会关系与死亡率"的研究发现，一个乐于助人并与他人相处融洽者的预期寿命明显要长，相反心怀恶意、损人利己、与他人相处不融洽的人，死亡率比正常人高出 1.5 ～ 2 倍。

提升品性德行主要包括两个方面：一是塑造乐观、豁达、善良的性格特征；二是加强个人修养，树立高尚的人生观、价值观。拥有善良豁达的性格，能够更好地与人相处，内心较少冲突，心态就平和；树立高尚的人生观、价值观会表现出有更高的人生追求，不会局限于个人私欲的得失，容易保持内心平衡。养性的方法包括立德、慎行和熏陶三个方面。

1. 立德，树立正确的人生观、价值观

立德解决的是观念和态度的问题。只有树立正确的观念，才能表现出相应的言行。如孙思邈以"大医精诚"为题，提出了医生的行为准则："凡大医治病，必当安神定志，无欲无求，先发大慈恻隐之心"。他一生都按照自己提出的准则行事，具有高尚的医德。国医大师邓铁涛尤其看重勤修德行，他认为，"大德者，必得其寿"，在工作中常怀仁爱之心，关爱患者，百岁时仍耳聪目明，身康体健。所以"养性"首先要"立德"。

2. 慎行，管理自己的行为

这是塑造性格的过程。现代心理学认为，性格是稳定的态度和习惯的行为方式。立德解决的是态度问题，慎行解决的是习惯行为问题。古人讲"勿以善小而不为，勿以恶小而为之"，慎行就是要从一点一滴做起，慢慢地形成习惯，好的品性德行就养成了。

3. 熏陶，用艺术提升个人修养

中国有"礼乐"制度，把礼和乐放在一起，是因为古人认为音乐可以陶冶人的性情，礼仪可以约束人的行为，让个人和社会变得更美好，现代人也有"学音乐的小孩不会太坏"的说法。"乐"只是艺术形式的一种，儒家有琴、棋、书、画"四雅"之说。中医学认为，调琴瑟，可以闲素心；对棋弈，可以增智慧；练书法，可以修情操；舞丹青，可以通精神。我国长寿的名医大多有高雅的兴趣爱好，如梁代的陶弘景高寿 94 岁，善琴棋，爱好书法；明代名医龚延贤享年 92 岁，他认为"诗书悦心，山林逸兴，可以延年"。艺术是提升个人修养、修身养性的有效方法。

【知识链接】

《黄帝内经》的音乐疗法思想

《黄帝内经》中的音乐养生观继承并发展了《黄帝内经》中"不治已病治未病"的养生理论。"治未病"医学理论的提出经历了一段漫长的历史时期，"治未病"的初始实践活动可追溯到远古时代。在原始社会的早期，人类为了生存，要从事生产劳动和社会活动，在长期的生活实践中，逐渐对身体伤病有了认识，并开创了原始的医疗方法。通过对伤病经验的积累，古人逐渐产生了预防疾病的思想，这些思想正是"治未病"思想的萌芽。《黄帝内经》音乐养生理论强调尊重生命，即为养生，集中体现在养形和养神两大类。人是形神的统一体，"形"是"神"得以体现的载体，"神"是"形"得以存在的升华，因此赋予"形""神"存在的意义。《黄帝内经》中的音乐养生思想改变了人们对养生的传统认知，开启了养生理论的新领域，通过不同形式的音乐，使形神合一，进而身心统一。

[**资料来源**：关晓光，王丹，刘艳英，等.《黄帝内经》中音乐治疗和音乐养生思想初探.中医药管理杂志，2017（7）：47-48.]

六、顺时

顺时养生即根据春夏秋冬四季阴阳的消长、寒暑的变化、物候的转移来调节自身的心理状态与行为，使之与自然协调，保持健康。顺时养生包括顺应四时调摄和昼夜晨昏调养两部分。

（一）顺应四时调摄

随着阴阳的交替变化，四季呈现出春暖、夏热、秋凉、冬寒的规律，相应万物生长为春生、夏长、秋收、冬藏的周期节律，人的情志活动要顺应春生夏长、秋收冬藏的规律。春夏两季是人体阳气生长上升之时，故应以调养阳气为主。秋冬两季是人体阳气收敛、阴精潜藏的时候，故应以保养阴精为主。四时调摄的基本原则是"春夏养阳，秋冬养阴"。

从情绪和行为调节两个方面来看，四时调摄的具体途径包括顺时起居、顺时调情、顺时着装、顺时饮食等方法。

1. 顺时起居

春季当夜卧早起，助阳升发。春季，人体的阳气趋于表，肌表气血供应增多身体容易困倦，素有"春困"之说。人体的阳气从子时升发，正午达到高峰，所以睡懒觉不利于阳气升发，人应早起，披发宽衣，舒展形体，融入自然，以助阳气升发。

夏季当夜卧早起，避暑护气。夏季阳盛阴衰，昼长夜短，人的气血完成了升发，宣泄到体表，人就会感觉兴奋。人应早起，充分接受阳光，增加户外活动，使亢盛的阳气得以疏泄。

秋季当早卧早起，收敛神气。秋季阳气由疏泄转向收敛，人应减少活动，早睡以顺应肺之肃降，早起以利阳气之收。

冬季当早卧晚起，固护阳气。冬季阴盛阳衰，万物皆处在闭藏状态。人也应早睡晚起，减少活动，养精蓄锐，以利阳气潜藏，阴精积蓄。

2. 顺时调情

春属木，与肝相应，在志为怒，喜条达而恶抑郁。春季情志养生要心胸开阔，情绪舒畅，切忌忧郁、暴怒、压抑等情绪。

夏属火，与心相应，尤其要注重情志养生。夏季要振奋精神，乐观向上，积极进取，勇于追求，切忌懈怠厌倦、恼怒忧郁。

秋属金，与肺相应，在志为忧，悲忧易伤肺。秋季宜喜勿忧，要培养乐观情绪，保持心神安宁，切忌忧郁、烦躁等情绪。

冬属水，与肾相应，在志为恐。冬季情志养生应束缚需求，深藏欲望，知足常乐，保守内向，切忌性格张扬、情绪激动、活泼好动。

3. 顺时着装

中医学顺时着装的原则是春捂秋冻，顺应自然。春天阳气初生而未盛，阴气始减而未衰，故春时人体肌表虽因气候转暖而开始疏泄，但抗寒能力相对较差，为防春寒必须注意保暖御寒，此为春捂。秋天阴气初生而未盛，阳气始减而未衰，人体肌表处于疏泄与致密的交替状态，不适合添衣过多，此为秋冻。

4. 顺时饮食

为扶助阳气，春季宜适当服用辛温升散的食品，如麦、枣、花生、葱、香菜等，少食生冷黏腻及酸收之物。

夏季饮食宜清爽，不宜肥甘厚味，可补酸咸。酸味可以固表，咸味可以助心。夏季饮食不宜过寒。夏季可以饮用西瓜绿豆汤、乌梅小豆汤，但不宜冰镇。

秋季应滋阴润燥，少食辛辣，可以服滋阴、润肺、益气中药，如西洋参、沙参、人参、川贝母、百合、杏仁等，适当食用芝麻、糯米、粳米、蜂蜜、枇杷、菠萝、乳品等柔润食物，以益胃生津。

冬季饮食应遵循"秋冬养阴""无扰乎阳"的原则，滋阴潜阳，食热少盐。冬季宜食谷类、羊肉、鳖、龟、木耳等食品。

（二）昼夜晨昏调养

年有四季，日亦有四时。《灵枢·顺气一日分为四时》说："以一日分为四时，朝则为春，日中为夏，日入为秋，夜半为东。朝则人气始生……日中人气长……夕则人气使衰……夜半人气入脏。"随着阴阳的交替变化，一日之中也呈现出类似四季的变化，早上为春，中午为夏，太阳落山为秋，半夜为冬。一日四时中，人体气机的升降沉浮类似于一年四季的变化，人的情志也随着一日四时而变化，因而心理养生也应顺应这种时间节律，即昼夜晨昏调养。

人在一日之中应顺应时间节律安排自己的学习和生活，使情志状态、生活起居与人体协调一致。在情志上，清晨精神始生，应振奋情绪；中午人气长，应保持饱满的精神状态；傍晚身心渐疲乏，情志活动不宜过分激烈；夜间困倦思眠，勿使精神兴奋。在行为上，清晨至日中阳气升而盛，应顺之而养阳，适当进行户外活动，吐故纳新，导引肢体，舒展筋骨，使气血调畅，助力阳气升发；日暮至夜半，阳敛而藏，人当少做劳事，无扰筋骨，保证充足的睡眠，以固护精血而养阴。

国医大师邓铁涛先生在天气晴朗、阳光充足的午间到楼下小区慢慢散步，走到微微出汗、浑身温暖舒坦才回家。他把这种养生方法叫"午间散步采阳法"，这就是依据一日的四时节律而进行的昼夜晨昏调养法。

【本章小结】

中国有着悠久的文化历史，包含哲学、宗教、伦理道德、教育、文化艺术、习俗等。这些超越本能的人类有意识的作用于自然界和人类社会的一切都是文化，其中饱含着丰富的心理学思想。

中医心理养生思想是中医学的重要组成部分，与当代西医学的整体观思想同步，注重整体健康。中医心理养生的原则包括顺天应人，内外相合；形神共养，太上养神；神情意欲，相辅相成；动静结合，以静为主。

中医学心理养生方法种类丰富，如清神、节欲、畅情、动形、养性、顺时等。养生方法与传统文化相照应，符合我国国情，便于实施，但对于中医心理学思想的研究与应用仍需不断挖掘完善，使东西方融会贯通。

【思考练习题】

1. 中医心理养生的主要原则是什么？
2. 常用的中医心理养生方法有哪些？
3. 简述传统文化与中医心理养生思想的关系。

第七章 中医心理学现代研究 ▷▷▷

【学习目标】

1. 掌握中医心理学研究的特点和分类、中医心理学文献研究的内容与意义。

2. 熟悉中医心理学文献研究、临床研究和实验研究的现状。

3. 了解科学研究、文献研究、实验研究的特点。

心理学是研究心理现象的学科，由于人的心理现象的复杂性，心理学也兼具自然科学与人文社会科学的特征，因而其研究方法也随之呈现多样性。心理学强调自身的科学性质，非常关注研究方法的科学性。中医心理学作为一门交叉学科，兼具中医学与心理学的特征，其研究也有自身的独特性。在积极吸收现代科学研究方法与手段的同时，如何建立适合自身的研究观与方法系统，是一个需要不断思考的重要课题。本章对目前中医心理学常用的研究方法及研究现状加以介绍，以期对未来中医心理学的发展有所助益。

第一节 概述

一、科学研究的特征

科学研究是对研究对象之间关系的命题所进行的有系统、有控制的实际研究，科学研究区别于常识或日常经验，具有自己的特征。

（一）系统性

科学研究是对研究对象的各种有关命题所进行的系统研究。心理学研究也是一种系统研究，通常包括 5 个步骤。

1. 选择课题和提出假设

在系统查阅文献或做实际调查的基础上选择有价值的课题，并根据已有的科学知识体系对问题的解决提出假设。

2. 设计研究方案

根据已有的科学方法探讨一种可以证实假设的方案，包括要决定如何去测定假设中涉及的现象，选择什么样的被试作为研究对象，如何控制或排除无关因素的干扰，研究实施的时间安排、物质条件等。

3. 收集资料

根据研究方案，借助适当的工具和方法，系统地观察和记录资料。

4. 整理和分析资料

对原始资料进行整理和分类，使之系统化和简约化。在资料分析过程中还需要利用统计手段，对数据进行系统的数学分析，以对数据进行有效的描述并对数据的意义进行推断。

5. 解释结果及检验假设

将研究结果与已知的事实或理论知识联系起来进行系统的解释，以说明研究结果对研究假设的证实情况，使研究结果成为科学知识系统的新内容。

（二）可验证性

科学研究是开放的，无论方法、过程与结果都应该是公开的，时刻准备接受批判和检验，以保证其科学性。

1.科学研究的过程和结果都是可以重复的，即不同研究者运用同样或类似的程序和方法可以得出一样的结论。这也是判断一项研究是否为科学研究的一个重要前提。

2.科学研究的结果是可证实或证伪的。任何科学研究都不是完备的，任何科学理论都不是终极真理。因此，科学研究的结果总是在一定条件下被证实，一旦超出这一条件就会被证伪。

二、科学研究的目标

人们运用科学方法进行研究的目标有 4 个：描述、解释、预测和应用。

1. 描述
描述是对研究对象的状况与特征进行描述与说明。

2. 解释
解释是对研究对象的活动过程与特点作出解释，分析事物间的因果关系。科学家根据三个条件来判断是否可以做出因果推论，即共变关系、时序关系、排除其他可能原因。

3. 预测
预测是根据描述与解释的结果，预测在采取某种措施或创设一定条件以后，对象状况可能发生的变化，或者依据现有的测量指标，预测一定时间间隔以后对象的发展。

4. 应用
应用是指科学研究所获取的知识可以应用到现实生活中，如帮助人们摆脱心理障碍的困扰、减少暴力和攻击行为等。

三、中医心理学研究的特点

中医心理学研究是现代医学与心理学研究的重要组成部分，目的是通过对中医心理学理论和实践经验进行系统研究，促进医学与心理学的发展，为人类健康作出新的贡献。因此，研究中医心理学是十分有意义的。中医心理学研究虽然属于科学研究，却有着与一般科学研究乃至医学研究不同的地方。中医心理学具有以下特点。

（一）持心身一体观

"形者神之体，神者形之用；无神则形不可活，无形则神无以生"（《类经》）。这里的"形"指形体包括脏腑经络、气血津液等；"神"指生命功能，包括精神活动和脏腑生理功能。中医学认为，人是形神相偕的统一体，神不能脱离形体而超然物外，形没有神的依附就徒存躯壳而已。

形神合一观是中医学的生命观，中医心理学是参照现代心理学，为了方便研究而分离出来的学科。在本质上，中医心理学持心身一体观，不认为存在脱离心的身，也不认为存在脱离身的心，进行中医心理学研究时，必须坚持中医学的整体观念，以此认识生命、健康和疾病的本质。

（二）以传统中医理论与经验为重要研究起点

中医学是医学的重要组成部分，研究的主要对象是人体及其生理病理变化规律和对疾病的防治措施。心理学以人的心理与行为为研究对象，中医心理学作为中医学与心理学的交叉学科，研究对象自然也是二者共有的。但是中医心理学研究的重要研究起点是中医学理论本身和几千年积累起来的丰富经验。

中医学与其他学科不同，它的核心概念——脏腑、气血、阴阳等多是从古代哲学中移植而来。概念的分化程度较低，信息十分丰富，定义不够清楚明确，这给研究工作带来一定的困扰。中医学理论的另一特殊之处是对人体生理病理现象有着一系列独到的观察和发现，在治疗与干预方面积累了丰富的经验，提出了不少重要的命题。但是这些发现往往无法用现代科学语言进行解释，在纳入现代科学研究的过程中存在很大的困难。因此，中医心理学一个很重要的任务是将古代语言所提出的理论和概念用现代科学语言表达出来。

（三）研究具有复杂性

中医学被认为是一种复杂性科学。其复杂性首先体现在研究的客体（对象）方面。医学与心理学的研究对象是人，而中医学又将人及与人有关的一切视为一个有机整体，研究对象非常庞大和复杂，既包括健康及患病的人群和个体、自然环境和社会环境与个体的交互作用、个体的不同层次之间的互动，又包括治疗过程中人体、致病因素与治疗措施之间复杂的相互作用机制等。其次表现在研究过程中传统医学语言与现代科学语言的冲突上。由于中医学产生于古代，其概念大多带有自然哲学的特性，与现代科学概念一时难以沟通，虽在同一研究领域却缺乏共同语言。同时，由于科学研究的需要又必须引进现代科学手段，而手段的引进必然带来相应的科学概念的渗透，这就导致研究人员在研究活动中必须同时用两套概念提出问题、思考问题和回答问题，使科学研究具有很大的复杂性。中医心理学研究也同样如此，加之现代心理学本身的发展尚存在不足，也给中医心理学研究带来了困惑。

（四）继承性与创新性相结合

由于当代教育主要是用现代语言进行的现代科学教育，与用古代语言书写的中医典籍所记载的中医学知识体系毫无所涉，导致即使是中国人在理解中医学知识上也存在一定的困难。因此，中医学的继承工作仅靠科学教育是难以完成的，发掘、整理、继承其或抢救中医药学遗产已成为一项十分重要的科研活动。

继承性研究的内容包括对传统医药理论的整理，如概念的规范化和理论的系统化；临床治疗经验的继承；单验方的收集整理；古医籍的整理和对医史人物及其学说的研究等。科学的本质在于不断创新和发展，要实现中医心理学的自我更新和发展，创新性研究是十分必要的，如用现代科学和心理学的技术与方法对中医学理论和经验进行验证和解说、建立新概念和新假说、对传统的方法进行改进和提高等。

（五）研究方法的综合性和跨学科性

由于研究客体的复杂性，仅仅依靠一两种方法是无法满足中医心理学研究发展需要的，必须采用多种科学的方法进行研究。

1. 传统方法

传统方法包括传统中医理论和诊疗技术、直观观察法、自然哲学式的思维及文献整理等。

2. 现代自然科学方法

现代自然科学方法包括生物学理论与方法、物理学理论与方法、化学理论与方法，以及其他一些新的科技方法。

3. 现代社会科学方法

现代社会科学方法包括心理学方法、社会学方法、史学方法等。

4. 现代科技综合方法

现代科技综合方法包括系统论、控制论、信息论方法等。

四、中医心理学研究的分类

根据研究对象和研究方法的不同，中医心理学研究大致可分为理论研究、临床研究和实验研究三大类。

（一）理论研究

中医心理学的理论研究是采用文献学、观察、调查以及计算机等研究手段，对中医心理学的历史、文献、情报及固有理论进行分析论证，补充完善，其特征表现为研究结论带有指导意义的理性阐述。根据研究内容的不同，中医理论研究可分为医史研究、文献研究、情报研究和传统理论研究等方面。

（二）临床研究

中医心理学的临床研究是采用多种传统与现代的研究手段，从中医理论出发，研究心理健康的维护、心理疾病、心身疾病的发病机制及有效的干预措施，并根据规律创新中医药防病治病的医疗技术。其中心环节在于研究疾病的病理变化和提高疗效。

（三）实验研究

中医心理学的实验研究是利用科学仪器设备，人为地控制或模拟人体的生理现象和疾病过程，在一定条件下排除干扰，突出主要实验因素，观察、研究机体的生理病理现象，继而论证、发展中医心理学理论的过程。

第二节　中医心理学文献研究

一、概述

（一）文献与文献研究的概念

文献研究是中医学重要的研究方法，对于中医心理学来说也同样如此。文献是记录有知识的一切载体。文献含有三大要素：记录有知识、依附于一定的载体、有一定的记录手段或方式。此定义内涵颇广，除书籍、期刊等出版物外，凡载有文字的甲骨、金石、简帛、卷轴、拓本、图谱、照片、缩微胶片、光盘，电子书、数据库等均属于文献。利用文献资料进行研究的方式称为文献研究，又称间接研究。它包括历史文献的考据、社会历史发展过程的比较、统计资料文献的整理与分析、理论文献的阐释以及对文字资料中的信息内容进行数量化分析等。

（二）文献的作用

文献既是人类文明发展和进步的象征，也是人类文明发展和进步的成果。

1. 文献是人们获取、传承知识的主要媒介

人类认识社会与自然界的各种知识的积累、总结、贮存与提高，主要是通过文献的记录、整理、传播与研究实现的。文献能使人类的知识突破时间、空间的局限而传之久远。

2. 文献与人类社会相互依存，共同发展

文献记述的内容反映了人们在一定社会历史阶段的知识水平，同时文献的存在形式（诸如记录手段、书写材料、构成形态与传播方式等）又受当时社会科技文化发展水平的影响与制约，反映了特定的社会文化状态和发展水平。同时，文献的继承、传播与创造性地运用又反作用于社会，成为社会向前发展的推动力。

3. 文献可以为科学研究服务

任何一种科学研究都必须广泛搜集文献资料，在充分占有资料的基础上，分析其中的信息，探求其内在的联系，进而进行更深入的研究。

（三）文献研究法的特点

与调查法、观察法和实验法直接面对研究对象相比，文献研究不与研究对象直接接触，而是通过非直接的途径对研究对象进行研究，研究具有间接性特征。这是文献研究法与其他研究方法最大的区别。

1. 文献研究法的优点

（1）可以研究无法接触的对象　文献研究法的优点是可以超越时空的限制，使研究者对不能亲自接触、不能以其他方法进行研究的对象进行研究。

（2）无反应性　在直接接触性研究中，因为研究者和研究对象的接触和调查情境不同，研究对象的反应常常是这些因素交互作用的结果，使得收集到的资料不够客观。文献研究法因为不直接接触研究对象，接触的仅仅是有关研究对象的文献，因此不会产生研究的"干扰效应"，即在研究过程中不会使研究对象有意识或无意识地改变原有的状态，导致收集到的资料出现失真的情况。

（3）研究费用低　现代社会中，文献往往集中在图书馆等中心地点，加之资料档案馆越来越多，不少是极易获得的计算机化的信息。虽然所需费用因研究文献的类型、文献分散的程度以及获得文献距离的远近有很大不同，但与其他研究方法相比，如进行一项大规模调查、一项严格的实验或一项深入的实地研究所需费用要少得多。

（4）保险系数相对较大　研究者进行某项调查或实验时，如果设计不够周密或准备不够充分，往往会导致结果不够理想。如果重做，需花费双倍的时间和经费。如果是实地研究的话，重做根本是不可能的。相对而言，文献研究则弥补过失就容易一些。

2. 文献研究法的不足

（1）倾向性　文献最初的撰写目的往往与研究者的目的不同，因此从某种意义上讲，文献研究是一种二次研究活动。最初撰写文献者的兴趣、立场、目的和意图会使文献带有各种各样的倾向性，这种倾向性常常会使文献部分偏离其描述和反映的事实，从而严重影响研究者对研究对象的考察。

（2）选择性　文献的保存需要一定的条件、方法和技术，因此并不是所有的文献都能保存下来。通常只有那些有关重要人物和事件的文献能够得以很好的保存，而普通人所写的文献通常会随着时间的流逝被损坏或遗失，这使得现存文献具有一定的局限性。另外，有些文献难以获得，如珍本古籍等，使得文献获取不充分。这些局限都妨碍了研究结果的客观性。

（3）信息的有限性　这是指因研究者缺乏相关体验、知识，使得许多文献反映出来的信息对研究者来讲是有限和不充分的。

（四）文献研究的一般过程

1. 确定研究目的和问题

研究目的和问题不同，文献收集、描述的范围必然不同，文献分析的重点也必然不同。所以文献研究法的首要工作就是要确定所研究的目的和问题。同时还要明确文献研究法在该项研究中是作为辅助研究法，还是作为独立的研究方法使用，因为这会直接影响文献收集、整理、解读及分析的侧重点和方法。

2. 文献收集

首先，要确定文献收集和描述的范围。这里的文献范围是指文献的内容范围、时间范围和文献的类别。其次，做好收集文献和描述文献的准备工作，设计文献的收集和描述大纲。最后，根据已拟定的研究方案和目的进行文献收集。在此过程中要注意鉴别文献的真伪，深入考察文献的来源和可靠程度。同时要注意记录文献的来源，以保证引用文献的规范性，避免侵犯他人知识产权的情况出现。在时间和经费允许的情况下，要适当扩大文献收集的范围，以保证能够收集到较为完整和系统的文献。

3. 文献的整理

收集到的文献资料往往非常庞杂，通过资料整理，可使大量粗糙、杂乱的原始资料系统化，从而方便进行分析。文献的整理要掌握的原则：一是条理化，即整理文献和整理后的文献要有一定的时序，整理后的文献不能是散乱的和无规律可循的。二是系统化，即文献整理要有一定的逻辑性，整理后的文献之间要有一定的相关性，是一个有机的整体。三是简明化，即保证整理后的文献最能够体现研究要旨。

4. 文献的解读

文献的解读一般包括两个阶段：第一个阶段是浏览，即在较短的时间内简单了解整理好的文献的基本内容和特点。浏览的目的一方面是了解具有阅读价值文献的全貌，确定这些文献对研究的价值和意义；另一方面是分辨出文献哪些部分的研究价值和意义最大，为以后的精读做好准备。这时可以通过阅读内容摘要、文献的开头和结尾部分以及每段的主题句等方法提高阅读的速度。

第二个阶段是精读，即理解性阅读，以深入理解和掌握文献中对研究有价值和意义的内容，同时做出客观的评价。这个阶段是概括和再次升华的过程。要把文献内容与自己的研究课题结合起来，并有效鉴别文献的真伪和内容的可靠程度。

5. 文献分析

文献分析包括统计分析与理论分析。前者主要是定量分析，采用的主要方法是统计法、数理方法和模拟法；后者是定性分析，包括逻辑分析、历史分析、比较分析、系统分析等。

上述过程并不是一种直线式的过程，根据研究的需要常常重复其中的某个过程。比如，在分析阶段，觉得收集的文献不够充分时就需要重新收集文献、整理文献和阅读文献。在这样一个不断重复的过程中，不断概括和明晰自己研究的问题，最终形成研究报告。

二、内容与意义

由于古代没有心理学学科，因此不存在中医心理学文献，中医心理学文献研究必然要从中医学文献入手。中医学历史悠久，积累了丰富的文献资料，做好中医心理学文献的研究工作是继承和发扬中医学宝贵遗产的重要方面，也是提高中医心理学学术水平的前提和基础。

（一）中医心理学文献研究的内容

中医学文献研究的内容极其广泛，主要分为两大类：中医文献整理研究和中医文献学术研究。前者包括古籍影印校注、类书丛书汇编、通检编制、古籍辑佚及文献数据库建设等。相对来说，文献整理研究不是中医心理学研究的重点。后者包括中医药史文献研究、中医医案文献研究、中医各家学说和学派文献研究，以及中医基础理论专题文献研究等，就中医心理学的文献研究而言，学术研究方是重点。

中医文献学术研究主要是指通过文献资料（包括医书、方书、医案等）的收集整理，进行中医药史、医学人物等考证研究，中医学派、医家学术思想和临床经验的探讨研究，中医基础理论的概念、渊源及发展应用专题研究等。中医心理学的文献研究与中医文献研究基本相同，但是作为一个分支学科，中医心理学的研究范围要小一些，研究内容也有其特殊之处。

1. 中医医案文献研究

医案是医家进行医疗活动的记录，往往体现了医家的实践经验和理论造诣，对后学有着重要的指导和启示价值。常见的中医医案文献有三种类型。

（1）在医著中载录的验案，有详细的治疗经过和结果，为医论提供实例。

（2）纯医案专著，对四诊病候、病因病机、治疗用药等记录甚详，理法方药一目了然，充分体现了医家的学术经验。

（3）医案类书，为集各时代医案之大成者。中医心理学方面的医案比较少见，通常散见于各类医案中，整理研究、开发利用相关的古今医案文献是发展中医心理学学术、提高临床水平的一条重要途径。

整理研究医案文献，除了必须具备中医心理学专业知识和文献研究知识以外，还应该具备一定的统计学和计算机知识及其运用能力。它对于全面系统地对中医心理学古今医案进行整理研究、寻找发现规律以及对相应的数据库建设等工作均具有重要意义。

2. 中医基础理论专题文献研究

中医学基础理论是关于医学基本问题的理性认识，既包括历代公认的比较成熟的基本理论，又包括医家就医学基本问题所阐发的大量的学术见解，或者说"假说"。中医基础理论的形成和发展过程与古代哲学思想的渗透、长期的实践观察和医疗经验的积累是密切相关的。与西方医家相比，中医学从整体、运动的观念出发去认识和解决医学问题，具有其优势和特色。但是应该看到，中医基础理论不仅包括中医学的基本概念、原理、规律，也包括具有理性思维特征的学说、观点。因此，在某些学术概念上尚缺乏科学规范，文字表达上还带有学术流派和各家学说的特征。所以注重深化对中医基础理论学术源流的研究，系统整理、科学界定中医理论基本概念的学术内涵和外延，探讨该理论的临床指导意义，为中医基础理论的规范化、标准化研究提供文献理论依据，是中医基础理论研究的重要任务。中医心理学目前还是一门不太成熟的学科，其基础理论既不应该脱离中医学，也不应该完全与现代心理学无涉，只有加强理论专题研究，建立中医心理学的理论框架，形成其理论核心，才能逐步走向成熟。

（二）中医心理学文献研究的意义

中医文献是中医学术的载体，中医心理学作为中医学的分支学科，其发展与进步离不开中医文献，古今中医文献中所蕴含的心理学内容是中医心理学的重要资源，需要深入挖掘。

1. 有效学习、研究和利用浩瀚的中医药文献资源，是继承中医学术的前提条件。中医文献研究应该成为中医心理学工作者读书治学的门径和方法。无论是理论研究还是临床研究，都离不开中医文献。

2. 在中医心理学的发展过程中，应以继承为基础，创新为目的。继承就要对中医心理学的学术资源进行全面把握，对中医心理学学术的前沿动态全面了解，以开阔学术视野，找到与现代心理学的对接点，使传统心理学知识和理论发挥作用，实现创新的目的。

三、研究现状

目前，现代意义上的心理学探讨与实践比比皆是，但专门的中医心理学文献研究历史很短。中医心理学文献研究大体可分为以下几类。

（一）《黄帝内经》心理学思想文献研究

《黄帝内经》作为我国现存最早、最系统的一部古典医籍，集春秋战国至秦汉时期的医学之大成，奠定了中医学的理论基础，其中也包含较为系统的心理学思想，是中医心理学的滥觞。

中医心理学的文献研究起源于《黄帝内经》中医心理学思想的研究，目前也是最多见和最富有成效的。聂世茂的《黄帝内经心理学概要》（1986 年）是这方面的一部专著，聂氏参照现代心理学体系对《黄帝内经》中的心理学内容进行了梳理，为其后的研究提供了重要参考。张小虎、古继红、区永欣（2003 年）对《黄帝内经》中关于心理活动与人体生理、发病（病理）、疾病诊治、预防、养生等相关内容加以简要归纳，指出《黄帝内经》是后世中医心理学发展的重要基础并持续提供指导。闻永毅、樊新荣（2009 年）运用语言学领域中基于语料库证据的研究方法对《素问》中的心字进行检索、统计，以定量的方式研究了心字在分布、数量、类型等方面所表达的意义。吕蕾（2005 年）梳理了《黄帝内经》对心理学的论述，提出《黄帝内经》所包含的中医心理学基础理论有人格分型论、五脏藏神论、思维过程论等，发病理论包括七情理论、气机理论、精血理论等，诊疗理论包括情志相胜法、暗示疗法、说理开导法等，调摄理论包括修心养性和四时调神等。

《黄帝内经》中的情志学说是中医心理学的重要理论，一直以来都得到了非常多的关注，许多研究都是在深入挖掘《黄帝内经》情志理论的基础上，结合现代心理学知识加以解读的。

危玲（2004年）整理了《黄帝内经》中有关情志的内容，并将其系统化、条理化。其将古代情志理论的形成过程分为散载期、形成期、发展期三个阶段，并分析了情志的产生与五脏和心神有关；从内因和外因两方面阐述了情志致病的原因，将情志的致病特点归纳为直接伤及脏腑、心身症状并见两大特点；还对情志诊断从望、闻、问、切四个方面进行论述；总结了情志疾病治疗的七种方法，包括情志相胜法、移精变气法、暗示法等；最后讨论了情志理论的价值与缺陷，并将情志理论与现代心身医学进行联系与比较。

金光亮（2007年）分析了《黄帝内经》关于情、志的语义及情志、七情的源流和概念，提出《黄帝内经》中虽无情志一词，其所用情字也无情志之义，但有大量的关于怒、喜、思、悲、恐、惊、忧，以及怵惕、畏、骇、不乐等对不同情志活动的描述，特别是《黄帝内经》用志表示情绪、情感的含义，为后世医家沿用。

王响（2006年）对情志的先秦源流、《黄帝内经》中的情志，以及情志的具体内容和脏腑生理基础进行了整理归纳，结合现代心理学知识，将情志与情绪情感及认知思维进行比较，认为情志以心为主导作用，脑只是情志产生的场所，并讨论了影响情志变动的因素、情志致病的特点及机理，梳理了情志与疾病之间的关系，情志异常可引发精神障碍、躯体病变、神形同病及胎病，而疾病也可导致情志异常，并归纳出《黄帝内经》中情志疾病的三种类型：由情志因素引起的疾病、与情志因素相关的疾病、由脏腑功能失调引起的表现为情志症状的疾病。

刘洋（2008年）探讨了《黄帝内经》中情志病因说，认为中医学在继承秦汉以前有关情志基本认识的基础上，将其贯穿于医学实践，形成了以情志病因学为中心的发病、辨证、治疗与养生的系统理论体系，提出情志成为病因是情志太过，可分为"暴""过""久""多"四种情况；情志的致病作用具有泛病因和指向性病因两种情况；提出情志致病传化没有次第的两个特点——邪气不得传移，气留本脏则重伤本脏，以及二者我不胜之脏来乘，本脏受伤更重；并对《黄帝内经》中的"怒"进行了梳理，指出《内经》是唯一提出发怒有肝胆形态变化的医学文献，怒致气上逆是怒的根本病机，怒既是病因也是症状，根据《内经》怒的内容，从病因学角度，对典型怒进行了描述。

韩晶杰（2005年）对《黄帝内经》中的情志理论及后世发挥进行研究，梳理了情志相胜理论的源流，提出情志相胜学说源于《黄帝内经》，并从情志阴阳五行论、情志心神主宰论、情志脾思调控论和现代实验研究四个方面解析情志相胜法基本原理，探讨了情志相胜法从治疗领域扩展到养生自我调控的可行性，以及情志相胜自我调控的原理、原则和方法。

熊继柏（2001年）分析了《黄帝内经》中有关情志致病的病机与治则，提出《黄帝内经》论情志致病的病机在于五脏气机失调，治疗在于以情相胜，调其气机。

（二）中医心理治疗文献研究

中医古籍中心理治疗方面的内容非常丰富，但多为案例形式，系统的理论阐述较少。目前，中医心理治疗文献研究可分为心理治疗方法的理论探讨和心理治疗案例的分析总结两类。由于一些治疗方法多是根据案例总结而来，对于其具体的操作缺乏系统的阐述以及对效果的综合评价。

1. 心理治疗方法的理论探讨

一些研究者在全面梳理中医心理治疗文献的基础上，参照中医学和现代心理学研究，试图构建中医心理治疗的理论框架，这方面的一些专著对于中医心理治疗的理论和实践研究均具有较大的价值。

王米渠所著的《中医心理学》（1985年）作为第一本系统的中医心理学著作，列有专章论述中医心理治疗的相关内容，其中对"七情"及"情志相胜"研究为之后的中医心理治疗研究奠定了基础。他在2007年出版的《现代中医心理学》一书中的"中医心理治疗"一章，对中医心理治疗的特色、治疗原理、基本内容和医案进行了分析。这些研究为中医心理治疗建立了基本的研究体系和框架。

郝志主编的《中医心理治疗学》（2009年）对中医心理治疗进行了较全面的论述，包括中医心理治疗的理论基础，中医心理疾病的病因病机、诊断、治疗原则，常见的中医心理治疗方法，以及针灸、方药在心理治疗中的应用和中医心理养生等。

杨鑫辉（1995年）从现代心理学的角度出发，提出传统心理治疗的心理基础是内外统一的整体观、形神相即的身心观、"医国－医人－医家"的医学模式和"标本相得"的医患模式，总结了传统心理治疗的主要方法等。在专著《医心之道：中国传统心理治疗学》（2012年）中，杨氏总结了中国传统心理治疗学的研究意义、发展脉络、文献与研究方法，传统心理治疗的理论与模式，传统心理治疗的机理与原则，传统心理治疗的方法与案例分析，传统心理治疗之"治未病"——心理养生，传统心理治疗的医者素质等，其中中医心理治疗的内容具有一定的参考价值。

一些文献对中医心理治疗的具体方法进行了总结。如邱鸿钟（1999年）的三篇文献从治疗原理、方法和注意事项三个方面具体介绍了中医在心理疾病方面的临床技术，涉及的心理治疗方法有顺志从欲法、精神内守法、认知引导疗法、情志相胜疗法、暗示疗法等。

张颖、张千、张力（2003年）将中医心理治疗方法归纳为说理开导疗法、移精变气疗法、物证释疑疗法、以情胜情疗法、激情刺激疗法、习以为常疗法和气功疗法等（中医对心理治疗的认识与应用）。

杨倩（2006年）通过案例分析提出中医心理疗法包括中医情志疗法、中医认知疗法（包括开导劝慰法和抑情顺理法）和中医行为疗法（包括习见习闻法、系统脱敏法、冲击疗法、反应预防法、厌恶疗法、模仿法、气功疗法和课业疗法等）。其中，情志疗法最具中医特色。中医认知疗法和中医行为疗法与现代心理治疗有相通之处（中医心理治疗的主要方法及启示）。

霍磊（2007 年）探讨了《黄帝内经》中的心理疗法，并对秦汉至清末心理疗法医案进行了分类整理和统计分析，在此基础上，归纳了中医常用心理疗法，即情志相胜法、顺志从欲法、激情刺激法、说理开导法、祝由疗法、暗示解惑法、移情易性法、习以平惊法、厌恶疗法、澄心静志法等（《黄帝内经》心理疗法及后世运用研究）。

2. 中医心理治疗案例总结

这类文献主要是通过对古籍中的心理治疗案例进行分析和总结。庄田畋等的《中医心理治疗医案汇编》（2015 年）梳理了春秋战国至明清时期两千多年的相关文献，收集了可靠的中医心理治疗医案近 300 例，并分类进行论述，包括意疗（顺情从志法、说理开导法、情志相胜法、移精变气法、占梦法、摄心法）、气功导引疗法、音乐疗法、中药疗法四大类，体现了中医心理疗法的特色。

李兆健的《古代情志相胜医案中的心理治疗方法初探》（2004 年），李兆健和王庆其的《古代中医心理治疗医案评析》（2007 年），闫少校的《中医心理治疗案例分析》（2008 年），燕良轼、卞军凤和王涛的《中国古代医典中若干心理治疗案例解析》（2013 年）等，都对中国古代心理治疗的案例进行了深入分析。

（三）中医心理养生文献研究

"治未病"思想是中医学的重要内容，近年来，一些研究者开始关注中医心理养生问题，其中有关《黄帝内经》相关内容的探讨较多。王凤香（2002 年）分析了《黄帝内经》中养生心理学的理论基础、主要内容和理想人格模式，有助于人们理解《黄帝内经》的养生观。

柴洋（2008 年）通过对先秦和汉初文献，以及《黄帝内经》有关精神养生的术语、观念、理论、方法进行归纳整理与分析，探究《黄帝内经》精神养生的思想源头。

其他的还有如邝杰钊的《调摄精神情志是〈内经〉养生学说的精髓》（1993 年），赵博、赵春妮的《〈内经〉心理养生原则》（2007 年）等。另有一些研究探讨了孙思邈的心理养生思想和方法，如章德林、蒋力生的《孙思邈精神养生思想论析》（2003 年）和《〈千金方〉精神养生方法探析》（2004 年）。

整体上看，1980 年以来的中医心理学文献研究取得了一定的进展，但也存在一定不足，如研究比较零散，缺乏系统的理论建构；研究缺乏新意，重复、雷同现象严重；不能很好地借鉴现代心理学的研究；研究成果的实用性较差，对临床缺乏实际的指导意义等。

第三节 中医心理学临床研究

一、概述

（一）中医临床研究

中医临床研究是指以患者为研究对象，进行中医诊断、辨证与治疗研究。中医治疗方法除了中药内服、外用及中医外科手术以外，还包括针灸、推拿、气功等多种中医传统的治疗方法。中医临床研究的目的是提高中医药治疗疾病的临床疗效，消除或减轻疾病所造成的痛苦，阻止或延缓疾病的进展，改善病理与预后，提高患者的生活质量，延长生命。

中医临床研究以解决临床问题为宗旨，崇奉"实践是检验真理的唯一标准"的理念。以临床疗效为目标的中医临床研究，为中医的"继承"和"发扬"提供了一种判断的价值标准。健康概念的更新、亚健康状态概念的提出、医学模式的转换、疾病谱的变化、化学药物的毒副反应、药源性疾病的增加和耐药性的不断出现等许多新的防病治病课题有待解决。另外，开展中医临床研究必将对防病治病、提高大众健康水平作出重要贡献。

（二）中医心理学临床研究

中医心理学的临床记载在早期仅以零星散在的方式见于中医临床各科，目前宜系统地进行观察。就中医疾病而言，有郁、狂、癫、痴、梦、寐、啼等病；中西结合治疗有所长者，如神经衰弱、焦虑症、精神分裂症、强迫症、忧郁症、癔症、更年期综合征、小儿多动症、智力低下症等精神神经科疾病。另外，在中医心理学方面，临床还有一大批高血压、冠心病、胃溃疡、糖尿病、哮喘、十二指肠溃疡、湿疹、遗精、阳痿、月经不调、闭经、崩漏等心身疾病。这些均需要发挥中医心理治疗特长，或与药物治疗相结合提高疗效。配合心理治疗的综合治疗所取得的良好效果已引起国内外学者的广泛关注。

临床应用中医心理学理论，对心理疾患和身心疾病进行治疗已很普遍。从传统的角度看，有"意疗""开导""情志""五音""气功""祝由""卜卦""占梦""调神""澄心""移精""人气""娱心"等。参合现代心理治疗，贴合临床实际，"扩充之，变化之，引申触长之，使古人可叹后生可畏"（《医学衷中参西录·自序》）。中医心理学临床亦可"针药疗心病"，结合中药、气功、针刺、温灸、推拿、导引、按摩、火罐等疗法进行，宜综合运用这些疗法配合中医心理疗法，以提高疗效。对诸如脏躁、郁证、失眠、多梦、多寐、夜啼、风眩、百合病、梅核气等心理、身心疾病的治疗，取得了良好的临床疗效，既没有化学药品的后遗症，又在舒适的环境中得到治疗，从生物－心理－社会医学观的方法着手治疗，减少发病率。

　　近年来对中医心理紊乱状态的研究发现，中医心理紊乱状态下的病证更多表现为躯体化症状和体征，虽有人格、情绪和认知方面的障碍，但临床对这方面的认识尚少，且缺乏有效的辨证思路和治疗体系，临床很难通过躯体表现深入挖掘背后隐藏的心理情绪根源。患者对自身疾病认知能力的障碍，由主诉的症状和体征多不能反映疾病的真实情况。因此，临证时要充分调动医生望、闻、问、切的四诊能力，运用中医心理学的内容和知识，透过患者躯体化的症状和体征，拨开层层迷雾，找寻患者的心理紊乱背景和疾病的内在症结，然后用药物治疗或者心理疏导的方法直接干预疾病发生的内在"扳机"，这既是治疗中医心理紊乱状态最有效的方法，也是中医心理紊乱状态的"克星"。

　　常见的中医心理疗法有如下几种。

1. 移情易性法

　　郁闷不舒状态虽然有不同的分类，但是移情易性法是针对各种分类一致适用的方法。叶天士认为："情志之郁……盖郁证全在病者能移情易性。"移情易性是通过改变患者的生活环境和方式，分散或转移感知觉的集中点，以达到改变患者紧张状态和不良认知的方法。移情易性的操作可分为"移"和"易"两个过程，也可合而用之。前者通过"移情"达到"易性"的目的，通过工娱、艺术、运动等分散或转移感知的集中点，领悟到不良认知，以达到自然放松；后者在工娱、艺术、运动等过程中同时使用认知治疗，帮助患者认识自身的问题。移情的具体方法很多，应根据患者平时的兴趣爱好、体质、性格、修养、社会经济地位和不同病情采用不同的措施，如看书、音乐、电影、琴、棋、书、画、戏剧、舞蹈、旅游、垂钓、登山等，都可起到治疗作用。

2. 情志相胜疗法

　　情志相胜法是《黄帝内经》运用"比类取象"的方法，根据五行相克理论，用一种情志去纠正相应所胜的另一种情志的治疗方法。《素问·阴阳应象大论》提出了"悲胜怒""恐胜喜""喜胜忧""怒胜思""思胜恐"等以情胜情的方法。阅遍古籍，"郁"并没有作为一种单独的情志因素出现在"七情"中，古代医家常把"郁"归于"忧"的范畴。其中，郁闷不舒与七情的"思"又均可导致气机的郁结，以"怒胜思""喜胜忧"为例。

　　"怒胜思"是指医者对久思积虑不能自拔的患者，有意识地使其发怒，从而达到治疗目的的一种方法。"思伤脾""过思则气结"，郁闷不舒可令人神疲、懒言、失眠、健忘、心悸、不思饮食、腹胀、胸膈满闷、食纳不旺等。肝志为怒而主疏泄，一般说来，适当地发怒有助于肝气升发，可以宣泄某些恶劣情绪的羁绊，达到心理上的平衡。"怒胜思"，从五行而言，为木克土的关系；从脏腑生理功能而言，肝气疏泄有助于运脾，以宣散脾气之郁结。所以，临床应用本法时，多采取故意违逆患者的心意，或夺其所爱等方法以激发其愤怒情绪，令患者盛怒以冲破郁思，使气结之症得以尽情宣泄，重新协调心理状态使之平衡，从而矫正其"思则气结"的病理改变。

　　"喜胜忧"亦是常用的情志相胜的治疗方法之一。中医学认为，忧为肺志，喜为心志，忧则气结，喜则百脉舒和。因火能克金，而肺属金，心属火，所以可用心之志治疗由肺之志引起的各种疾患。如元代名医张子和曾治疗一个因父亲被贼杀死而悲哭过度引起心痛，日增不已，疼痛不止的患者，其他医生使用许多药物治疗皆没有效果。张子和去时，正巧碰上一个巫婆在患者家中，张子和便学着巫婆的样子，以各种方法取笑巫婆，揭露其骗人的把戏，患者看后大笑不止。一两天之后，患者不药而愈。肺为气主，忌乎郁。《吴医汇讲·忧伤肺喜胜忧解》曰："《经》曰忧愁者，气闭塞而不行，是忧能伤肺之由也。至于喜可胜忧，其义何居？亦考诸岐伯曰：喜则气和志达，营卫通利，故气缓矣。则以闭塞者而和缓之，岂不得谓之胜乎？然亦更有显明者，凡人有所忧愁，每多胸膈不舒，适逢欢快之事，即可情怀开旷，此尤情性之常，宁独火可胜金而已哉。"所以，此法多采取愉悦患者的方式，以喜乐之情替代忧郁心境，令患者气和志达，使气结之症得以尽情开宣、通利，重新协调心理状态使之平衡，从而矫正其气机郁结的病机。

二、内容与方法

（一）中医心理疗法结合药物的研究

基于中医理论的认识，喜、怒、忧、思、悲、恐、惊七情当太过不及时，尤其是当外来的突然刺激，特别是某种精神刺激过于强烈或持续过久，超越了正常活动范围，便可能导致剧烈的情志变化，影响人体的生理，使脏腑气血功能紊乱，发生疾病或加重病情。由于七情是人体本身情志活动而产生的，又可直接妨碍脏腑功能，影响气血的运行，故七情变化是造成内伤疾病的主要致病因素。《妇人良方》指出："改易心志，用药扶持。"就是说，要调整一个人的情志异常，可以使用适当的药物。在中医药宝库中，能够调整患者心理变异的药物和方剂很多。

情志致病，首先引起脏腑气机紊乱，因此，应首选行气疏肝的药物与方剂。不同的情态刺激，对气机的影响不同，《素问》概括为"怒则气上，喜则气缓，悲则气消，恐则气下……惊则气乱……思则气结"。另一方面，某一种情志发生变化，与其相应的脏器同时出现病变反应叫"情志所伤"。例如，喜伤心，怒伤肝，恐伤肾等。由于一种情志的变化往往涉及多个脏器的病变，如悲可伤肺，又可伤心、肝及包络；恐可伤肾，也可伤肺、心和胆。相反，因情志引起某脏腑功能的失调，也常可表现出不同的情志变化。如肝气虚则恐，实则怒；心气虚则悲，实则笑不休等等。像这些较为复杂的病变，习惯上称为"脏腑影响情志"，采用中药、方剂调节情志是中医临床的一个基本方法。

清热药中的黄连有清心火而安神的作用，莲子心有清心除热的作用，犀角（用代用品）能清热泻火，凉血止血，解毒定惊。潜镇安神药中的酸枣仁、柏子仁、夜交藤、珍珠母、合欢花、钩藤、蜈蚣、地龙、羚羊角、磁石、琥珀、朱砂、生龙骨等对心理异常也有调节作用。收敛药中的五味子、莲子肉有安神调心气的作用。利湿中药茯苓、茯神有宁心安神作用。活血化瘀药中的丹参既能活血凉血还能安神，郁金除了活血凉血行气外还能解郁。祛痰药贝母、天南星有宁心镇惊之功。补益药中的人参、远志、麦冬等有益气安神之功。开窍药中的菖蒲、麝香、冰片等有通窍清心之功。

方剂能治疗心理疾病，有效调节情志异常所导致的气机紊乱。如黄连阿胶汤方由

"黄连四两、黄芩二两、芍药二两、鸡子黄二枚、阿胶三两"组成，其中黄连、黄芩是清热药，芍药阿胶是滋阴药，全方清热解毒，滋阴泻火，用于治疗心系疾病。热毒之邪以芩、连清泻，阴虚之证以阿胶、赤芍、鸡子黄滋补。柴胡疏肝散是在《伤寒论》四逆汤的基础上加入陈皮、川芎、香附而成，乃疏肝理气良方，临床治疗抑郁症疗效确切。酸枣仁汤首载于《金匮要略·血痹虚劳病脉证并治第六》，"虚劳虚烦不得眠，酸枣仁汤主之"，是治疗心肝血虚失眠的名方。现代药理学研究表明，酸枣仁汤可对中枢神经系统产生作用，具体表现为明显的镇静催眠、抗抑郁、抗焦虑等作用。

西医学认为，异常的心理因素，过分的压力和刺激，超过一定限度就有可能引起中枢神经系统功能紊乱，如交感神经兴奋、儿茶酚胺释放增多、肾上腺皮质和垂体前叶激素分泌增多、胰岛素分泌减少，从而引起体内神经对所支配的器官调节障碍，出现一系列机体变化和功能失调及代谢紊乱。

在中医理论和现代研究的基础上，很多医家致力于中药干预情志异常的中西医结合研究，也取得了一定成果。张震报道了53例中医肝病患者，其中42例有不同程度的自主神经功能失调，经辨证以肝郁为多（37例）。自主神经紊乱以交感神经兴奋较为常见，所调查的22例病例中，副交感偏亢13例，双相紊乱9例。可见，肝郁与自主神经功能失调是从不同的角度对情志异常作出的阐释，二者可谓殊途同归。黄炳山、李运河、谢宁等研究肝气郁滞证发现，A型性格的人易患肝郁气滞证；肝郁气滞证患者易出现自主神经功能失调状态，大多数表现以交感神经兴奋为主；肝郁化火者尿儿茶酚胺排出量高于正常组。李凤文等对高血压病、冠心病、胃溃疡等辨证属肝郁证患者进行多指标的实验观察，结果发现，情志异常（伴5-HT增高）是肝郁证的主要病因，"肝郁"是高级神经活动紊乱而表现出的一组证候群。"肝郁"动物模型神经体液调节系统的异常状态，最明显的表现为体内儿茶酚胺分泌异常，血内多巴胺、肾上腺素和去甲肾上腺素含量均明显升高。湖南医学院对300例肝郁脾虚患者进行多指标检测发现，患者都不同程度地存在自主神经功能紊乱，其特征主要是交感神经、副交感神经均亢进，其次是副交感神经偏亢。乔明琦在国家自然科学基金重大研究计划的项目中，对猕猴经前期综合征（PMS）情志致病机制展开研究，探索"肝主疏泄"微观机制的核心问题以及疏肝方药的现代药理作用机制，揭示出疏肝中药能够通过调节神经和内分泌而改善情志异常等症状。薛龄等的研究提示，疏肝解郁中药经前平颗粒能缓解焦虑症状，使模型大鼠海马5-HT$_1$A受体阳性细胞率明显增多、5-HT$_2$受体阳性细胞率显著减少，治疗与PMS有关的情志障碍。张庆文的课题组对肝郁症的研究提示，疏肝行气活血中药经轻胶囊治疗肝郁证模型大鼠后，模型鼠的E$_2$、β-EP均下降。经轻胶囊还能通过影响中枢神经递质及其受体的含量、活性而改变肝郁的情志异常症状，治疗肝郁型经前期综合征能降低患者的HAMA焦虑值。关晓光等用中医心理疗法联合柴胡疏肝散加减治疗神经症，以抑郁自评量表和焦虑自评量表为疗效评定工具，结果发现，相比于单纯的催眠术治疗法，中医心理疗法结合中药治疗组的长期疗效持久、稳定。

（二）中医心理疗法结合针灸的研究

中国的针灸治病在世界医术中独树一帜，显示了中国先民超前的智慧。针灸独特的治疗方式是建立在经络学说的基础上，早在《黄帝内经》和《马王堆医书》上就分别有经络和阴阳十一脉的记载，循行部位、针刺取穴、治疗疾病都有详细的记载。关于经络的实质至今仍是一个研究的热点，目前有经络独特系统说、神经学说、人体控制系统说、中枢神经功能相关说、经络 – 内脏 – 皮层相关说、神经体液调节说、多系统功能综合说、生物电轴及电通路说、讯息传递道说、波导管说、能量代谢基本粒子说、类传导说、进化较低级和古老的传导系统说等。这些学说的提出，有些是通过临床观察和实验论证，有些属于推理和假设。

美籍针灸心理学家包克新强调，针灸心理效应的生理基础是脏腑、经络、腧穴。穴位寄于经脉，是"神气之所游行出入"（《灵枢·九针十二原》）之处。五脏神这类心理活动直接或间接地与脏腑、经络、穴位、肢节等形体相关联。脏腑、经络、腧穴等是心理活动赖以存在的物质基础。针灸心理效应的病理心理学基础可概括为：精神上的变化可影响脏腑、经络、气血而成为致病的直接原因。反之，脏腑、经络、气血病变也可以导致心理活动的失常。《针灸大成·诸家得失策》曰："喜怒哀乐心思嗜欲之汩于中于是有疾。"针灸临床中的心理诊断《灵枢·本神》曰"用针者，察观病人之态，以知精神魂魄之存亡得失之意"，指出针灸医学在诊断方面重视病人的心理因素。《灵枢·癫狂》记述了癫疾与狂的病因及其精神失常的临床表现与针刺取穴。

针灸治疗十分注重心理效应，针灸医生是通过针刺或灸法而达到治病防病目的的。病人与医生直接接触，医患感情的融洽、信息的沟通、动作的配合等都直接关系到疗效。所以针灸治疗有"刺神"之说。"凡刺之真，必先治神，五脏已定，九候已备，后乃存针"（《素问·保命全形论》）。因此，对针灸治疗过程中的心理因素的研究就更显得十分重要。

《针灸大成·针邪秘要》说："定神，谓医与病人各正自己之神，神不定勿刺，神已定可施。"在医者方面，要求术者把精神集中到全部操作过程中，"专意一神""神无营于众物"，手如握虎，审慎施治。同时观察病人的神态以及对针灸的反应等，注意用良好的诱导方法影响病人之神，所谓"欲瞻病人，目制其神，令气易行也"。如清代张志聪在《黄帝内经灵枢集注·官能》中所说"用针之要，贵在得神，盖存己之神，以矣比之神也"。医工之神的目的在于影响病人之神。在病人方面，治神主要指从精神、心理上对病人进行治疗。如隋代杨上善在《黄帝内经太素·设方·知针石》中曰："一曰治神……魂、神、意、魄、志，以神为主，故皆名神，欲为针者，先须理神也。"

吴周强将针灸与心理治疗相结合，以达到提高疗效、减轻不良反应的目的。他观察了420例患者，从未接受针灸者189例（占45%），偶尔接受针灸者181例（占43.1%），经常接受针灸者50例（占11.9%），确信针灸有疗效、"一般信赖"者176例（占41.9%）；治疗无效，不来针灸或由他人胁迫针灸、"被动信赖"者153例（占36.4%）。

实验组针灸前采用心理治疗：①语言诱导：重点说明得气的感觉、程度范围等，解除患者的疑虑、惊、恐等情绪，取得患者的信任和配合。②松弛训练：对好静、谦让、寡言等性格内向的患者，请其凝视某物，逐渐进入自我冥想（入静）状态。③转移注意力：对急躁、好动、性格外向的患者，请其听轻松的音乐，利用视听功能和思维，转移注意力，促进局部放松。④消除恐惧：对诱导后仍表现胆怯、惧怕、紧张的患者，除继续暗示外，嘱其注目他处，或以术者身体遮住视线，假针，患者不再称痛再进针。对照组患者不给予任何心理治疗，对患者提出的有关针灸反应方面的问题，婉转回避。结果表明，两组治疗效果存在极显著差异，说明心理因素对治疗效果有很大影响。徐灵胎指出："今之医者，随手下针，漫不经意，即使针法如古，志不凝而机不达，犹恐无效，况乎全与古法相背乎？"

针灸治疗一些心理疾病、身心疾病是有效的，以治疗健忘为例。《针灸资生经》曰："神道、幽门、列缺、膏肓治愈健忘。"百会穴为督脉要穴，"三阳五会"。《灵枢·海论》云："脑为髓之海，其输上在于其盖（百会穴）"。针刺百会穴，可以调节全身各经络的经气，使脑髓充足，起到醒脑升阳、宁心安神的作用，可提高记忆力，治疗健忘。《针灸资生经》认为："百会治无心力，忘前失后，惊悸健忘。"张晓彬等人采用针刺百会穴为主的方法防治考场紧张综合征，收到了一定效果，不同程度地提高了考试分数。对22名高中学生随机分为针刺组和对照组，每组各11名，针刺组取百会穴，采用迎随补泻法的补法，针入0.6寸左右，捻转20次，留针30分钟，起针前再捻转20次；对照组为空白对照组。针刺组记忆商平均提高7.5分，对照组平均提高3.3分，两者差异显著。说明针刺百会穴可增强记忆力。

艾霞等人运用中医综合疗法，即针刺与中药加减读书丸，配合心理干预治疗青少年抑郁症取得了一定效果。针刺百会、印堂、四神聪、神门、心俞，肝郁配太冲、膻中，心脾两虚配足三里，肝肾阴虚配太溪、三阴交。中药加减读书丸为人参、石菖蒲、远志、川芎、酸枣仁、五味子各等份。采用合理情绪疗法，由专门的心理医生进行心理干预。治疗分4个阶段。①心理诊断阶段：找出病因，并进行诊断。②领悟阶段：帮助患者认识只有改变不合理信念，才能减轻或消除目前存在的各种症状。③修通阶段：医生的主要任务是使患者修正或放弃原有的非理性观念，代之以合理的信念，从而使症状得以减轻或消除。④再教育阶段：医生的主要任务是巩固前几个阶段治疗所取得的效果，帮助患者树立正确的思维方式，以更好地适应现实生活。治疗3个月，使用汉密尔顿焦虑量表（HAMA）和汉密尔顿抑郁量表（HAMD）进行疗效评定。与常规西药治疗对照。西药口服盐酸舍曲林片。结果显示，中医综合疗法联合心理干预治疗青少年抑郁症，能明显提高疗效，副反应少，且不影响学习，患者依从性好。

徐长友等人采用针药并用与心理干预相结合的方法治疗脑卒中后抑郁症，取得了满意效果。清脑开窍法是针刺三阴交、人中、百会、风池、内关及印堂等穴，同时口服氟西汀。使用汉密尔顿抑郁量表（HAMA）、日常生活活动能力量表（ADL）、美国国立卫生研究院卒中量表（NIHSS）、简易智能量表（MESS）和治疗后不良反应量表（TESS）评分。结果显示，其能促进神经功能损伤修复，降低不良反应发生风险，明显改善脑卒中后抑郁症患者的抑郁症状，提高其生活质量，疗效和安全性优于单纯心理干预疗法。

（三）中医心理疗法结合音乐治疗的研究

早在春秋战国时期，诸子百家的论著中就有关于音乐心理活动的描述和对某些音乐心理规律的研究。从关注音乐与自然，联系到重视音乐与个体心理、情感的密切联系，研究达两千多年。研究成果从古代文献的语录，发展到独立的篇章论述和专门的乐论著作，从理论分析到实践验证；研究领域大多涉及现代音乐治疗学的命题，如音乐与人心理的关系、产生音乐心理现象的生理机制、音乐的心理效能、音乐的社会作用、音乐欣赏心理、音乐表演心理、音乐创作心理、音乐对塑造个体具有完备性格的作用、音乐养生及治疗思想等。特别是五音疗法，反映了传统的"天人合一"思想。五音疗法整合了人与自然、社会的相互作用和影响，体现了对音乐与情绪及脏腑之间的互动关系，凸显了音乐与人格情志、脏器等的关系。五音疗法匹配人体不同脏腑，将五音、五行、五脏、人格配属用于音乐治疗实践。

国外研究最多的是音乐的功能和音乐治疗的作用机制。音乐治疗最主要的减痛作用已在医学界得到广泛认同，其能起到与药物同样的作用。瑞士的医院，常将音乐疗法用于肿瘤患者减痛。英国伊丽莎白皇家医院（queen elizabeth Ⅱ hospital）的 Cardozo M. 于2004 年 9 月到 2005 年 2 月总结回顾了几个世纪以来音乐治疗降低焦虑和减痛的情况，认为音乐能够降低患者的焦虑情绪，减轻疼痛。术后患者会面临疼痛的挑战，躯体的疼痛会产生心理、免疫和行为的反应。这些反应会延迟正常的治愈。英国 North Cheshire 医院的 Dunn K. 医生研究后认为，医护双方的音乐经验会影响恢复效果。美国南达科塔州立大学（south dakota state university）的 Voss JA、Good M、Yates B、Baun MM、Thompson A、Hertzog M. 等分组研究了 61 名成人在心内直视手术后都会报告紧张疼痛，使用镇静性音乐后，患者则没有了疼痛感。

瑞典的 Lund 大学附属医院研究认为，音乐治疗作为非药理学方法，能够改善手术后疼痛已经有许多证据，并且有影响患者焦虑、恶心、安康等重要标记的证据证实，而且这样的研究在增多。同时，传统的、药理学减痛方法也受到来自整体分析方法的挑战。音乐治疗的效用主要在术前和术后患者需要一段时间的平静休息而舒缓忧虑，音乐在一定程度上可以改善人际关系。

随着研究的深入，音乐治疗引发的生理变化和行为改变也被注意到。美国纽约 Long Island 音乐学院的研究认为，听音乐能够使人平静，改变持续的放松状态和至幻感觉，改变血浆中离子的分子水平，随着乐曲的过程可产生持续的生理变化，如降低血压等。美国迈阿密医药大学精神和行为学院的研究认为，音乐疗法可以增加老年痴呆症患者血清里的褪黑激素水平。其引导 10 名男性老年痴呆症患者进行了为期四周的音乐治疗，停下后接着进行了六周治疗，每次治疗前的 30 ～ 40 分钟依次提取血液样本，每周提取 5 次。结果显示，患者无拘束的平静状态下，音乐疗法对于浓缩老年痴呆患者血液的褪黑激素、肾上腺素、血中的复合胺、泌乳刺激素等水平有效果。

我国学者汪成书等人使用汉密尔顿抑郁量表（HAMA）评分、爱丁堡产后抑郁量表（EPDS）评分、孤啡肽（OFQ）水平和雌二醇水平评估了产后抑郁症的效果。结果显示，在心理护理的基础上应用中医五行音乐疗法治疗产后抑郁症，可明显降低抑郁相关因子，改善患者的抑郁程度，促进产后康复，提高患者生活质量。

刘爱红等人使用意疗、音乐疗法、引导吐纳疗法，即推拿疗法作为中医心理治疗组，使用社交焦虑量表、社交恐怖和焦虑问卷和治疗时出现的症状量表（TESS）对社交恐惧症患者进行评定，结果显示，与对照组相比，中医心理治疗组基本无不良反应，对恐惧症起效快，安全性高。

第四节　中医心理学实验研究

一、概述

实验法是心理学研究中最为重要的一种方法。所谓实验就是人为地干预、控制研究对象，通过创造条件，引发所需要的事件观察其对实验对象的影响。为了验证研究结果的可靠性，实验者可反复创造同样的条件进行重复观察。

实验法的优点很明显。其他心理学的研究方法本质是自然观察，研究者只能被动观察和记录研究对象在自然状态下发生的情况，不能有任何干预。虽然长期、系统的观察也可发现事物之间的规律（例如，医学研究中的病例对照研究或队列研究），但这种观察只能等所要观察的事物出现方可进行，受自然条件的限制。

实验法所不同的是，实验是控制观察，实验者可以创造条件，引发所需要的事件来观察其变化；为了验证，可以创造同样的条件进行重复观察。与自然观察法相比，实验法是探寻事物之间规律的一种更加有效的方法。实验法相对于其他研究方法最突出的优点是通过对实验条件的控制，能较好地控制额外变量。这主要体现在三个方面：一是在实验方法中，实验者能够在愿意时使事件产生，并进行充分、仔细地观察。二是实验在同样条件下可以重复，研究结论他人可以验证。三是通过系统地变化条件，可以追究与此相随事件的变化，体现实验条件与结果之间的函数关系。

二、内容与方法

（一）实验的变量与控制

1. 变量

（1）相关概念　实验是实验者人为地使现象发生，对产生现象的情景或影响现象的条件加以操纵、变化及控制观察。这些研究者操纵和控制的东西就是变量。

变量是指在数量或质量上可变的事物的属性。例如，情绪的强度可以由弱变强，持续时间可以由短变长，患者惊恐、焦虑的事件可以由小到大，这些属于量的变量。人的情绪有悲有喜，人的宗教信仰有佛教、道教、基督教、天主教和伊斯兰教等等，这些是质的变量。质的变量有时可用数字代替类别，以便于统计分析。实验中，实验者所操纵的对被试者的反应产生影响的变量称自变量，由操纵自变量而引起被试者的某种特定反应称因变量。

许多因素会对因变量造成影响。如被试者的健康状况、摄入的食物或药物等都能影响被试者的生化标志物水平。这些实验者不用于研究的那些相关变量称为额外相关变量，简称额外变量。由于额外变量也会影响因变量，由于额外变量也会影响因变量，因此在实验中额外变量必须加以控制。如果不控制额外变量，就会弄不清因变量的变化是由自变量的影响引起的还是由因变量的变化引起的，从而导致无法得出确切的结论。所以额外变量也被称为控制变量。评价一项实验设计好坏的重要依据之一就是看研究者能否成功地控制额外变量。

在没有控制的条件下，一个刺激可能会引起多种心理和行为的反应。相反，一种反应也可能是多种刺激复合作用的结果。这是心理学实验不同于物理、化学等实验的第一个特点。

（2）心理学实验中主－被试之间的关系　心理学实验中还有一种特殊的额外变量，就是实验的主－被试之间的关系。在实验中，特别是以人为对象的实验中，如何处理好实验者（即主试者）与被试者的关系是实验取得成功的一个重要条件。在心理实验中，主试者与被试者的关系包括两类性质不同的相互作用。

1）按实验程序进行的主－被试者的相互作用：心理学实验涉及的人就是主试者和被试者。主试者对被试者的干预和被试者对主试者的实验态度都会对实验结果产生影响。由于心理实验都是通过被试者完成任务的方式进行的，所以主试者对被试者最直接的干预是向被试者交代任务。主试者为交代任务向被试者所讲的话，在心理实验中就称为指示语。在以人作被试者时，指示语在实验中不仅是对被试者说明实验，更重要的是给被试者设定课题，这也是控制被试者这一有机体变量的一种手段。指示语不同，所得的结果也不相同。

2）干扰实验程序的主－被试者的相互作用：心理实验中，主试者与被试者之间还存在某种干扰实验、使实验结果发生混淆的相互作用。例如，主试者在实验中可能以某种方式（如表情、手势、语气等）有意无意地影响被试者，使其反应附和实验者的期望。这种现象称为实验者效应。实验者效应往往会以一种颇为微妙的方式起作用。例如，当主试者了解到他的少数几位被试者有某种反应倾向时，随后观察到的被试者的资料也往往有某种反应倾向。这除了主试者无意识地以某种方式影响被试者的反应外，还有可能故意地对被试者暗示、提醒或鼓动，或不能耐心地等待被试者的真实反应出现就进行记录，或仅仅记录自己所期望的行为反应。这种现象甚至在动物实验时也可能出现。例如，心理学家罗森塔尔曾发现，将同一胎的大鼠随机标记为"聪明的"和"愚钝的"交给学生后，被标为"聪明的"老鼠在实验中的表现总是好于被标为"愚钝的"老鼠。这就是"罗森塔尔效应"。

同时，人类被试者也不是消极被动地参与实验，他们总是以某种动机、态度来对待实验。因而实验结果在很大程度上依存于被试者对待实验的态度，实验中会出现"霍桑效应"和"安慰剂效应"。被试者对指示语的理解、参与实验的动机、焦虑水平、有关经验，以及当时的心理、生理状态等都会影响他们完成任务的质量和数量，而被试者的反应成绩又会影响主试者的行为。这种相互作用有的时候是不自觉地进行的，主试者往往没有察觉到。因此，主试者给予被试者的某种处理，所获得的不一定完全是此处理所引起的反应，自变量也不一定只是主试者加以操纵的那个自变量。

总之，在心理学实验中，主试者和被试者（人类被试者）都是具有主观能动性的。主试者用指示语规定被试者的反应，试图控制额外变量，使因变量的变化成为自变量的一种效应。与此同时，主试者与被试者又可能以某些干扰实验的方式不知不觉地相互作用，使额外变量成为实验中的自变量，从而混淆实验结果。这是心理学实验不同于物理、化学实验的另一个特点。

2. 额外变量的控制

心理学实验中的额外变量，一般有下列方法控制其影响。

（1）排除法　排除法是把额外变量从实验中排除出去。如果外界的噪音和光线影响实验，最好的办法是进入隔音室或暗室，这样可以消除噪音和光线的影响。例如，霍桑效应和实验者效应会影响实验结果，最佳的办法是双盲。从控制变量方面看，排除法确实有效。但用排除法所得到的研究结果缺乏推论的普遍性。例如，如果顾虑主试者与被试者的彼此接触会影响实验结果，而采用自动呈现刺激及自动记录实验结果的方法，则所得结果不能对人们日常生活中的同类行为做出推论和解释。

（2）恒定法　恒定法是使额外变量在实验的过程中保持固定不变。如果消除额外变量有困难，可采用恒定法。不同的实验场所、不同的实验者、不同的实验时间都是额外变量。有效的控制方法是在同一实验室、由同一实验者、在同一个时间对实验组和控制组使用同样的实验程序进行实验。如果实验时强度变化的噪音无法消除，则可用噪音发生器发生恒定的噪音加以掩蔽。

除实验条件保持恒定外，实验者和被试者的特性（如年龄、性别、自我强度、成就、动机等）也是实验结果发生混淆的主要根源，也应保持恒定。只有这样，两组在作业上的差异才可归于自变量的效果。用恒定法控制额外变量也有缺点：①实验结果不能推广到额外变量的其他水平。例如，如果只用男性成人作为被试者进行实验，其结果不能推广到女性成人。②操纵的自变量和保持恒定的额外变量可能产生交互作用。例如，如果被试者是男性，实验者是富有魅力的女性，实验时，实验者可能使被试者分心。这是交互作用产生的额外变量。

（3）匹配法　匹配法是使实验组和控制组中的被试者的特点相等的一种方法。使用匹配法时，先要测量所有被试者和实验中要完成的作业具有高相关的特点；然后根据测得的结果将实验组和控制组的被试者的特点匹配成相等的。若要做"练习对学习射击成功影响"的实验，先预测一下被试者打靶的成绩，然后把两个预测成绩相等（击中环数相等）的被试者分别分到实验组和控制组，匹配成条件相等的两组被试者参加实验。这种方法在理论上虽然可取，但实际上很难行得通。因为如果超过一个特性（或因素）以上时，实验者常感到顾此失彼，甚至无法匹配。例如，实验者要同时考虑年龄、性别、起始成绩、智力等因素，力图使所有因素均匹配成相等而编为两组就很困难了。即使能解决，也将使很多被试者不能参加这个实验。更何况属于中介变量的诸因素，如动机、态度等，更是无法找到可靠的依据进行匹配。因此，匹配法在实际上并不常用。

（4）随机化法　随机化是根据概率理论，把被试者随机分派到各处理组，从界定的被试者总体中用抽签法或随机数字法抽取被试者样本。因为随机取样可使各个成员有同等机会被抽取，因而有相当大的可能性使样本保持与总体有相同的结构。随机取样后，再把随机抽出的被试者样本分到各种处理中。从理论上讲，随机法是控制额外变量的最佳方法，因为根据概率理论，各组被试者所具备的各种条件和机会是均等的，不会导致系统性偏差。它不仅能克服匹配法顾此失彼的缺点，还能控制难以观察的中介变量（如动机、情感、疲劳、注意等）。随机法不仅能用于被试者，也能用于呈现刺激的安排。如果有许多处理施加于被试者，为了消除系列效应（即前面的处理对后面的处理的影响），可以用随机法安排各种处理出现的顺序。

（5）抵消平衡法　抵消平衡法是通过采用某些综合平衡的方式使额外变量的效果互相抵消，以达到控制额外变量目的的方法。这种方法的主要作用是控制序列效应，包括顺序效应、练习、疲劳、空间、习惯等。如果只有 A、B 两种处理，最常用的抵消序列效应的方法是用 ABBA 的安排。即对同一组被试者先给予 A 处理，再给予 B 处理；然后倒过来，先给予 B 处理，再给予 A 处理。如果对几组被试者给予两种以上的处理，为了抵消序列效应则可采用拉丁方实验。

（6）统计控制法　上述方法统称实验控制。但有时因条件限制，上述各种方法不能使用，明知有影响实验结果的因素，却无法在实验中进行排除或控制。在这种情形下，只有做完实验后采用协方差分析，将影响结果的因素分析出来，以达到对额外变量的控制。这种事后用统计技术达到控制额外变量的方法，称统计控制。例如，对两班学生进行实验比较两种教学方法好坏时，虽然实验者知道两班学生的智力不等，但限于条件，实验前无法对智力因素加以控制，使两班学生的智力水平相当。显然智力是影响实验结果的重要因素。实验后，使用协方差分析将智力因素所产生的影响排除后，就能够比较两种教学方法的优劣了。统计控制法除协方差分析外，还可用偏相关等方法。

（二）实验设计

实验设计是进行科学实验前做的具体计划，主要是控制实验条件和安排实验程序的计划。其目的在于找出实验条件与实验结果之间的关系，得出正确的结论，以检验解决问题的假设。良好的实验设计要对实验结果有预见性，要保证严格按照实验设计进行，这样才能取得有效的实验数据。

1. 实验设计必须回答问题

每个实验设计都必须回答三个基本问题。

（1）实验采用多少自变量。例如，在一个阅读速度的研究中选择"照明强度"为自变量。

（2）各自变量内采用了多少处理水平。例如，照明强度又分为强、中、弱等处理水平。

（3）各自变量和各处理水平中是用相同的被试者，还是用不同的被试者。

2. 实验设计的分类

根据这三个条件的组合，实验设计可构成许多不同类型的实验设计。一般根据对上述三个问题的回答，将实验设计分为三类：被试者内设计、被试者间设计和同时包括被试者内与被试者间的混合设计。

（1）被试者内设计　被试者内设计的基本原理是：每个被试者参与所有的实验处理，然后比较相同被试者在不同处理下的行为变化。这种实验设计下的同一被试者既为实验组提供数据，也为控制组提供数据。被试者内设计无需另找控制组的被试者，因此具有两个优点，一是能较明显地检查出实验处理的效果如何。因为在这种实验中，前、后被试者是同一的，如果能够控制好无关变量的话，那么实验处理前后的差异就是实验处理的结果。二是对被试者的需要量较少，一组被试者当二组被试者用，无须再增设被试者控制组，不仅效率提高了，而且被试者变量也得到了较好的控制。

被试者内设计的不足。这类设计需要每个被试者在实验中花费很多时间。通常一个被试者被要求执行几项任务，这势必会产生疲劳，影响实验结果。除此之外，由于多次观测之间存在时间间隔，会增加被试受外界因素影响的机会。一般来说，间隔时间愈长，影响愈大。另外，被试者内设计容易产生顺序误差，即前面的观测结果会影响后面观测的结果。例如，实验中第一次观测会产生学习、疲劳、情绪等效应，从而影响第二次观测的结果。因此，被试者内设计需重点考虑如何安排实验次序，以消除顺序误差的影响。

（2）被试者间设计　与被试者内设计不同，被试者间设计要求每个被试者（组）只接受一个自变量处理，对另一被试者（组）进行另一种处理，故这种设计又称独立组设计。这种设计的主要问题是如何决定哪一个被试者（组）接受哪一个实验处理。若有两种以上处理，有多少种处理就应采用多少个被试者（组）。被试者间设计或独立组设计有两类方法来分配被试者，即随机法和配对法。

1）随机法：是将被试者随机分配在不同的组内接受不同的自变量处理，使不同的实验处理组在实验前形成相等组（或等组）。换句话说，假设各组接受实验处理前在与实验研究有关的特性上（如年龄、智力、性格特征等）没有差别（或差别在统计允许的限度内），实验处理后实验结果却出现了差别，那么这个差别就是因处理不同而引起的。

随机设计的优点在于用随机分配被试者的方法可控制两组被试者变量的差异，分组方法简单可行。由于对每一被试者只进行1次观测，可消除某些实验误差，如消除学习误差的影响。缺点是分成等组的方法仍欠精密。若两组在不同时期观测，就有可能插入实验以外的偶发事件，影响因变量的观测结果。

2）配对法：是随机法的一种逻辑扩展，目的是使各组的特性相同，控制组内变异和组间变异。要求把主要考虑的额外变量分为几个等级，经过测量，把具有同一等级特征的 K 名被试者加以配对，此时每一个配对组便是一个层级。配对组的 K 名被试者只接受一种实验处理，至于谁应接受哪一种实验处理，则用随机法决定。

配对法通常有两个步骤：第一步是让被试者接受共同作业，获得共同作业水平。共同作业亦称先检验。配对组设计的优劣完全依赖实验任务是否与共同作业有高度的相关。共同作业与实验任务的相关越高，各组间差异越小，则接受不同处理后的实验结果越能反映实验处理的差异。共同作业有两种：一种是与实验任务有高度相关的其他作业；另一种是被试实验任务的初期表现。例如，很多学习实验以智力测验为共同作业进行配对分组，但在找不到与实验任务相关的共同作业，而且实验任务没有练习效应时可使用实验任务的练习成绩作配对依据。第二步是配对分组。取得共同作业成绩后，再用两种方法形成配对组。第二步是配对分组，取得共同成绩后，再用两种方法形成配对组。

（3）混合设计　混合设计是在多变量实验中采用的一种设计方法，会同时采用两种基本的实验设计。在混合设计实验中，某些自变量用一种设计处理，如被试者内设计处理；另一些自变量则用另一种设计处理，如被试者间设计处理。这时实际上是在进行两个实验，但如果分多次进行的话，不仅会增加被试者的工作时间，而且会增加额外变量，干扰实验结果，因此必须使用这样的设计方案。

三、研究现状

目前，中医心理学研究中实验研究较少，主要集中在"恐伤肾"的实验研究和"怒伤肝"的实验研究。

（一）"恐伤肾"的实验研究

自20世纪90年代起，王米渠等人做了一系列基于小鼠模型的"恐伤肾"的实验研究。1996年，他在《成都中医药大学学报》发表了"恐伤肾"对小鼠红细胞免疫及免疫器官的影响文章，采用猫恐吓小鼠的方式建立了"恐伤肾"的自然模型，并观察了实验组和控制组小鼠红细胞免疫黏附功能与免疫器官重量的变化。实验被试为20只昆明种雌性小鼠，随机分为实验组和对照组。对照组生活在安宁环境下，实验组的鼠笼与猫笼相邻，利用猫的叫声和抓触让小鼠恐惧。每天在规定时间恐吓两个小时，每天两次。连续恐吓14天，最后两天每天恐吓16小时。实验开始的16天后测量红细胞免疫黏附功能和小鼠胸腺及脾脏的重量。结果发现，恐吓组与控制组存在差异，从而得出支持"恐伤肾"理论的结论。

此研究的目的是证实中医"恐伤肾"的说法，从课题目的出发，提出研究假设：如果让小鼠生活在令其恐惧的环境中，会导致小鼠产生"肾虚"的症状表现。实验的自变量是生活环境，有两个水平，分别为能产生恐惧情绪的环境和安宁环境。自变量的操作定义为"猫笼放置在鼠笼之上，每日上下午各恐吓1次，每次两小时，持续14天，被处死的前两天，每天恐吓16小时，自18：00时至次日9：00时"。因变量为"产生肾虚症状"，选择的指标（操作定义）分别为红细胞免疫黏附功能的改变，使用"郭氏法"进行测量。另一指标为胸腺及脾脏的重量，在小鼠断头处死后立即取出，使用电子天秤称重。主要的控制变量包括小鼠的性别，通过使用恒定法，选择"雌性"小鼠进行控制；被试者的个体差异，同样使用恒定法，采取选择同一批次小鼠进行控制；小鼠的日龄、在恐惧/安宁环境中生活的时间，同样使用恒定法进行控制。由于只有一个自变量，而且预期自变量产生的影响在短时间内不会消失，因此使用了被试者间设计，采用随机法分配被试。

除此之外，研究者还建立了"人吓猫"模型和"爆竹吓狗"模型，因变量指标不仅限于红细胞免疫黏附功能和胸腺及脾脏重量，还观察了动物睾丸和脑垂体的组织形态、精子成熟过程、脑垂体促性腺激素细胞功能、生殖功能和派变量、子代的行为指标等。

例如，沈雁等观察了3种不同类型的"恐伤肾"动物模型后发现，惊恐对小鼠、猫和狗的睾丸和脑垂体等组织在形态上均有不同程度的损伤。电镜观察证实，小鼠的睾丸精子成熟过程受阻，脑垂体促性腺激素细胞等均有胞浆内细胞器变性、坏死，细胞核固缩、核溶、坏死等表现。由此认为，"恐伤肾"在病理形态上的改变主要在垂体 – 性腺轴。王米渠等以猫吓孕鼠建立"恐伤肾"模型，分为一、二、三级恐吓组进行恐的情绪遗传实验研究，并移植到遗传行为学研究中，计算大小二便数量作为恐的情绪度的指标。同时创立了独立钢管的行为测试方法，以动物在情绪性的应激紧张状态下站立于钢管顶端的时间作为衡量情绪性的指标。研究结果表明，插入猫叫刺激后，一、二、三级恐吓组和非恐吓组的排便反应均有显著性差异。尤其是一级恐吓组的二便次数明显高于非恐吓造模组，大便颗粒亦较非恐吓组小鼠要小。独立钢管试验插入猫叫刺激后，虽然各组独立时间都相应延长，但一、二、三级恐吓组与其他组比较，在统计学上更具显著性差异。

从实验设计看，以上实验均提出了明确的研究假设，并且严格定义了自变量和因变量的操作定义，对于控制变量的考虑也比较充分，并采取了相应的控制措施，是基本符合心理学实验研究要求的实验，研究结果也基本证实了研究者的假设。由于使用了严格的控制手段，因此这些研究的内部效度较高，但也存在缺陷，表现在外部效度和研究结果的推论上。

中医的"恐伤肾"理论是基于对人类患者的观察而提出的，此类研究由于伦理限制只能选择动物被试。例如，王米渠等人选择的动物被试（小鼠）虽然在医学研究中已被证明在药物反应、某些生理反应及行为反应方面与人类有相似之处，医学研究中也被大量运用，但研究的目标是情绪反应（恐惧）。与大多数心理学研究中的变量一样，恐惧是一种内部变量，无法从外部直接观察和测量，因此必须利用外界可以直接观测和测量的东西来界定。对于人类被试可以使用口语报告的方法，让被试直接报告其内心的情绪体验。而对于动物被试，由于无法使用口语报告，故只能够从外显的行为去推测，认为生活在"天敌"（猫）相邻的环境中的小鼠会体会到恐惧的情绪，只是人类研究者从人类常识的角度产生的一种推测，小鼠会不会有恐惧的情绪、恐惧的情绪体验与人类是否相似、导致的结果是否能推广到人类被试上还有待验证。这些因素无疑降低了本研究的外部效度。

以上问题同样会影响自变量的操作定义是否合适。王米渠研究中对于自变量——"恐惧"是通过在天敌旁的时间实现的。从心理学的角度讲，动物面对天敌时会认知到危险，继而表现出"应激"行为，主要表现为生理上的"战或逃反应"（FF反应）。恐惧是人类面对威胁时产生的一种情绪体验。二者相似，但有所不同。应激往往直接与威胁性事件或目标相联系，威胁消失则应激就会消失。但恐惧则不同，即使没有明确的威胁也会感受到，有时当威胁消失后才会产生恐惧感（后怕）。而且导致人类恐惧的诱因，无论是广度还是强度的变化范围都远远大于让动物产生应激的因素。变态心理学将恐惧症归为焦虑障碍，对恐惧的定义也是面临威胁性事件或目标产生的焦虑体验。《黄帝内经》则说"恐则气下，惊则气乱"。可见，中医心理学中的"恐"和变态心理学中的"恐"均是强调一种胆怯、焦虑的状态。而王米渠的研究中让小鼠临近猫更多的是一种急性应激或者说是"惊"，更接近创伤体验。因此，本实验中使用猫吓鼠的方式建立的小鼠模型并不十分符合研究主题，在自变量的操作定义上存在缺陷。而心理学关于应激研究中经常使用的电刺激法或复合式应激模型法可能更为合适。

以上研究中的反应指标同样存在外部效度问题。例如，王米渠的研究采用的是红细胞黏附功能的改变和胸腺及脾脏重量的改变。中医学认为，肾主要与泌尿、生殖系统有关，肾主藏精，为生气之原。肾气不固，气陷于下，可出现二便失禁、遗精、肢冷等症，故《素问》说"恐则气下"。精气不能上奉，则心肺失其濡养，水火升降不交，可见胸满腹胀、心神不安、夜眠差等症。可见，中医"伤肾"的主要表现应该是骨痿、精滑、小便失禁、失眠等。由于志由肾所主，肾虚还会带来心理和行为的改变。例如，老年人肾气衰竭就会出现健忘、反应迟钝等现象。肾气暴伤会表现出记忆力下降、思维缓慢、不能专一于事、睡觉说恐惧的梦话，甚至出现精神错乱等。小孩子在月子里受到惊恐，以后就有可能出现"五迟五软"现象（"五迟"指立迟、行迟、语迟、发迟、齿迟；"五软"指头项软、口软、手软、足软、肌肉软），严重的还会导致智力低下、痴呆等。由此可知，中医语境下的"伤肾"结果包括一系列的可能性，不是仅仅靠细胞功能和脏器的形态改变就能完全证实的。其他研究也存在类似问题。

从实验设计的角度看，这些研究均使用了被试者间设计，符合心理学研究的设计原则，因为生活环境产生的影响无法在短期内消除。但只选择了一个自变量，且自变量只有两个水平。一方面效率不高，浪费了观察机会；另一方面无法观察到自变量和其他变量的交互作用，降低了研究的外部效度。可以采取增加自变量水平数的方法加以改进。在被试的选择上，选择与人类在社会和心理功能更为相似的灵长类动物作为被试要好于使用啮齿类动物。

（二）"怒伤肝"的实验研究

"怒伤肝"的实验研究也为动物模型研究。目前的研究中建立"怒"的模型手段包括电刺激动物的怒吼中枢（groaning center，GC）作为慢性怒行为的动物模型；破坏动物膈区作为激怒模型，更改动物的神经递质（如5-羟色胺、5-HT）水平、夹尾刺激等方式。研究者对于"怒伤肝"机制的假设集中于5种机制。

（1）怒——交感神经–肾上。腺髓质系统兴奋。
（2）怒——肾素—血管紧张素–醛固酮系统兴奋。

（3）怒——应激反应 - 丘脑 - 垂体 - 肾上腺皮质兴奋。

（4）怒——垂体 - 甲状腺兴奋。

（5）怒——胰高血糖素分泌增加，而胰岛素分泌减少，从而减少胰高血糖激素和胰岛素的刺激肝细胞再生及护肝作用。

这些研究中考察的因变量指标均与这一系统有关，包括血清中促肾上腺皮质激素、皮质酮、白细胞介素 -2、白细胞介素 -8、五羟色胺、去甲肾上腺素等含量的变化，血清超氧化物歧化酶活性的变化，心、肝的丙二醛、脂褐素水平的变化，脾脏指数变化，认知学习能力的变化等。

1995 年，山东医科大学岳文浩等人发表了关于"怒伤肝"的实验研究，实验使用了家猫建立动物模型。研究被试为健康家猫 48 只，体重为 2.5 ～ 3.0kg，雌雄不拘。利用立体定位仪将单极绝缘电极插到家猫的怒吼中枢（GC），用 250 微安、波宽 0.3 毫秒、频率 90 赫的电流刺激 GC，为防止电刺 GC 引起肌紧张而影响胆汁分泌，对家猫静注肌松剂三碘季铵酚（3mg/kg）制动。使用呼吸机维持通气量稳定。结果发现，45 只猫被电刺激 GC 后均出现典型怒叫、扩瞳、眼球凸出、胡须抖动、弓背、竖毛、肌紧、伸爪、咬、血压升高等怒行为反应。

同时观察到被试的肝动脉压迅速升高，较刺激前上升 69.44 %；肝动脉血流量先升后降，再升高，总值变化不大；肝动脉阻力增加 104.3%；门静脉压先上升，后下降，升高 47.49 %；门静脉血流量减少 34.64%，然后恢复正常；门静脉阻增高 56.26%；中心静脉压无明显变化。对照组的 5 只家猫静注 2μg 去甲肾上腺素后，被试的肝动脉压、肝动脉血流量、门静脉压，门静脉血流量及其阻力变化与实验组家猫结果相似。对实验组中的 5 只家猫肝动脉灌注或肝静脉灌注立其丁（regitine，抗 NA 药）后再电刺激 GC，则肝动脉压、肝动脉血流量变化仍同电刺激 GC 的结果，但门静脉压上升不明显。结果表明，刺激家猫的 GC 可以引发家猫的怒行为，继而导致家猫肝部供血发生变化。

岳文浩等人探索了建立大鼠愤怒模型的方法。研究者以 10 只体重为 180 ～ 220g、雄性、标准饲料、室温、通风良好环境饲养的 SD 大白为研究对象，利用江湾 I 型 C 立体定位器在 AP-1、RL±1（矢状面左侧和右侧各 1cm），H-6 处用直流电压 10V，通 30 秒破坏双侧膈区。术后缝皮，常规消毒。全部动物手术后 24 ～ 48 小时出现明显的怒行为反应：直立、对峙、撕咬、鸣叫、对外界声响和震动反应敏感、肌紧张升高、双目直视对方、扩瞳、有时恐惧、不安、学习和记忆行为减退。10 只对照组则无怒行为，表现为安静、不直立、不对峙、不撕咬、对外界刺激反应正常、学习和记忆行为正常。表明破坏双侧膈区可以建立大鼠的愤怒模型。

严灿等采用夹尾刺激和束缚制动两种方法建立"怒"的大鼠模型，并观察模型大鼠的细胞免疫功能、神经内分泌功能等。结果发现，模型大鼠腹腔巨噬细胞释放 H_2O_2 的量减少，脾淋巴细胞增殖反应明显减弱，腹腔吞噬细胞吞噬率和吞噬指数下降，反映出应激大鼠细胞免疫功能低下。而模型大鼠的血浆皮质酮水平则升高，提示应激可使大鼠下丘脑 - 垂体 - 肾上腺轴兴奋。采用调肝方药治疗后，上述病理变化均有一定程度的改善。

赵晓林等以束缚制动作为应激源，形成慢性激怒应激大鼠模型，并检测了大鼠脾淋巴细胞增殖反应、白细胞介素 –2、皮肤气管肥大细胞（MC）。结果表明，慢性激怒应激可使淋巴细胞增殖程度降低，MC 形态异常，数量减少，补肾方药则对此具有拮抗调整作用。赵晓林等还观察了慢性激怒应激反应大鼠下丘脑肝脏核糖体聚态的变化。结果显示，慢性激怒应激大鼠肝脏多聚核糖体解聚，蛋白质合成率下降，滋补肝肾方药可拮抗该解聚，使多聚核糖体及蛋白质合成速率增加，但下丘脑核糖体聚态无明显变化。

王慧等观察了镇静安神类中药对心理应激反应大鼠心血管和内分泌活动的影响。研究发现，此类中药可拮抗大鼠在应激状态下的血压升高，降低心肌缺血基础上的心律失常发生率，缩短心律失常的持续时间，并使血清中的皮质醇和催乳素水平趋于正常。说明镇静安神类中药具有抗应激作用，且与下丘脑－垂体－肾上腺皮质轴的调节作用有关。

与"恐伤肾"的实验研究相似，"怒伤肝"的研究均对额外变量进行了严格控制。自变量的操作定义明确，因变量的指标也客观有效，因此这些研究具有良好的内部效度。但外部效度上同样存在类似的问题。

在实验设计方面，"怒伤肝"的实验研究与"恐伤肾"的实验研究一样，同样是被试者间的单变量设计，且自变量的水平数较少，同样存在效率不高及无法观察到自变量和其他变量的交互作用的缺陷。

（三）中医心理学实验研究的不足

目前，中医心理学的实验研究所遵循的仍然是医学实验研究模式。受研究伦理的限制，研究者均选择了动物模型作为研究方法。这无疑阻碍了实验法在中医心理学研究中发挥其重要作用。

1. 缺乏有效的反应指标和研究范式

动物模型研究中的反应指标主要为生理指标和行为指标。这些指标在客观性和可数量化方面满足了研究要求，但在最关键的有效性方面却存在缺陷。动物研究，导致现代心理学实验研究中专门针对人类被试开发的反应指标或研究范式无法使用，限制了中医心理学研究的途径。最典型的例子就是言语报告。以情绪研究为例，现代心理学研究发现，当被试者产生不同的情绪体验时，有时会表现出相同的生理过程（如愤怒和恐惧）。如果采用生理指标，这两种情绪很难区分。现代心理学研究可以采用维量等级量表或分化情绪量表直接获得人类被试者的主观情绪体验，而这种方法则无法对动物被试者使用。

人类具有共情能力，在情绪研究中，要让人类被试者体验到某种情绪可采用诱导法，利用图片、文字或影像直接让被试者产生研究者需要的情绪体验，这种方法也无法用在动物身上。

2. 选择动物模型的局限

人类与动物有着本质的不同。人类有替代强化的能力，动物则不具备。人类的情绪是生理、认知和情境交互作用的结果，外界的刺激会激活个体的生理变化，个体会利用认知综合评估当前的生理状态和所处的情境，最终产生情绪。也就是同样的刺激，可引发同样的生理反应，但在不同的情境下或在不同的认知解释下，人类可以产生不同的情绪。

20世纪70年代初，美国心理学家沙赫特（S.Schachter）和辛格（J.E.Singer）设计了一个实验：他们把实验参加者分为三组。实验前告诉所有参加者，该实验要考察一种新型维生素对视力的影响效果。征得同意后，实验者为参加者注射了肾上腺素，之后通过不同的指导语操纵被试者对自己身体状态的认知解释：其中一组告知肾上腺素注射后的真实反应（心悸、手抖、脸发烧等），第二组告知虚假反应（双脚麻木、发痒和头痛等），第三组告知药物没有任何反应。三组均被安排接触两种实验情境：看滑稽表演（预期让人产生愉快的情绪）和被人横加指责（预期让人产生愤怒的情绪）。结果发现，第二组和第三组被试者就像研究者预期的那样产生了相应的愉快或愤怒情绪，而知道真相的第一组，在两种情境下均没有产生任何情绪，表现得很冷静。显然，这是由于第一组正确估计和解释后来的真实生理反应，并将环境的影响进行了认知解释，故能平静地对待环境作用。而第二、第三组对真实生理唤醒水平的认知解释是错误的，其情绪反应随着环境的不同而变化。由此可知，在人类情绪的产生中，生理唤醒和环境都有影响，但认知过程则起着至关重要的作用。大脑皮层将环境、生理和认知信息整合起来后，而产生了一定的情绪。显然这与动物产生情绪的方式并不一致。

3. 研究假设单一

由于动物只能接受刺激并做出行为反应（或产生生理变化），因此动物模型中验证的研究假设只能是基本的刺激–反应模式（S–R模式）。虽然刺激–反应模式控制严密，刺激和反应变化间存在一一对应关系，易于解释因果联系，有助于提高内部情绪推断的正确性，而且可以多角度的操纵，便于了解情绪对行为影响的各个方面，还避免了伦理学方面的问题（负性情绪研究对人类被试的伤害性）。但应注意到，人类的心理与生理之间的关系是复杂多样的，可以是心理影响生理或者生理影响心理（S–R），也可以是二者交互影响互为反馈，还可以是心理、生理、行为或环境多因素的间接影响或者交互影响。另外，刺激–反应假设仅仅适用于根据刺激和反应间的联系来推断被试经历的情绪过程，无法研究情绪变量与其他心理变量的关系。然而，情绪作为一种弥散的心理状态对其他心理过程会产生作用或影响，刺激–反应法显然无法适应情绪研究的这一趋势。

总之，中医心理学的实验研究表明，实验法可以用来验证中医心理学的理论和假设，但由于研究手段单一，实验法的作用则没有得到充分发挥，实验研究的价值也没有得到应有的关注，现代心理学研究的成果还没有被充分利用，中医心理学的实验研究还需要进一步的探索。

【本章小结】

中医心理学研究大致可分为理论研究、临床研究和实验研究三大类。中医心理学的理论研究以文献研究为主，中医心理学文献研究的内容包括中医医案文献研究、中医基础理论专题文献研究等。目前，中医心理学文献研究主要包括《黄帝内经》心理学思想文献研究、中医心理治疗文献研究和中医心理养生文献研究等。中医心理学临床研究主要包括中医心理疗法结合药物的研究、中医心理疗法结合针灸的研究和中医心理疗法结合音乐治疗的研究。中医心理学研究中实验研究较少，主要集中于"恐伤肾"的实验研究和"怒伤肝"的实验研究。

【思考练习题】

    1. 简述中医心理学研究的特点与分类。

    2. 简述中医心理学文献研究的内容与意义。

    3. 简述中医心理学文献研究、临床研究和实验研究的现状。

主要参考书目 ▷▷▷▷

[1] 董湘玉.中医心理学.北京：人民卫生出版社，2013.

[2] 王克勤，杨秋莉.中医心理学基础理论.北京：人民卫生出版社，2013.

[3] 王米渠.现代中医心理学.北京：中国中医药出版社，2007.

[4] 张伯华.中医临床心理治疗学.北京：北京科学技术出版社，2004.

[5] 胡霜.中医心理学.济南：山东人民出版社，2012.

[6] 何裕民.中医心理学临床研究.北京：人民卫生出版社，2010.

[7] 彭聃龄.普通心理学.北京：北京师范大学出版社，2014.

[8] 楚更五，秦竹.医学心理学.昆明：云南人民出版社，2004.

[9] 王登峰，谢东.心理治疗的理论与技术.北京：时代文化出版社，1993.

[10] 张鸿懿.音乐治疗学基础.北京：中国电子音像出版社，2000.

[11] 王米渠.中医心理学.天津：天津科学技术出版社，1985.

[12] 张伯华.中医心理学.北京：人民卫生出版社，1995.

[13] 董湘玉.中医心理学.北京：人民卫生出版社，2007.

[14] 叶锦先，何裕民.情志疾病学.南昌：江西科学技术出版社，1988.

[15] 董湘玉，李琳.中医心理学基础.北京：北京科学技术出版社，1986.

[16] 印会河，张伯讷.中医基础理论.上海：上海科学技术出版社，1984.

[17] 方药中.辨证论治研究七讲.北京：人民卫生出版社，1979.

[18] 王米渠，王克勤，朱文峰，等.中医心理学.武汉：湖北科学技术出版社，1986.